ROLLATOR-FIT®

Allgemeine Hinweise

Aus Gründen der besseren Lesbarkeit wird bei Personenbezeichnungen die männliche Sprachform verwendet. Gemeint ist sowohl die männliche als auch die weibliche und die diverse Form.

Das vorliegende Buch wurde sorgfältig erarbeitet. Dennoch erfolgen alle Angaben ohne Gewähr. Weder die Autoren noch der Verlag können für eventuelle Nachteile oder Schäden, die aus dem Buch vorgestellten Informationen resultieren, Haftung übernehmen.

Sollte diese Publikation Links auf Webseiten Dritter enthalten, so übernehmen wir für deren Inhalte keine Haftung, da wir uns diese nicht zu eigen machen, sondern lediglich auf deren Stand zum Zeitpunkt der Erstveröffentlichung verweisen.

WO SPORT SPASS MACHT

HEIDI LINDNER | MICHAEL LINDNER | RENATE RICHTER

ROLLATOR-FIT®

Bewegungsideen für mehr Mobilität

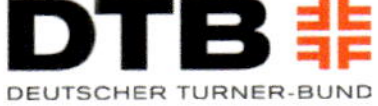

Meyer & Meyer Verlag

ROLLATOR-FIT® ist eine zu Gunsten der Autoren eingetragene EU-Gemeinschaftsmarke (CTM 014004493). Ungenehmigte oder missbräuchliche Verwendungen sind untersagt.

Rollator-Fit®
Bewegungsideen für mehr Mobilität

Bibliografische Information der Deutschen Nationalbibliothek
Die Deutsche Nationalbibliothek verzeichnet diese Publikation in der Deutschen Nationalbibliografie; detaillierte bibliografische Details sind im Internet über <http://dnb.d-nb.de> abrufbar.

2. korrigierte Auflage 2022

Auckland, Beirut, Dubai, Hägendorf, Hongkong, Indianapolis, Kairo, Kapstadt, Manila, Maidenhead, Neu-Delhi, Singapur, Sydney, Teheran, Wien

 Member of the World Sport Publishers' Association (WSPA)

Gesamtherstellung: Print Consult GmbH, München

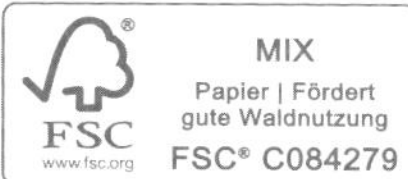

ISBN 978-3-8403-7844-7
E-Mail: verlag@m-m-sports.com
www.dersportverlag.de

INHALT

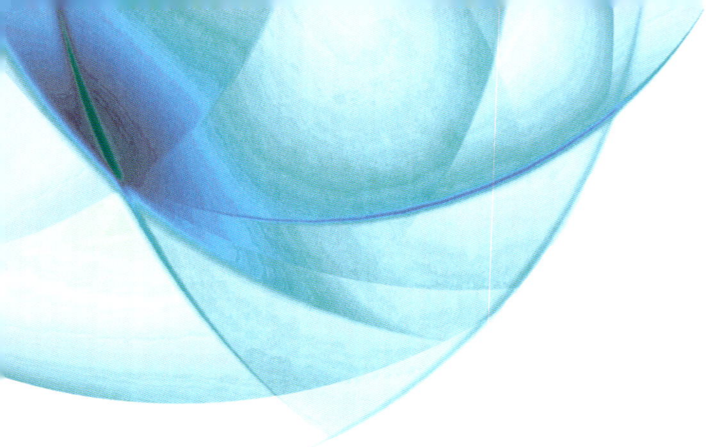

DANKE!

Es ist soweit! Aus einer Idee wurde ein Buch: *ROLLATOR-FIT®*. Sie werden an der einen oder anderen Stelle ins Schmunzeln geraten und sich an den Bewegungsideen mit den schönen Fotos erfreuen. Dazu haben viele Menschen beigetragen, bei denen wir uns ganz besonders herzlich bedanken möchten.

Die Rollator-Nutzer unserer Seniorengruppen im Sportverein bzw. in Senioreneinrichtungen und die Teilnehmer an den bundesweit durchgeführten Seminaren experimentierten mit uns und probierten die Bewegungsideen geduldig aus, sodass viele Erfahrungen und Anregungen in dieses Buch einfließen konnten.

Gisela und Heinrich, eure Fotomodellkarriere hat erfolgreich angefangen, wer weiß, wo sie noch hinführt? Vielen Dank für eure große Ausdauer, Geduld mit uns und eure ansteckend gute Laune.

Danke, Ellena, deine wunderschönen und liebevoll gezeichneten Illustrationen werden jeden fröhlich stimmen und die Einstellung zum Leben mit dem Rollator für viele Menschen verändern und vor allem bunter machen.

Begeistert schauten wir Jana Reinert, Physiotherapeutin und Osteopathin, dabei zu, wie sie alle Übungen selbst turnte und uns aus therapeutischer Sicht wichtige Hinweise dazu gab.

Wertvolle Unterstützung zum Kapitel „Einsatz von Musik" und zur „Musiksammlung" erhielten wir von unserem Freund Rolf Zuckowski. Danke, Rolf!

Wir danken der Firma TOPRO mit ihrem Team, die uns die Rollatoren für das Fotoshooting und unsere Seminare zur Verfügung stellt und unser Buch durch Fachwissen und vielfältige Erfahrungen im Umgang mit dem Rollator bereichert hat.

An die Firma Sport-Thieme geht ein Dankeschön für die Handgeräte und Materialien auf den Fotos und in den Seminaren und an Jörg Asmuss-Wieben, der uns den „WerkRaum Fotografie" zur Verfügung gestellt und die Fotos mit seinem technischen Know-how ins richtige Licht gerückt hat.

Danke auch an das Team im Meyer & Meyer Verlag, das alles so wunderschön zusammengestellt und in den Druck gebracht hat.

Schließlich möchten wir all denen danken, die von diesem Buch erzählen und uns dabei helfen, die Idee vom neuen „Rollator-Lebens-Gefühl" in die Welt hinauszutragen.

Das Autorenteam – Heidi und Michael Lindner und Renate Richter – rollatiert weiter!

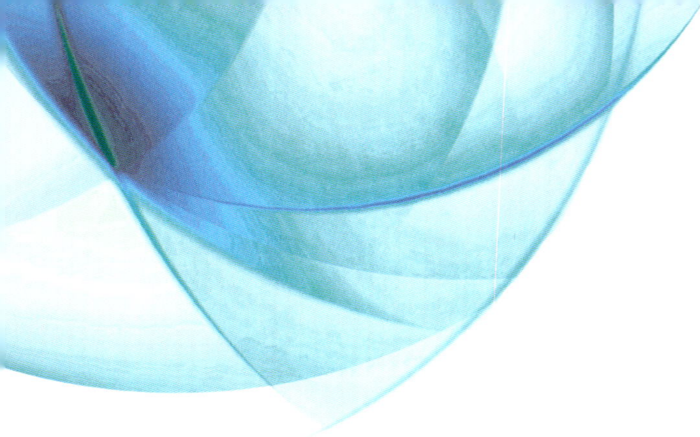

AM ANFANG STEHT DIE RICHTIGE EINSTELLUNG …

…die richtige Einstellung der Menschen dem Rollator gegenüber und die individuell richtige Einstellung des Rollators auf den einzelnen Rollator-Nutzer.

Derzeit sind mehr als zwei Millionen Rollatoren in Deutschland in Gebrauch und nach Expertenmeinung werden in den nächsten Jahren weitere hinzukommen! Diese Veränderungen in unserer Gesellschaft zeigen sich sehr deutlich im Straßenbild.

Die meisten Menschen, die von einem Rollator profitieren könnten, reagieren anfangs meist zögerlich, unsicher und ablehnend. Für viele ist der Rollator ein Makel und Symbol der Gebrechlichkeit. Häufig sind die ersten Reaktionen:

„Noch nicht…"

„Wenn ich erst so ein Ding haben muss…"

„Das ist mir peinlich, dann sieht ja jeder, dass ich gebrechlich bin…"

Diese und ähnliche Gedanken und Empfindungen erschweren vielen Älteren das Leben, auch ehemals aktiven, beweglichen und sehr sportlichen Menschen, die im Alter immer noch regelmäßig Sport getrieben haben.

„Schade", denken wir als Autoren dieses Buchs. Nutzt man den Rollator und ist ihm gegenüber positiv eingestellt, bietet er viele Möglichkeiten, sich in der Gesellschaft – auch in der Sportgemeinschaft – zu beteiligen. So schränkt er das Leben nicht ein, sondern bereichert es. Mit ein wenig Humor, Ehrgeiz und Fantasie kann der Rollator zum neuen Sportgerät werden, mit dem man im Alltag beweglich bleiben und wieder aktiv werden kann.

Mit diesem Buch möchten wir Ihnen den Rollator ganz neu präsentieren, als ein Alltagsgerät, das man nach kurzer Gewöhnungszeit ähnlich „lieb" gewinnen kann wie sein erstes Auto. Gleichgültig, ob Standardausführung (Krankenkassenmodell) oder die neueste Kreation der Rollator-Welt – alle haben eine sichere Karosserie, vier Räder (einige wenige Modelle nur drei), einen „Kofferraum", einen sagenhaften Rundumblick, manche sogar eine Hupe/Klingel und Klemmlichter oder zumindest Leuchtstreifen und die Rollator-Farbpalette wird auch zunehmend größer.

Das Allerwichtigste aber geht nicht automatisch. Den ersten Gang kann jeder Rollator-Nutzer nur selbst einlegen, um auf neuen Wegen – Rollator-Wegen – vorübergehend oder auf Dauer durchs Leben zu gehen. Eine „Starthilfe" finden Sie in diesem Buch mit den vielen praktischen Bewegungsanregungen rund um den Rollator und dem dazugehörigen Hintergrundwissen.

Eine Art „Gebrauchsanleitung" gibt es in erster Linie für diejenigen, die mithilfe dieses Buchs eine ROLLATOR-FIT®-Gruppe initiieren oder anleiten möchten, aber auch für attraktive Rollator-Aktionen im Rahmen öffentlicher Veranstaltungen.

In den Gruppen und bei Aktionen kann man erleben, wie die teilnehmenden Rollator-Nutzer sich an ihren zunehmenden Bewegungsfähigkeiten erfreuen und begeistert Neues ausprobieren. In der Bewegung vergessen und verlieren sie manchmal ihre Beschwerden und genießen einfach den Moment. Bewegung ist gesund und Bewegung am oder mit dem Rollator hält gesund.

Mit den Bewegungsideen in diesem Buch möchten wir Sie, liebe Gruppenleiter, auch „ROLLATOR-FIT®" machen. Stellen Sie sich das Programm für Ihre Gruppe aus einer Vielzahl von neuen und vielleicht bekannten Bewegungsaufgaben zusammen, die wir für die spezielle Situation mit dem Rollator verändert oder angepasst haben. Probieren Sie aus, kombinieren Sie unsere Anregungen mit Ihrem eigenen, bewährten Bewegungsschatz und experimentieren Sie mit Ihren Gruppenteilnehmern. Spaß und Bewegungsfreude sind der beste Turboantrieb für Bewegungsaktivität der Rollator-Nutzer.

Es ist nie zu spät und selten zu früh[1] – aktiv zu werden!

In diesem Sinne wünschen wir Ihnen viel Spaß beim Lesen, Probieren und Rollatieren.

Ihr Autorenteam

PS: Das Wort „Rollatieren" ist eine Wortschöpfung unseres Autorenteams. Nachdem wir alle unendlich oft „im, am oder mit dem Rollator gehen" geschrieben hatten, fiel uns diese Kurzform ein. Danach fanden wir immer mehr Spaß daran, den Nutzer, der sich mit dem Rollator in Bewegung setzt, „rollatieren" zu lassen. Wem dieser Begriff gefällt, der übernehme ihn einfach und wer weiß, wann wir uns irgendwo und irgendwann beim „Rollatieren" treffen.

1 Filmzitat: Alf Gordon Shumway aus der TV-Serie „Alf, der Außerirdische".

„Hallo, wir sind Frau Rollata und Herr Rollato!"

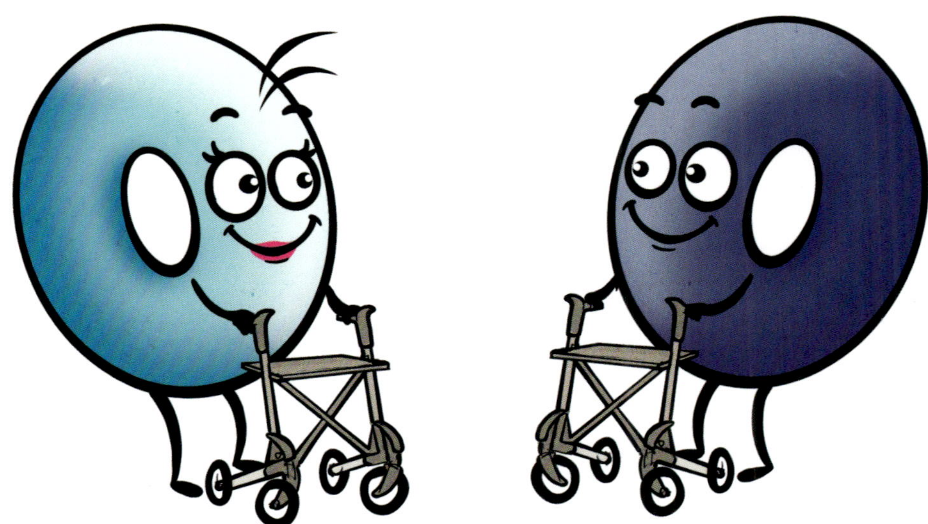

Wir rollatieren mit Ihnen durch dieses Buch und geben Ihnen mit den nachfolgenden Symbolen wichtige Hinweise, Tipps und Anregungen.

Viel Spaß beim Rollatieren und Weiterlesen!

Die nachfolgenden Illustrationen, die in den verschiedenen Kapiteln des Buchs immer wieder erscheinen, erläutern oder erinnern bildlich an wichtige Hinweise, die für die praktischen Übungen bzw. Übungsanleitungen von großer Bedeutung sind und berücksichtigt werden müssen.

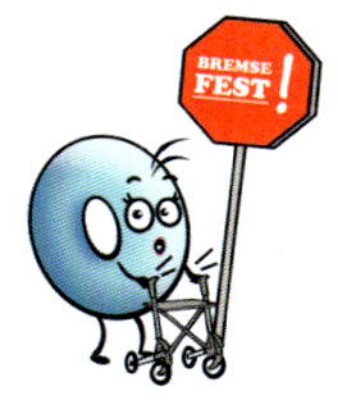

- Bei vielen Übungen müssen die Feststellbremsen arritiert sein.

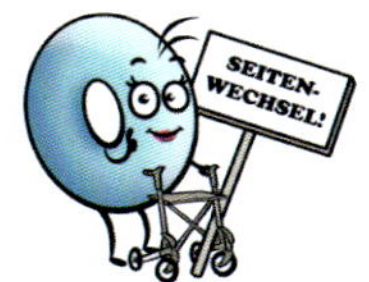

- Übungen, die für eine Körperseite beschrieben wurden, sollten immer auch mit der anderen Seite ausgeführt werden.

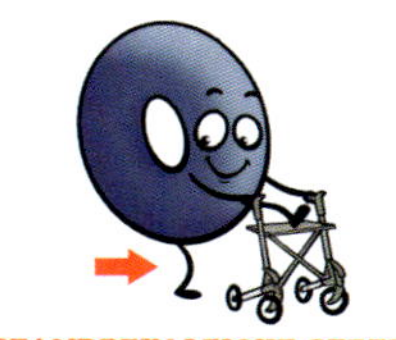

- Bei Übungen im Stehen sollte der Hinweis erfolgen, dass das Standbein leicht gebeugt bleibt.

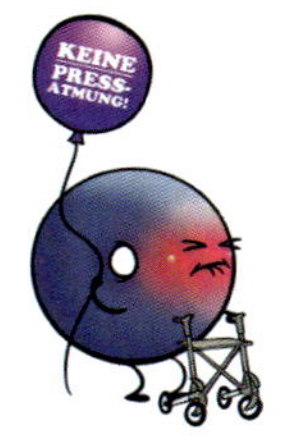

- Sind Übungen anstrengend, besteht die Gefahr der Pressatmung und die Teilnehmer benötigen die Warnung oder die Anleitung zur richtigen Atmung.

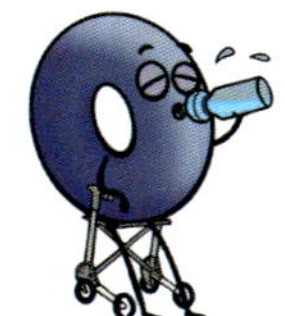

- Da ältere Menschen oft zu wenig trinken, sollten sie bei Bewegungsangeboten an Trinkpausen erinnert werden.

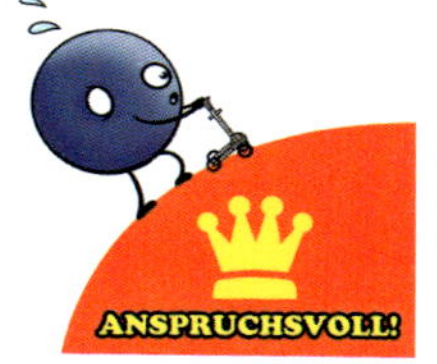

- Übungen, die besonders anspruchsvoll sind und nur für sportliche bzw. trainierte Rollator-Nutzer geeignet sind, sind mit diesem Symbol gekennzeichnet.

Die praktischen Übungen im Rollator-Fit®-Angebot machen die Teilnehmer sicherer im Umgang mit dem Rollator, fördern die körperlichen Fähigkeiten und bereiten darauf vor, unterschiedlichste Alltagssituationen besser meistern zu können. Speziell dafür geeignete Übungen sind mit nachfolgenden Illustrationen gekennzeichnet.

- Das Rollatieren auf unterschiedlichen Bodenbeschaffenheit.

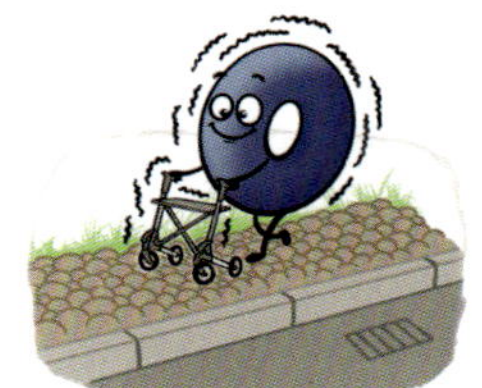

- Hindernisse überwinden, wie. z. B. Teppichkanten, Türschwellen, Bordsteine usw.

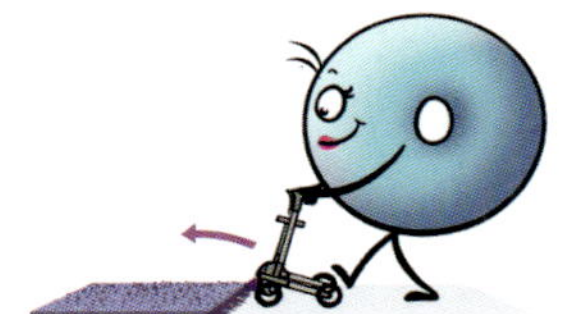

- Öffnen und Schließen von Türen und rollatieren in engen Räumen.

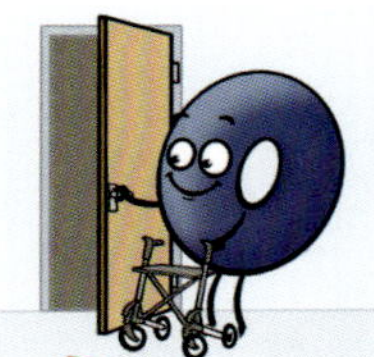

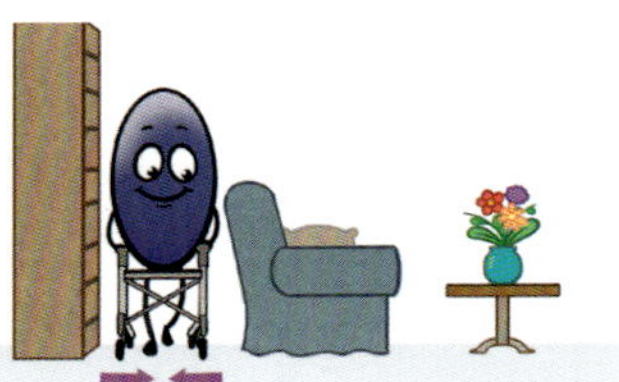

- Hinsetzen und Aufstehen in verschiedensten Situationen.

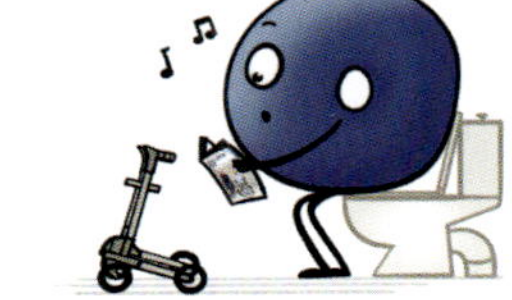

- Nutzung von öffentlichen Verkehrsmitteln, besonders ein- und aussteigen.

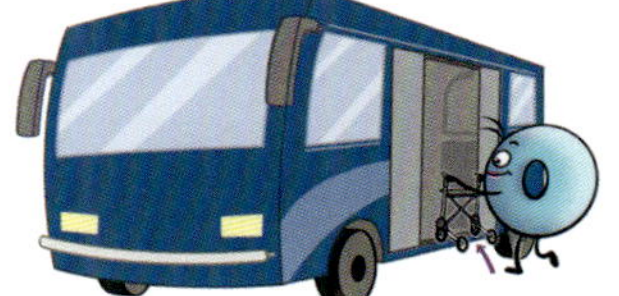

- Rollator sicher abstellen und kurze Wege frei bewältigen.

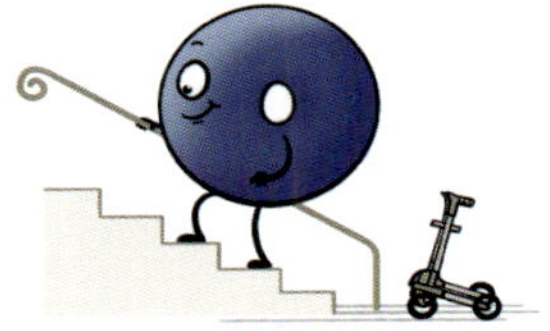

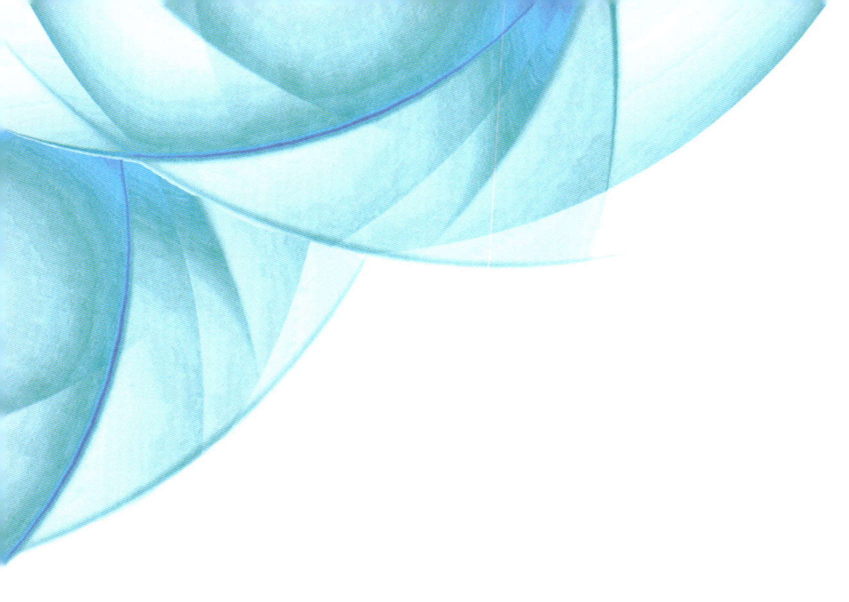

KAPITEL 1

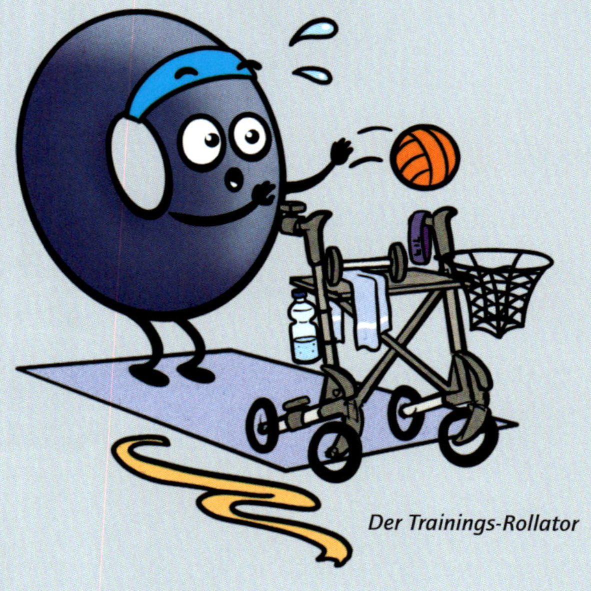

Der Trainings-Rollator

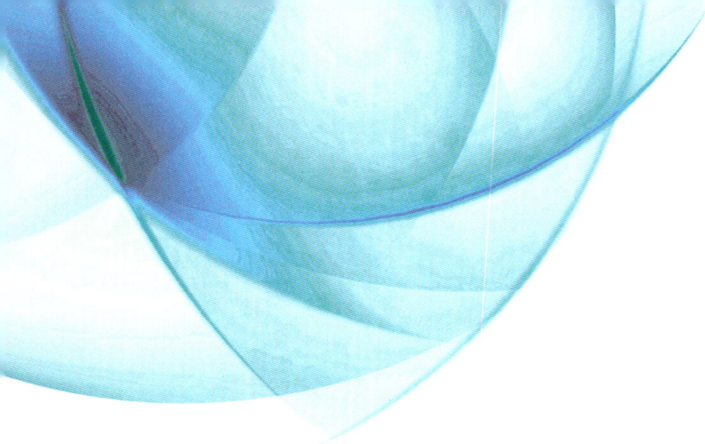

1 ROLLATOR-FIT® HEISST...

GYMNASTIK, SPIEL UND TANZ MIT, IN UND AM ROLLATOR

Mit Elementen des Turnens und Sports werden Kraft, Ausdauer und Bewegungsgeschicklichkeit trainiert. Dabei stehen die motorischen Ziele neben denen der Sturzprophylaxe, der Förderung der Konzentration und der kognitiven Leistungsfähigkeit sowie dem Spaß an Gruppenerlebnissen.

Ein ROLLATOR-FIT®-Gruppenangebot besteht aus dem Rollatieren (mit dem Rollator gehen), Übungen im Stehen und Sitzen, mit Kleingeräten oder Alltagsmaterialien, Einheiten mit Spielen, Tanz und anderen rhythmisch-musischen Anteilen.

Für die gesundheitlichen Ziele gilt für ROLLATOR-FIT® natürlich alles, was für Bewegung allgemein gilt – nur mit dem Vorteil, dass unsichere, schwächere und sonst eingeschränkte Personen nicht ausgeschlossen sind.

Je größer die Bewegungsgeschicklichkeit am Rollator wird, umso mehr tritt die Ursache der Rollator-Abhängigkeit in den Hintergrund. Der Rollator-Nutzer wird mobiler und kann am gesellschaftlichen Leben wieder oder weiter teilhaben.

BEWEGUNG – AUCH AM ROLLATOR…

- fördert die Gesundheit – wirkt als Vorsorge gegen viele Krankheiten (s. Kap 10.2)
- hält beweglich
- verbessert die Ausdauer
- verbessert das Gleichgewicht
- fördert die Koordination
- stärkt die Muskulatur, verzögert den Muskelabbau und erhält die Kraft
- trainiert die körperlichen und geistigen Reaktionen – und verbessert Aufmerksamkeit und Konzentration
- trainiert die Sinne – und fördert die Orientierungsfähigkeit
- fördert die Durchblutung – und erhält die körperliche und kognitive Leistungsfähigkeit
- verbessert die Kreislaufregulation – und wirkt gegen zu hohen und zu niedrigen Blutdruck
- beugt Arterienverkalkung (Herzinfarkt, Schlaganfall) und Diabetes vor
- verzögert das Auftreten von Osteoporose
- regt die Atmung an und verbessert die Sauerstoffversorgung des ganzen Körpers
- hilft beim Abnehmen
- verbessert die Mobilität – und ermöglicht Teilhabe an sozialen und kulturellen Veranstaltungen
- erhält die Selbstständigkeit – macht unabhängiger und fördert das Selbstbewusstsein
- wirkt als Gruppenangebot der Vereinsamung entgegen
- weckt Bewegungsfreude und soll Spaß machen

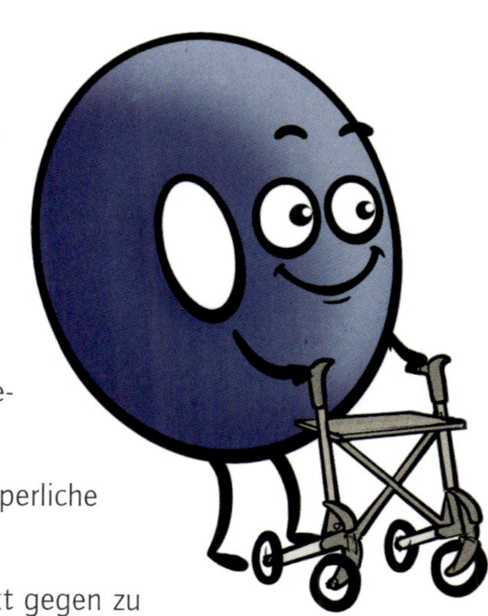

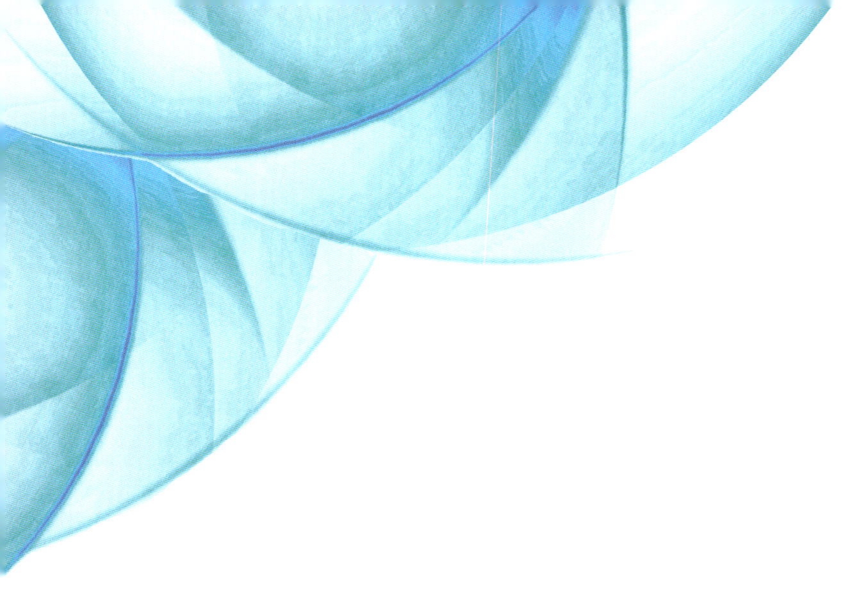

KAPITEL 2

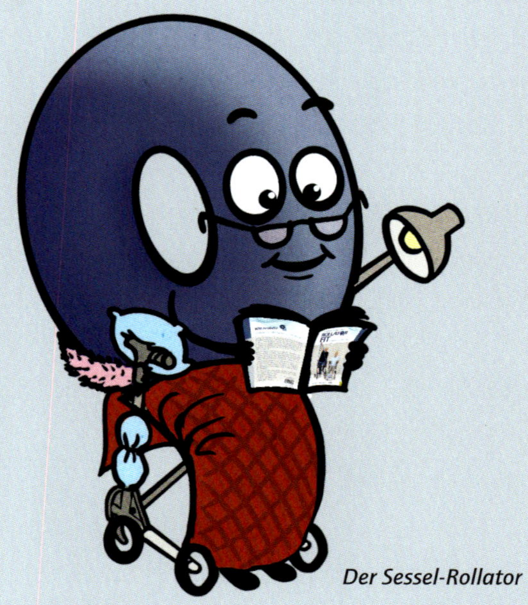

Der Sessel-Rollator

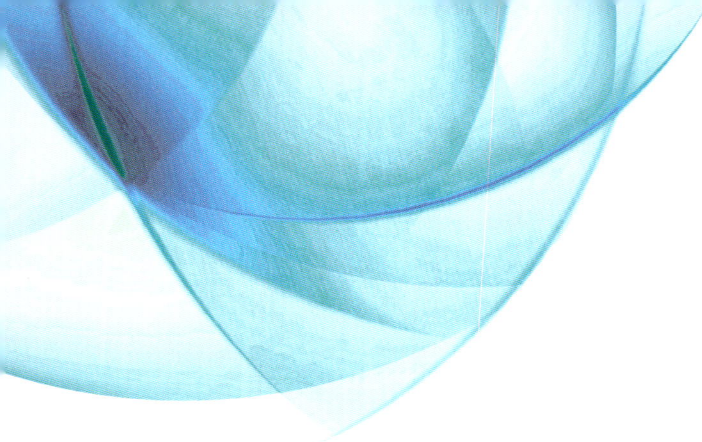

2 DER ROLLATOR-NUTZER

Die Gründe, einen Rollator zu nutzen, sind sehr unterschiedlich, daher können die Teilnehmer einer Rollator-Gruppe in ihren Fähigkeiten und Einschränkungen sehr verschieden sein. Wegen angeborener oder durch Krankheit erworbener Bewegungsstörungen, Muskelschwäche und Unfällen benötigen manchmal auch schon Kinder und jüngere Menschen einen Rollator.

Die Hauptnutzergruppe sind aber die Älteren, bei denen es durch altersbedingte Veränderungen, Krankheiten und Verletzungen zu Schwäche, Gangunsicherheit oder verminderter Belastbarkeit der Beine kommt.

Wer wegen einer Arthrose (Gelenkverschleiß) oder Verletzungen an den Beinen einen Rollator braucht, stützt sich mehr darauf, als jemand, der lediglich bei Schwindel die Sicherheit sucht oder bei Herz- oder Lungenkrankheiten häufiger eine Pause braucht. Bei der Auswahl der Übungen für eine ROLLATOR-FIT®-Gruppe sollten die unterschiedlichen Ursachen für die Rollator-Nutzung berücksichtigt werden. Dafür gibt es in diesem Buch zu den einzelnen Bewegungsaufgaben Hinweise auf die speziell geförderten Funktionen und häufig leichtere und schwerere Alternativen.

Eine kurze Darstellung der wichtigsten Krankheitsbilder oder Funktionseinbußen von Rollator-Nutzern und sich daraus ergebende Zielsetzungen finden sich in Kap. 10 „Die gesundheitlichen Aspekte rund um den Rollator" (s. S. 210ff.).

Je nachdem, wie frühzeitig und gezielt man sich mit dem Rollator vertraut macht, erlangt man ein gewisses Maß an Bewegungsgeschicklichkeit und wird den Rollator vielfältiger einsetzen. Dabei kann es im Fall von vorübergehenden operations- oder krankheitsbedingten Einschränkungen auch das Ziel sein, Beweglichkeit, Kraft und Koordination zu trainieren, um die Unabhängigkeit vom Rollator wiederzuerlangen.

Dieser positive Aspekt wird in der Öffentlichkeit zumeist völlig vernachlässigt. Vielfach gilt der Rollator als Symbol für Gebrechlichkeit und Alter – ja manchmal sogar für Bequemlichkeit. Übersehen wird die Chance, mit dem Rollator die Mobilität zu erhalten und zu verbessern, vorhandene Kräfte zu nutzen und damit zu fördern (s. S. 233).

Durch Aktivitäten mit, im und am Rollator erleben viele Menschen mit Bewegungseinschränkungen, wie sich die positiven Effekte von „mehr Bewegung" auf ihre Lebensqualität auswirken.

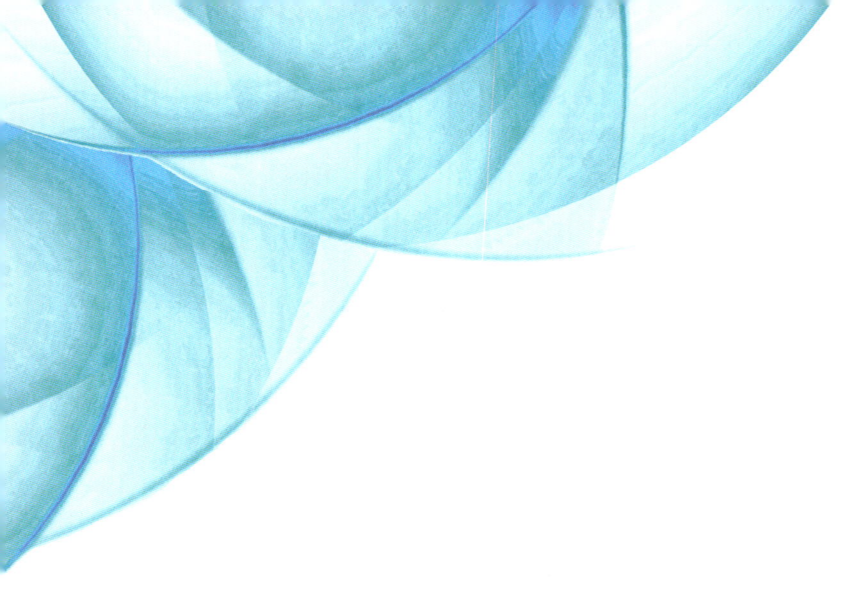

KAPITEL 3

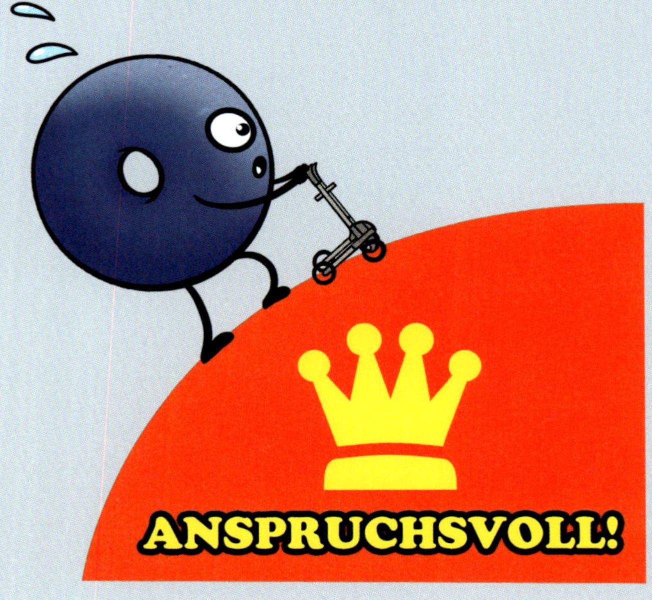

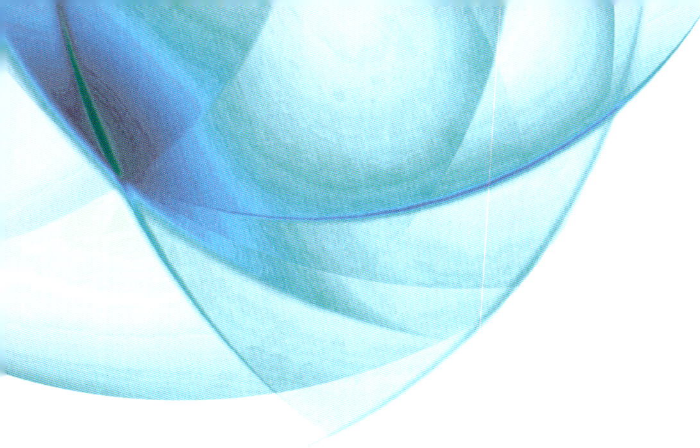

3 FÜR DEN GRUPPENLEITER EINER ROLLATOR-FIT®-GRUPPE

Wer eine ROLLATOR-FIT®-Gruppe übernehmen will, ist sich sicher darüber klar, dass er es mit älteren, in der Mobilität unterschiedlich stark eingeschränkten Menschen zu tun hat.

Eine Portion Humor und Geduld ist hilfreich. Notwendig ist die Auseinandersetzung mit dem Thema „Alter", um für die Situation der Teilnehmer Verständnis aufzubringen, in der vieles schwieriger und langsamer wird und nicht immer Fortschritte zu erwarten sind. Das Altern ist nicht umkehrbar und es geht vor allem darum, die Lebensqualität zu verbessern oder zu erhalten, manchmal auch einfach nur darum, glückliche und zufriedene Augenblicke ohne „Förderungsziele" zu schaffen.

Um die Senioren altersentsprechend zu motivieren, ist nicht die Kenntnis der persönlichen Geschichten der Teilnehmer ausschlaggebend. Hilfreich ist aber das Wissen um wichtige Ereignisse, gesellschaftliche Bedingungen, örtliche Begebenheiten sowie allgemeine Vorlieben von Melodien und Musik oder Produkten aus ihrer Jugend- bzw. Lebenszeit.

Weil die Belastbarkeit der einzelnen Teilnehmer sehr unterschiedlich ist, sollte man sie darauf hinweisen, dass sie selbst für sich verantwortlich sind und ihre Belastungsgrenzen erkennen und akzeptieren sollten. Bewegung darf natürlich auch anstrengen und man kann dabei auch einmal außer Atem und ins Schwitzen kommen.

Bestehen hinsichtlich der gesundheitlichen Verfassung Unsicherheiten, sollten die Teilnehmer ihren Arzt vorab fragen, sich Empfehlungen zur Belastbarkeit, vielleicht auch zu besonderen gesundheitlichen Zielen oder Hinweise auf besondere Einschränkungen, holen.

Krankheiten, Einschränkungen und spezielle Risiken sollen nicht im Mittelpunkt der ROLLATOR-FIT®-Stunde stehen. Dennoch ist es für jeden Gruppenleiter wichtig, Erste-Hilfe-Maßnahmen zu kennen und Informationen zu einigen, in der ROLLATOR-FIT®-Gruppe relevanten Krankheiten zu haben (vgl. Kap. 10.2). Sind in der Gruppe mehrere, sehr hilfsbedürftige Teilnehmer, so sollte man sich frühzeitig um personelle Unterstützung bemühen.

Gruppenleiter benutzen möglichst selbst einen Rollator, um die Übungen zu zeigen und „mittendrin" zu sein. Dabei sollte man die Teilnehmer im Blick behalten, um zu korrigieren oder zu unterstützen, wenn nötig.

Gruppenleiter achten darauf, dass alle Übungen langsam, locker, konzentriert und vorsichtig ausgeführt werden und nicht zu schnell und ruckartig. Sie beobachten ihre Teilnehmer, erkennen, was ihnen Spaß macht, regen die bequemen Unterforderten zu mehr Einsatz an und bewahren die Überehrgeizigen vor Überforderung.

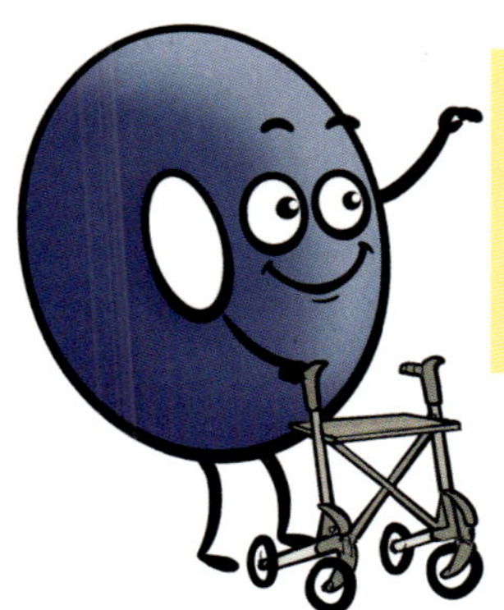

Spezielle Aus- und Fortbildungen zum Thema „Seniorensport" bieten unterschiedliche Sport- und Wohlfahrtsverbände an (siehe Anhang, Kap. 6).

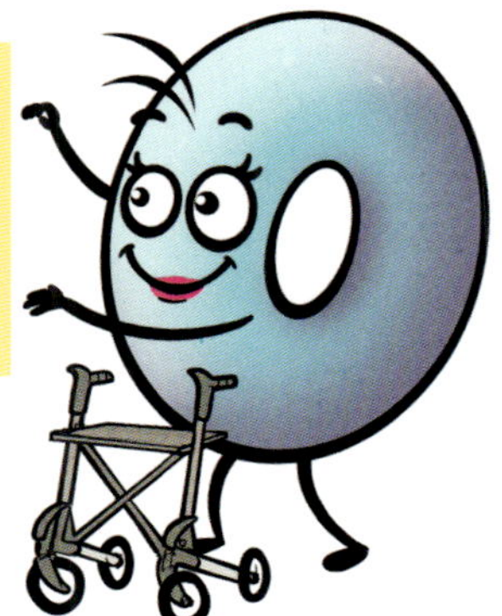

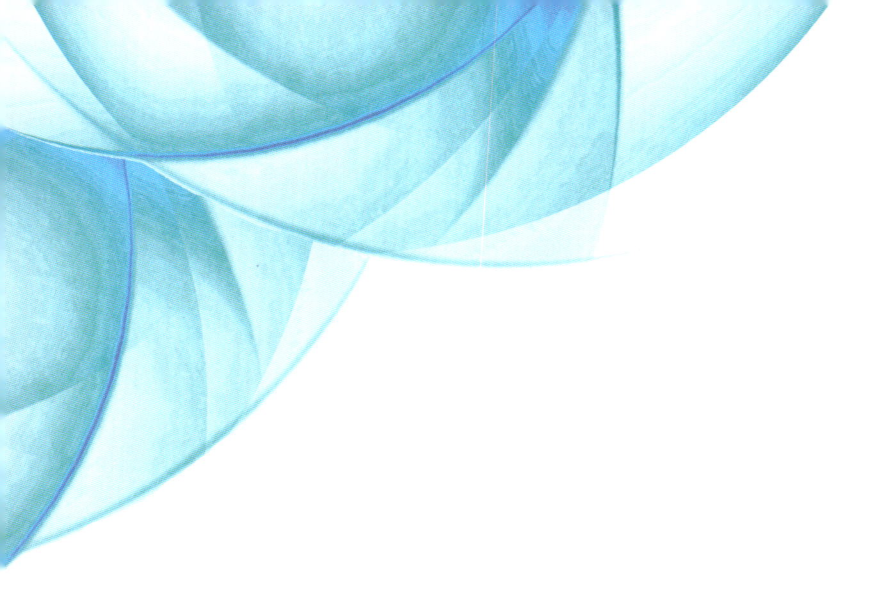

KAPITEL 4

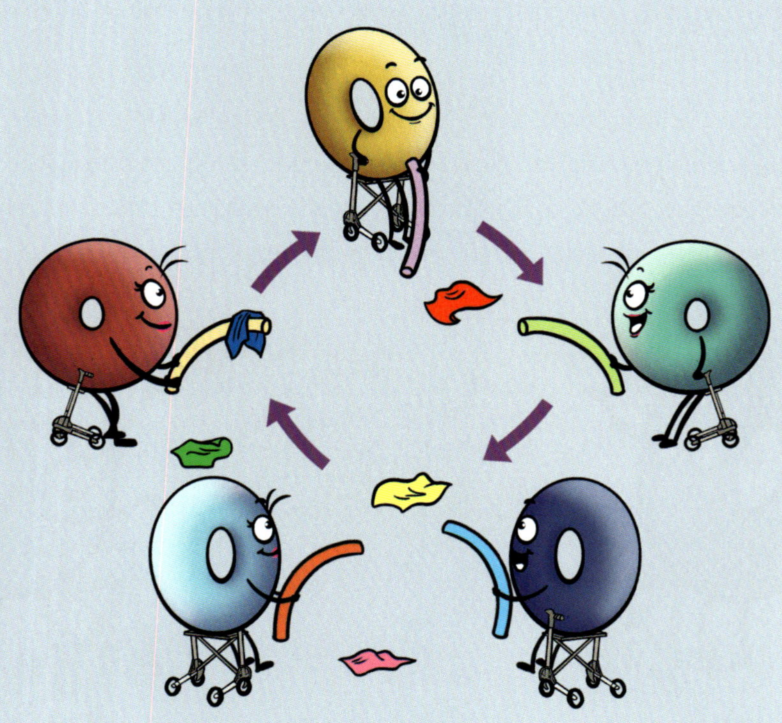

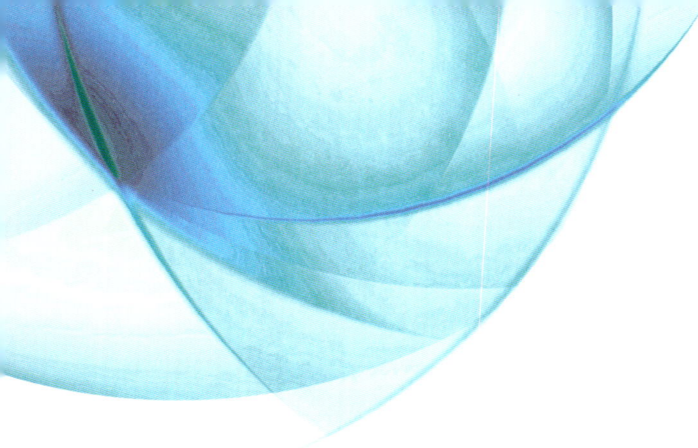

4 DIE VORAUSSETZUNGEN FÜR EINE ROLLATOR-FIT®-GRUPPE

Wer sich mit dem Thema eines Bewegungsangebots für Rollator-Nutzer befasst, denkt darüber nach, wo, wann, wie und unter welcher Trägerschaft so eine Gruppe initiiert werden kann. Um unangenehme Überraschungen bei Schadensfällen zu vermeiden, müssen auch versicherungs- und haftungsrechtliche Fragen vorab geklärt werden.

Wir empfehlen, Kontakt mit einem offiziellen Träger aufzunehmen (z. B. Sportvereinen, Wohlfahrtsverbänden, Kirchen, Alteneinrichtungen und Pflegeheimen, Seniorenbüros der Kommunen, Krankenkassen), um sicherzustellen, dass sowohl bei eigenen als auch bei Verletzungen der Teilnehmer ein Versicherungsschutz besteht.

Die Gruppenleiter bzw. die Träger können darüber hinaus in Erfahrung bringen, ob Teilnehmer die Kosten für dieses Angebot als Primärprävention, als Rehabilitation oder im Rahmen von Selbsthilfegruppen von den Krankenkassen erstattet bekommen können.

4.1 DER RAUM

Die Größe des Raums für eine ROLLATOR-FIT®-Gruppe richtet sich in erster Linie nach der Anzahl der Teilnehmer. Bewegung mit, im und am Rollator benötigt schon aus Sicherheitsaspekten mehr Raum als andere Bewegungsangebote. Genaue Quadratmeterangaben lassen sich nur schwer ermitteln, der Raum muss mindestens so groß sein, dass alle Teilnehmer mit ihren Rollatoren in einem Kreis bzw. in einem Oval nebeneinander stehen und mindestens zwei Schritte rückwärts gehen können. Erfahrungsgemäß ist ein Raum mit 40 m^2 für eine Anzahl von 10 Teilnehmern angemessen. Je größer der Raum ist, umso vielfältiger wird die Auswahl der Übungen, der Bewegungsradius wächst und damit auch die Anforderungen an die Teilnehmer.

Diese räumlichen Voraussetzungen findet man nicht nur in einer Sporthalle, sondern auch in ähnlichen großen Räumen/Sälen von Seniorenwohnanlagen, Kirchengemeinden oder anderen kulturellen Veranstaltungsstätten.

Ist der Hauptgruppenraum eher begrenzt, bieten sich eventuell Ausweichmöglichkeiten z. B. auf längere Flure, Eingangsbereiche oder bei schönem Wetter auf Terrassen und Gartenwegen an. Immer ist auf eine gute Ausleuchtung zu achten!

4.2 DIE GRUPPE

In der Praxis hat sich eine Gruppengröße von 6-12 Teilnehmern sehr bewährt. Die persönliche Ansprache ist gut möglich, die Gruppe ist überschaubar, um die Teilnehmer zu beobachten, ihnen zu helfen und ggf. Bewegungsabläufe zu korrigieren. Die vorgeschlagene Anzahl der Teilnehmer ist die Basis für eine angenehm spielerische Gruppenatmosphäre, in der Spaß und Bewegungsfreude an erster Stelle stehen.

Setzt sich die Gruppe aus sehr hilfsbedürftigen oder an Demenz erkrankten Teilnehmern zusammen, die mehr Aufmerksamkeit benötigen, sollte rechtzeitig personelle Unterstützung eingeplant werden.

Die Teilnehmer sollen feste/stabile Schuhe/Turnschuhe (keine Schlappen/offene Hausschuhe) und sehr bequeme, bewegungsfreundliche Kleidung tragen.

4.3 DIE ZEIT

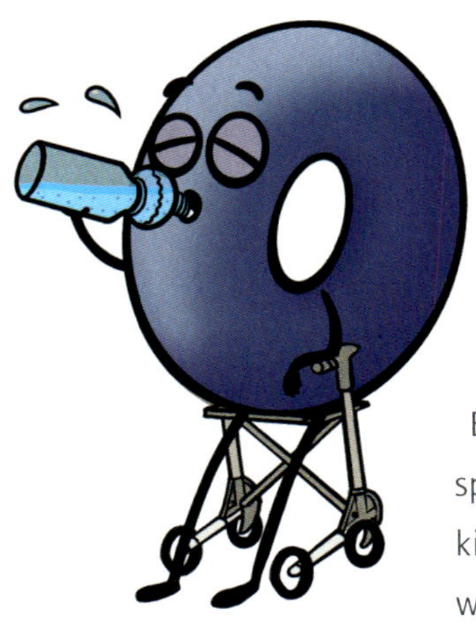

Eine ROLLATOR-FIT®-Stunde sollte 45-60 Minuten dauern und nach der Hälfte der Zeit sollte eine 10-minütige Pause stattfinden.

Günstige Zeiten für ein ROLLATOR-FIT®-Angebot sind der späte Vormittag oder der Nachmittag. Ältere gehen oft ungern im Dunkeln aus dem Haus. Einzelne Teilnehmer wünschen sich vielleicht ein Frühsportangebot, während andere wiederum Rollator-Walking als „Nachtwanderung" vorziehen – letztlich wird wohl die freie Zeit des Gruppenleiters entscheidend sein.

4.4 DER EINSATZ VON MUSIK

Musik wirkt sehr unterschiedlich, sie kann beschwingen, motivieren, das körperliche Wohlbefinden fördern und Bewegungen unterstützen. Musik kann Emotionen wecken und im Hinblick auf ältere Teilnehmer schöne oder schlechte Erinnerungen hervorrufen.

Für den Faktor Spaß und Bewegungsfreude in einer ROLLATOR-FIT®-Gruppe spielt der Einsatz von Musik eine wichtige Rolle. Trifft der Gruppenleiter den Musikgeschmack der Gruppenmitglieder, so ist eine fröhliche Atmosphäre meistens garantiert. Die Teilnehmer können selbst Lieder- und Musikwünsche sammeln und Liedertexte bzw. Musiktitel mitbringen.

Die Musiksammlung am Ende dieses Buchs (Seite 234-245) mit Informationen zu Neuen Medien und zur GEMA beinhaltet eine Menge konkreter Titelvorschläge, die in der Praxis erprobt sind und allen Lesern die Suche nach passender Musik erleichtern.

Sorgsam ausgewählte und gezielt eingesetzte Musik hat eine positive Wirkung auf die Gruppe. Dauerberieselung oder Musik lediglich als Hintergrundbeschallung kann als störend empfunden werden oder sogar aggressiv machen. Die folgenden Voraussetzungen werden das verhindern:

- Die **Musikanlage** muss den Raum ausreichend beschallen.
- Die **Lautstärke** muss gut reguliert sein. Die Musik sollte überall gut zu hören sein.
- **Musik** sollte immer gezielt eingesetzt werden und nicht als Hintergrundberieselung „einfach nur so mitlaufen".
- Die **Bewegungsanweisungen** müssen trotz Musik gut zu verstehen sein. Viele Ältere sind schwerhörig, daher sollte der Gruppenleiter vor allem deutlich (das ist oft wichtiger als laut!) sprechen und öfter einmal klären, ob er von allen verstanden wird.
- Ist die **Raumakkustik** insgesamt schwierig, sollte man auf Musikeinspielungen eher verzichten.

Singen macht Spaß!

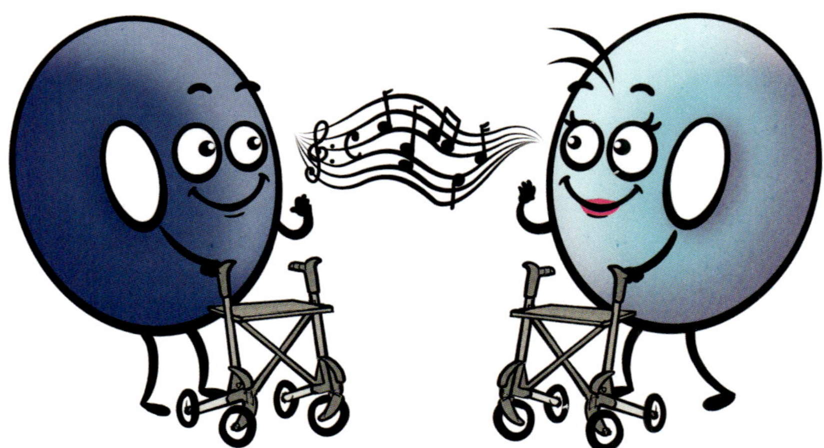

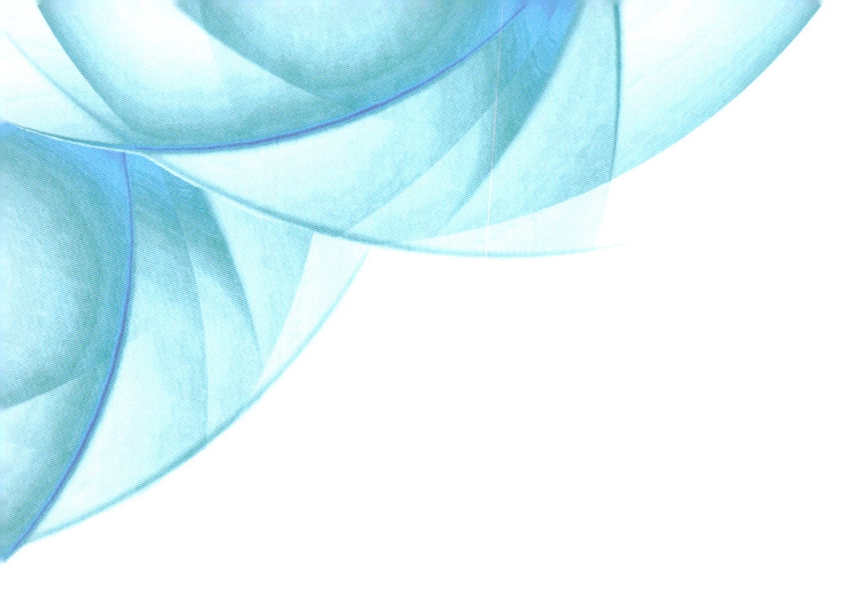

KAPITEL 5

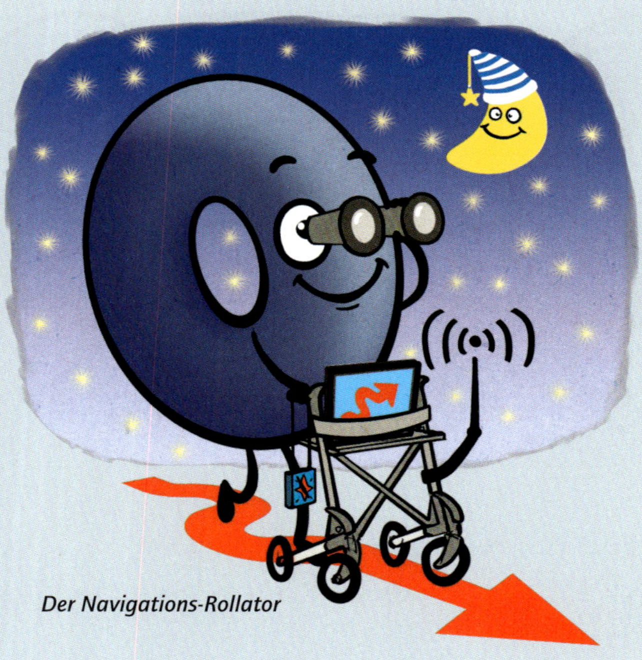

Der Navigations-Rollator

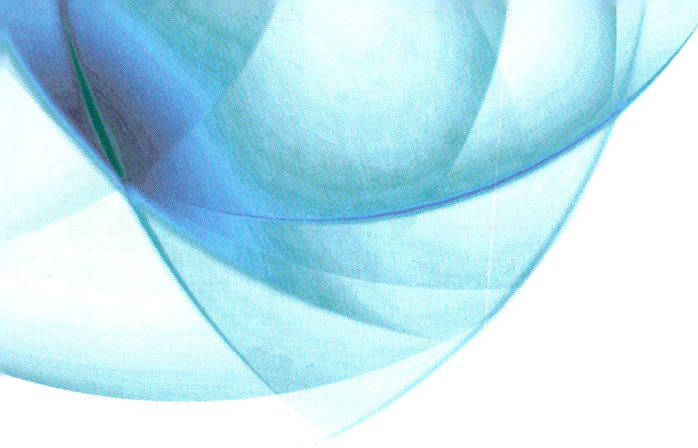

5 DER ROLLATOR

Der **Rollator**, auch früher **Gehwagen** genannt, ist die Bezeichnung für eine **fahrbare Gehhilfe** und wurde 1978 von der an Kinderlähmung erkrankten und damit gehbehinderten Schwedin Anna Wifalk erfunden. Heute wird der Rollator überwiegend von Senioren und von erkrankten, gehbehinderten Personen genutzt. Im Aussehen und in der Bauweise unterscheiden sich Rollatoren je nach Hersteller und individuellem Anwendungsbereich. Sie sind anerkannte Hilfsmittel der gesetzlichen Krankenversicherung (GKV).

In der Praxis zeigt sich, dass die Nutzer ihren Rollator oft nicht richtig kennen. Sie wissen wenig über die Bremse und deren Einstellung, kennen die Möglichkeiten des Zubehörs nicht und sind zunächst unsicher im Umgang mit ihrem neuen Hilfsmittel.

Gruppenleiter sollten daher gute Kenntnisse über den Rollator haben und sich ggf. in einem örtlichen Sanitätshaus informieren. Es gibt sehr unterschiedliche Typen, vierrädrige, dreirädrige, leichte und schwere Ausführungen, Sondermodelle für besondere, krankheitsbedingte Einschränkungen sowie In- und Outdoorvarianten.

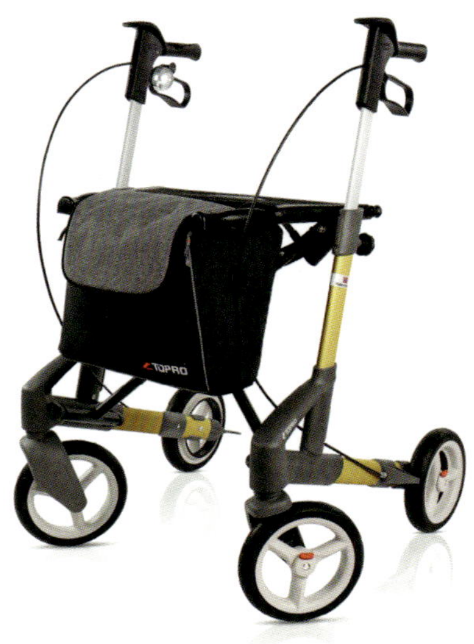

TOPRO Troja 5G – Allround-Rollator

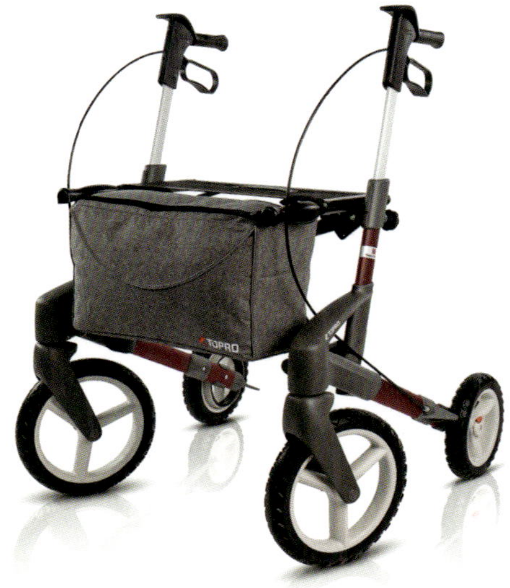

TOPRO Olympos ATR: Outdoor-Rollator, z. B. für Kopfsteinpflaster oder Feldwege

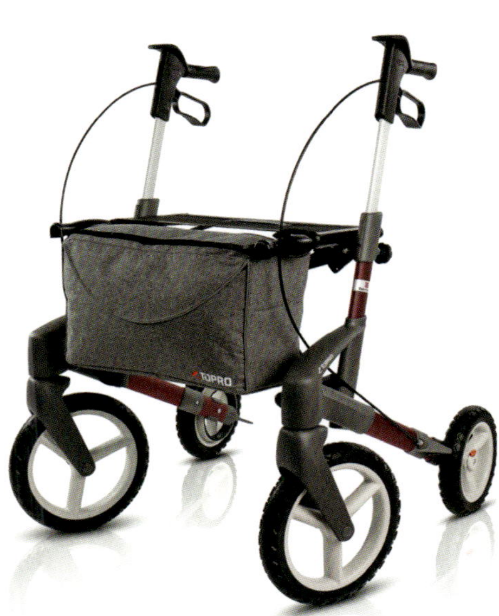

TOPRO Troja Neuro – entwickelt für Schlaganfall- und Parkinsonpatienten

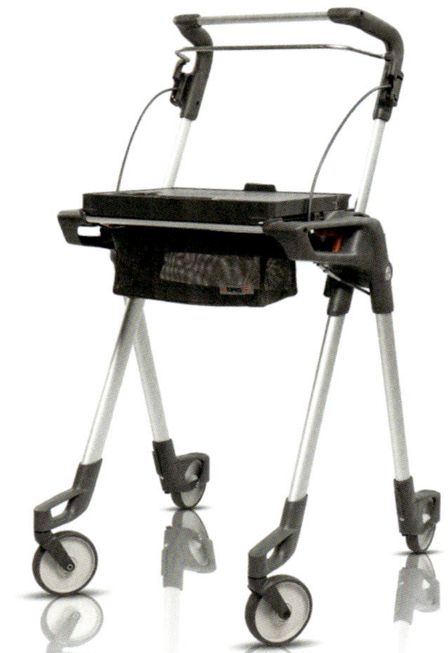

TOPRO Hestia – Wohnraum-Rollator, mit Tragetablett und Aufstehhilfe

Rollator-Varianten

TOPRO TROJA 5G

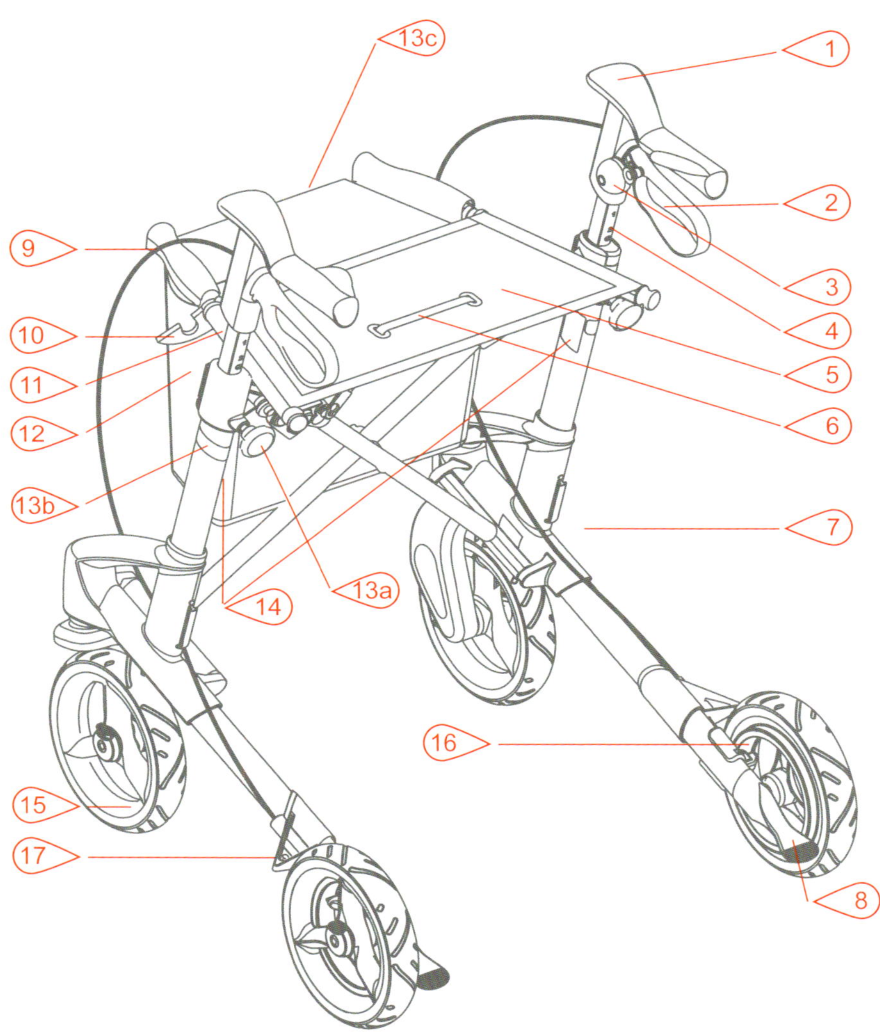

5.1 DER ROLLATOR UND SEIN ZUBEHÖR

Die Beschreibung des Rollators erfolgt am Beispiel des TOPRO TROJA 5G:

1. **Ergonomische Handgriffe „TOPRO Ergo Grip":** Hilfe beim Aufstehen, breite Auflage für Handballen, weiches hand- schmeichelndes, desinfizierbares PU-Material, integrierte Aufnahme für den Rückengurt.
2. **Geschlossene Bremsbügel:** Einfaches Platzieren der Hand und sicheres Bremsen.
3. **Klingel:** Einfache Bedienung, ohne die Hand vom Griff zu nehmen.
4. **Griffhöheneinstellung mit Memoryfunktion:** Einfaches und sicheres Einstellen der richtigen Griffhöhe für ein ergonomisches Gangbild. Zahlen auf den Griffstangen für ein noch leichteres Anpassen.
5. **Sitznetz:** Bequem und sicher Sitzen wie in einem Gartenstuhl. Benutzergewicht max. 150 kg (M) / 125 kg (S).
6. **Grauer Entriegelungsgurt für den Faltmechanismus im Sitznetz integriert:** Zug am Band entriegelt den Rollator und er kann gefaltet werden.
7. **Seitenrahmen: mit integrierten Zubehöradaptern.**
8. **Ankipphilfe:** Macht es einfacher und bequemer, kleine Hindernisse wie Bordsteine und Schwellen zu überwinden.
9. **Bremsseil**
10. **Verschlussbügel:** Fixiert den Rollator in geschlossenem Zustand.
11. **Tragegriffe/Seitenstangen:** Fixierung für die Einkaufstasche und zugleich der einzige Griff, an dem der TOPRO Troja 5G gehoben werden darf.
12. **Abnehmbare Einkaufstasche mit reflektierendem Band:** Hier können Sie Ihren Einkauf sicher mit nach Hause nehmen. Belastbarkeit 10 kg.
13. **Reflektierende Aufsätze:** Um besser gesehen zu werden.
14. **Produktinformationen:** z.B. Seriennummer, maximale Höhe, Länge und Belastbarkeit des Rollators
15. **Leicht abnehmbare Räder „TOPRO Quick Release" zum Wechseln**
16. **Innenliegendes Bremssystem (IBS):** Der Bremsblock bremst innerhalb des Rades und nicht auf der Radoberfläche.
17. **Kantenabweiser:** Fahren, ohne an Stühlen und Kanten hängen zu bleiben.

Unabhängig von Modellen gibt es im Fachhandel/Sanitätshaus Zubehör für Rollatoren:

- Ankipphilfe zum Nachrüsten, wenn am Rollator nicht vorhanden.
- Einhand-Simultanbremse links oder rechts zur Einhandbedienung
- Klingel
- Getränkehalter
- LED-Licht
- Mini-Zubehörbehälter für Schlüssel, Portemonnaie etc.
- Namensschild
- Netz für die Sauerstoffflasche (für 2-l-Flaschen geeignet)
- Tablett
- Rollator-Schloss
- Rückengurt zum Anlehnen
- Schirm
- Spikesräder
- Stockhalter

Die Mechanismen zum Zusammenklappen oder Falten des Rollators variieren leider von Modell zu Modell. Die Gruppenleiter sollten sich mit verschiedenen Modellen vertraut machen und mit der Zeit werden sie sicher einen Blick dafür gewinnen.

Die Stufen- und **Ankipphilfe**, bei einfachen Modellen auch nachträglich montierbar, kann dem Nutzer zum leichteren Überwinden von Schwellen, Kanten, Hindernissen und Bordsteinen helfen. Die Ankipphilfe wird mit einem Fuß nach unten gedrückt und bewirkt ein leichtes und einfaches Anheben der Vorderräder.

Viele Rollatoren sind nicht richtig auf den jeweiligen Rollator-Nutzer eingestellt. Er benötigt eine geduldige Erläuterung und Einweisung an seinem Rollator. Die Gruppenleiter von ROLLATOR-FIT®-Gruppen müssen wissen, worauf es ankommt und darauf eingestellt sein, jedem einzelnen Teilnehmer Hilfestellung zu geben und dies ggf. vor jeder Stunde wieder.

5.2 DIE RICHTIGE ROLLATOR-EINSTELLUNG

Jeder Rollator muss der individuellen Körpergröße des Nutzers angepasst werden, entscheidend ist hierbei vor allem die richtige Griffhöhe, damit der Nutzer aufrecht gehen kann.

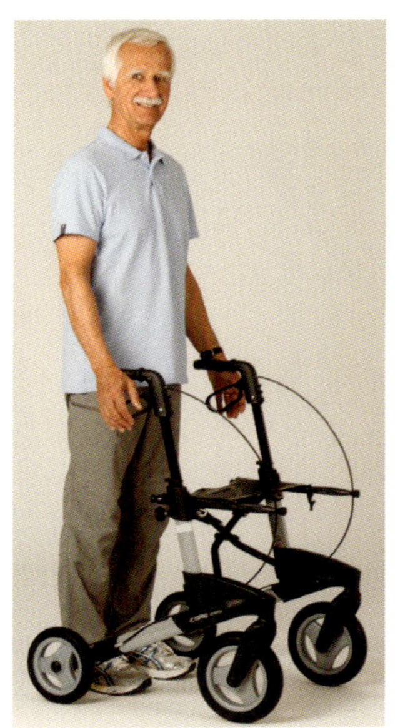

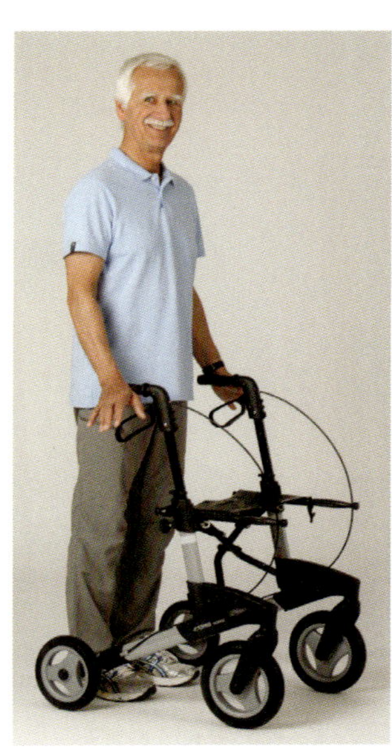

Zur richtigen Einstellung der **Handgriffe** werden die Bremsen festgestellt und die Handgriffe gelöst. Der Rollator-Nutzer steht im Rollator zwischen den Handgriffen. Die Arme hängen locker herab, mit leicht gebeugten Ellbogengelenken. Die Schultern sind nach unten gesenkt und der Oberkörper ist aufrecht. Die Handgriffe werden mit Hilfe der Griffhöheneinstellung auf Höhe der Handgelenke festgestellt.

Achtung – die Handgriffe dabei nicht verdrehen. (Das geht nur bei wenigen Modellen)

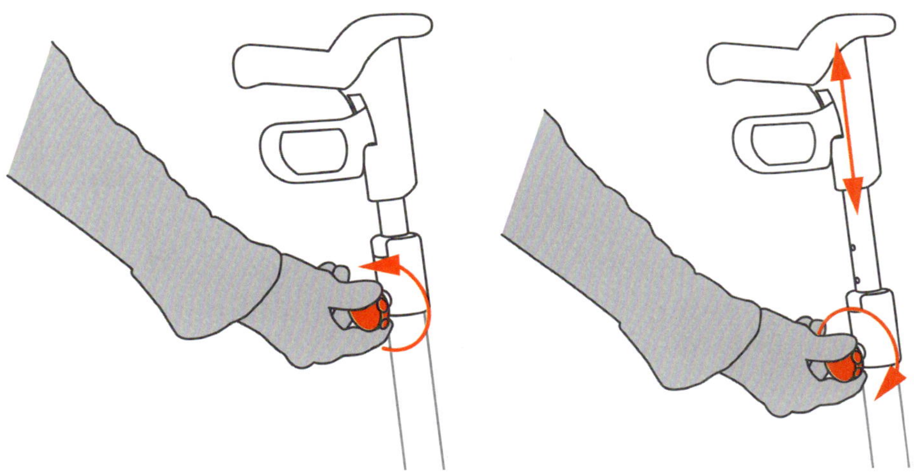

5.3 DIE ROLLATOR-BREMSEN

Jeder Rollator verfügt über zwei **Handbremsen** (die Feststell- oder Parkbremse und die Fahr- oder Betriebsbremse), die sich unter den Handgriffen befinden. Jede einzelne Bremse wirkt nur auf eines der Hinterräder. Die Bremsen haben zwei Funktionen:

1. Die **Feststellbremse (Parkbremse)** dient zum sicheren Abstellen des Rollators.

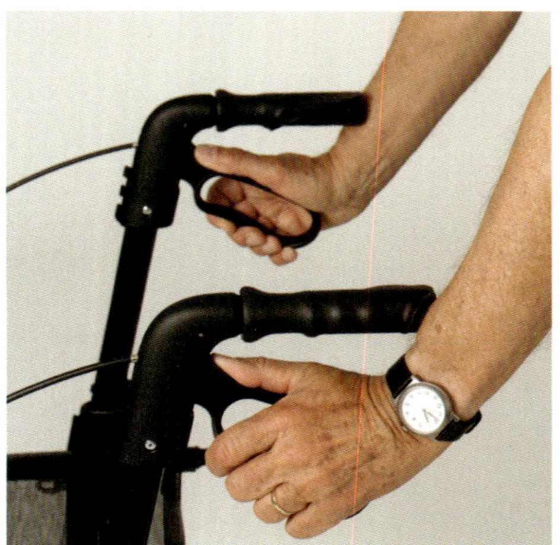

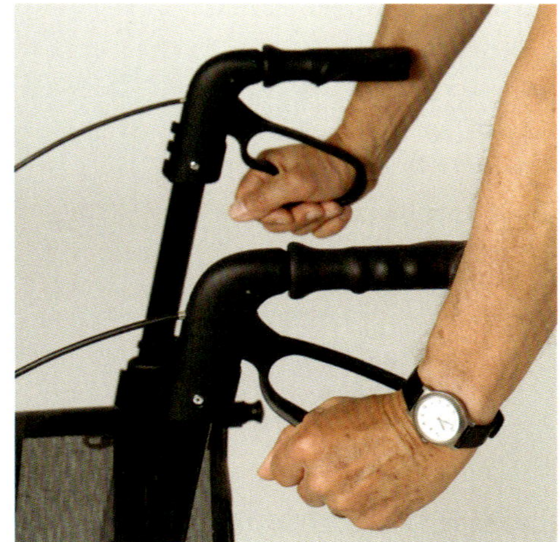

Die **Feststellbremse muss richtig arretiert sein**, wenn:

- der Rollator-Nutzer sich auf die Sitzfläche des Rollators setzt und wieder aufsteht;
- er sich auf eine andere Sitzmöglichkeit (z. B. Stuhl, Toilette, Parkbank ...) setzen und davon wieder aufstehen will;
- wenn Übungen im Stehen oder Sitzen am Rollator ausgeführt werden;
- man den Rollator abstellen will (z. B. in öffentlichen Verkehrsmitteln).

Die Feststellbremse wird bei den meisten Modellen beidseitig durch kräftiges Herunterdrücken (vom Handgriff weg) mit den Fingern oder Daumenballen arretiert.

Um die Bremse wieder zu lösen, werden beide Bremshebel nach oben gezogen. Jeder Nutzer findet für sich die praktikabelste Möglichkeit heraus, die Feststellbremse zu bedienen.

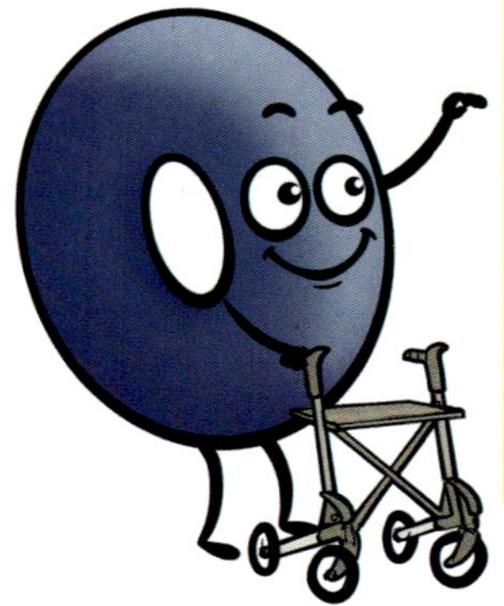

Ein ungebremst abgestellter Rollator stellt immer eine Gefahr für einen selbst und andere dar. Um diese zu vermeiden, muss die Feststellbremse nach allen Aktivitäten automatisch arretiert werden. In einer Gruppe sollte das immer wieder geübt und kontrolliert werden.

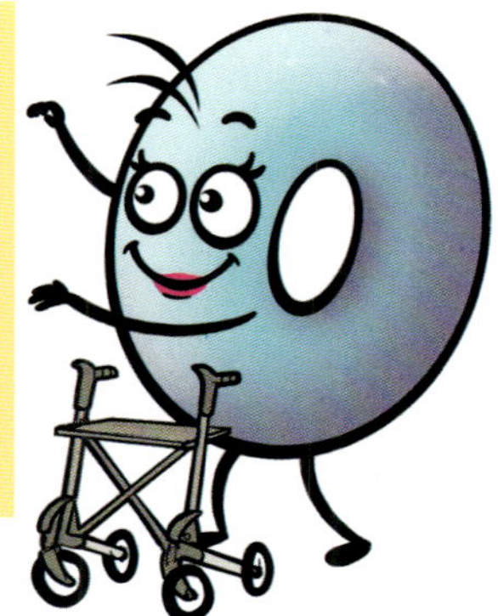

2. Die **Fahr- bzw. Betriebsbremse** ist auf abschüssigem Gelände bzw. auf schräger Ebene besonders wichtig. Dafür werden beide Bremshebel herangezogen und so lange und kräftig wie notwendig festgehalten.

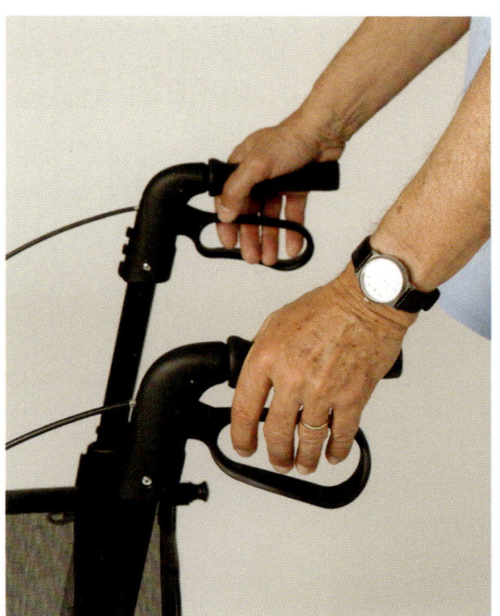

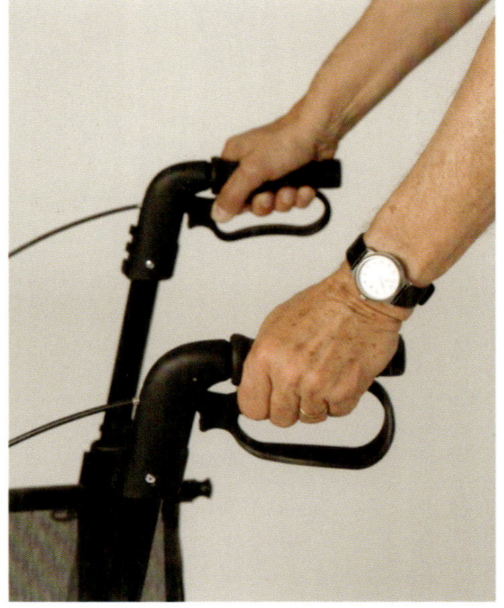

Die Funktion der beiden Bremsen muss von Zeit zu Zeit überprüft werden.

Die Gruppenleiter achten darauf, dass das Bremsen bei jedem Treffen geübt wird, um die dafür nötige Koordinationsfähigkeit und Handkraft zu trainieren.

5.4 IM ROLLATOR STEHEN

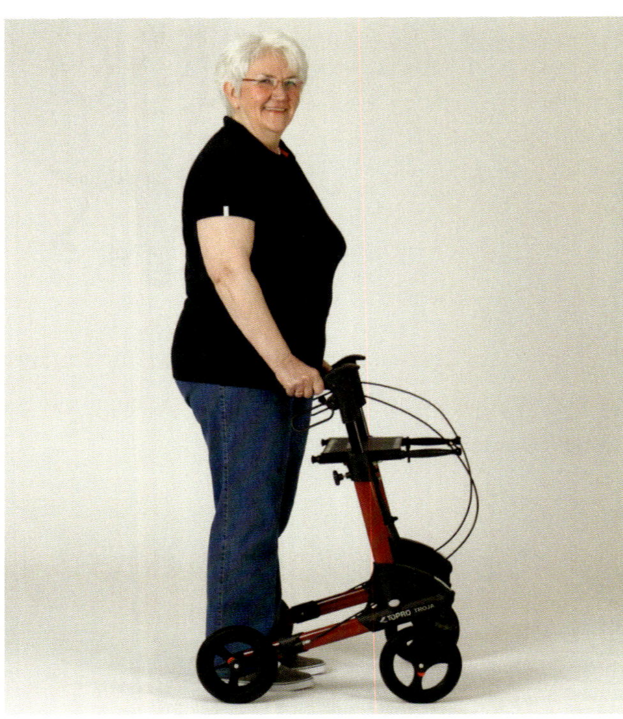

Der Nutzer steht aufrecht in der Mitte des Rollators. Für den sicheren Stand die Füße leicht geöffnet zwischen die hinteren Räder stellen. Dabei sollte man sich an den Handgriffen festhalten, jedoch möglichst nicht abstützen. Der Kopf ist gerade, der Blick geradeaus und nicht auf die Vorderräder des Rollators gerichtet.

Bei allen Übungen im Stehen müssen die Feststellbremsen arretiert werden (s. S. 56ff.).

5.5 SITZEN AUF DEM ROLLATOR

Jeder Rollator hat eine Sitzfläche, auf der sich der Nutzer ausruhen kann, wenn er eine Pause machen möchte und keine andere Sitzgelegenheit vorhanden ist. Die Sitzfläche eignet sich auch für eine Reihe von gymnastischen Übungen. Für sehr unsichere Rollator-Nutzer gibt es einen Rückengurt zum Anlehnen.

Es gibt zwei Möglichkeiten, sich auf den Rollator zu setzen.

1. Der Rollator-Nutzer dreht sich im feststehenden Rollator

- Den Rollator abstellen und beide Bremshebel feststellen.
- Im Stand die rechte Hand lösen (bzw. die linke – individuell je nach Drehrichtung) und damit den linken (rechten) Handgriff anfassen.
- Mit beiden Händen festhalten.
- Mit kleinen Schritten drehen, soweit es geht, und kurz stehen bleiben.
- Die linke (rechte) Hand lösen und damit den freien Griff anfassen.
- Weiterdrehen, bis die Oberschenkel die Sitzfläche berühren.
- Den Oberkörper leicht nach vorn beugen und sich langsam auf die Sitzfläche absetzen.

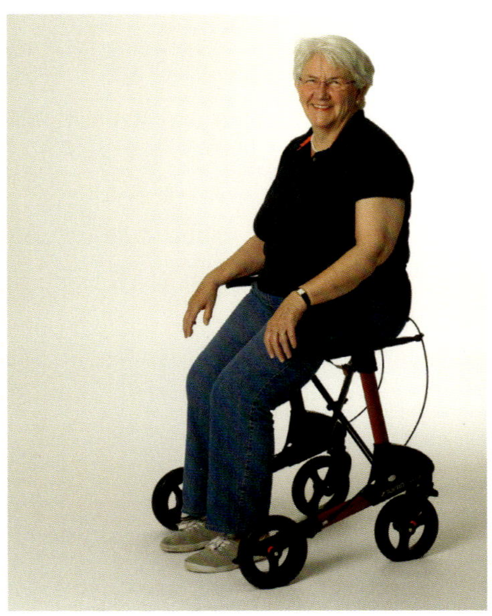

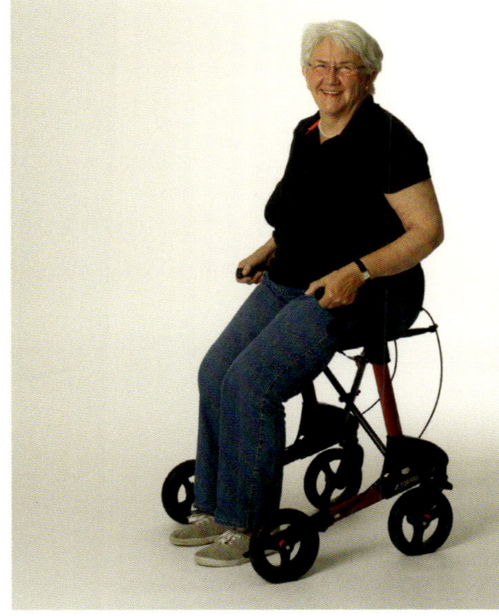

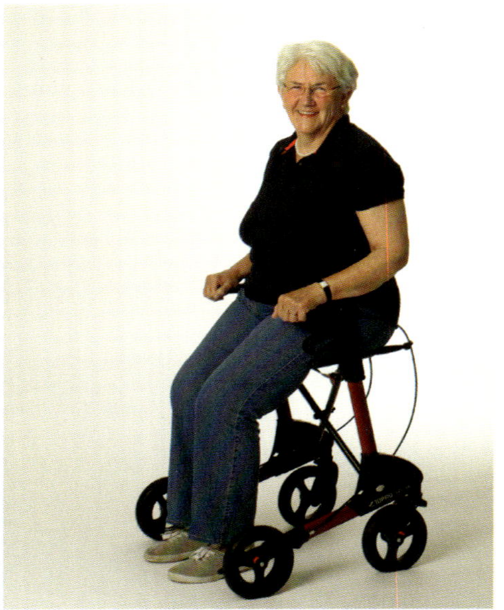

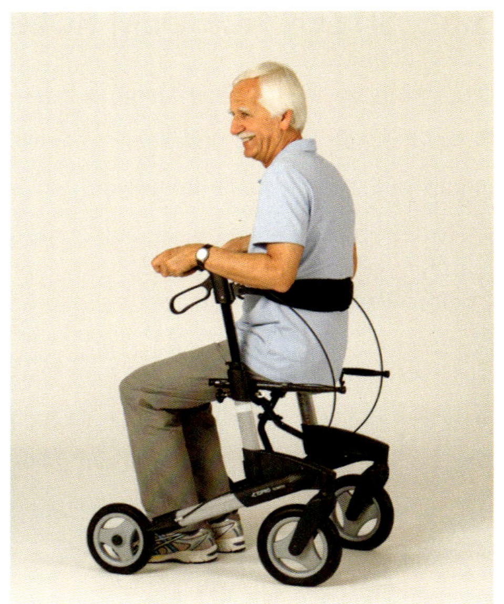

2. Der Rollator-Nutzer dreht den Rollator

- Im Stand am Rollator beide Feststellbremsen lösen.
- Den Rollator an eine Seite drehen.
- Den Rollator bis hinter den Rücken weiterdrehen und die Feststellbremsen wieder feststellen.
- Kleine Schritte rückwärts, bis die Oberschenkel den Sitz berühren.
- Den Oberkörper leicht nach vorn beugen und sich langsam auf die Sitzfläche absetzen.

Der Nutzer sollte mit aufrechtem Oberkörper (zur Entlastung der Wirbelsäule und Atmung) und mit beiden Füßen parallel und sicherem Bodenkontakt sitzen. Nach Möglichkeit sollten die Füße ganz stehen (dies ist immer von der Größe des Nutzers und der Höhe des Sitzes abhängig).

5.6 AUFSTEHEN UND HINSETZEN MIT DEM ROLLATOR

Will der Rollator-Nutzer von einem Stuhl oder einer Parkbank aufstehen, sind einige Punkte zu beachten:

Aus dem Sitz vom Stuhl (ohne Armlehne) bzw. Parkbank aufstehen:

- Den Rollator im Sitzen mittig vor den Stuhl rollen und so weit wie möglich heranziehen.
- Die Feststellbremsen arretieren!
- Mit dem Gesäß auf dem Stuhl nach vorn rutschen.
- Beide Hände greifen so weit wie möglich nach vorn (fast hinter die Griffe/Bremse).
- Den Oberkörper vorbeugen – nach vorn Richtung Rollator-Sitzfläche – und das Gewicht nach vorn verlagern.
- Mithilfe der Beinkraft aufstehen, durch eine kleine Schrittstellung wird's leichter.

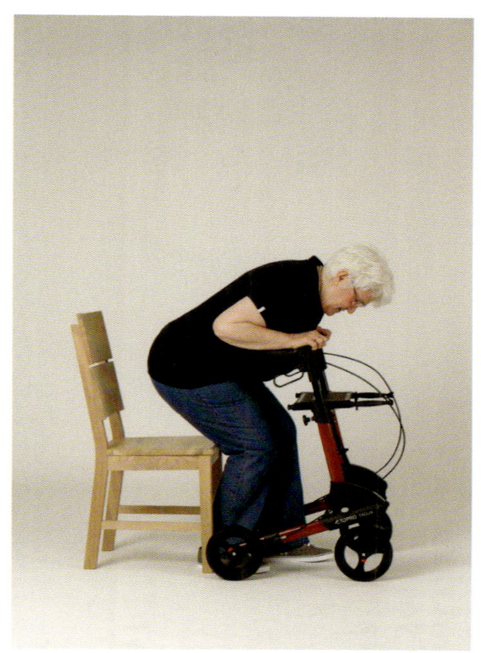

Achtung! – Ist die Beinkraft nicht mehr ausreichend vorhanden, so droht die Gefahr, dass man den Rollator nur zu sich heranzieht und dieser kippt. Das muss anfangs mit Hilfestellung geübt werden.

Hat der Stuhl Armlehnen, so stützt man sich auf den Armlehnen ab, drückt sich aus den Beinen hoch und fasst dann nacheinander die Handgriffe an. Dabei kann die Schrittstellung helfen.

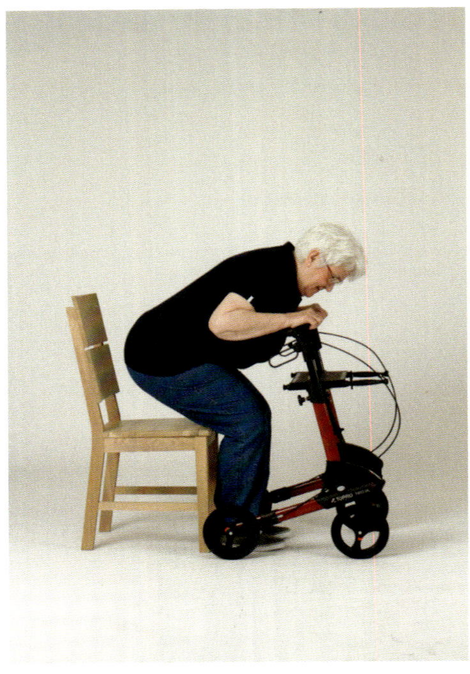

Sich auf einen Stuhl (ohne Armlehne) bzw. auf eine Parkbank setzen:

- Rückwärts vor dem Stuhl stehen, bis die Kniekehlen/Beine die Stuhlkante berühren.
- Den Rollator so weit wie möglich Richtung Stuhl zurückziehen.
- Die Feststellbremsen arretieren.
- Sich mit beiden Händen an beiden Griffen so weit wie möglich nach vorn (fast hinter den Griffen/Bremsen) festhalten.
- Den Oberkörper leicht vorbeugen.
- Sich langsam weit mit dem Gesäß nach hinten auf den Stuhl absetzen. Auch dabei kann die Schrittstellung helfen.

5.7 „ROLLATIEREN" – MIT DEM ROLLATOR RICHTIG GEHEN!

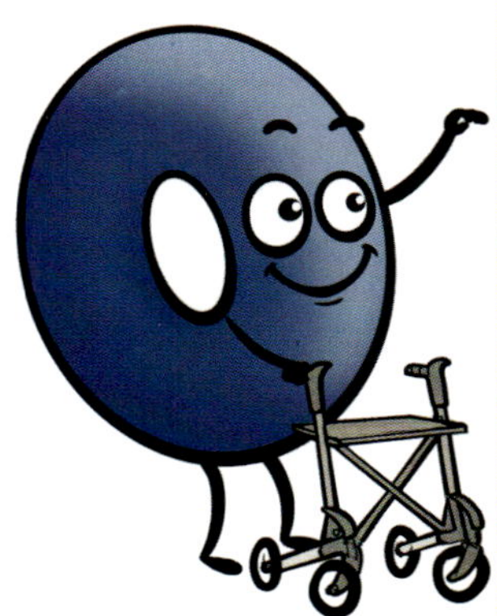

Das Wort „Rollatieren" ist eine Wortschöpfung unseres Autorenteams. Nachdem wir alle unendlich oft „im, am oder mit dem Rollator gehen" geschrieben hatten, fiel uns diese Kurzform ein. Danach fanden wir immer mehr Spaß daran, den Nutzer, der sich mit dem Rollator in Bewegung setzt, „rollatieren" zu lassen. Wem dieser Begriff gefällt, der übernehme ihn einfach und wer weiß, wann wir uns irgendwo und irgendwann beim „Rollatieren" treffen.

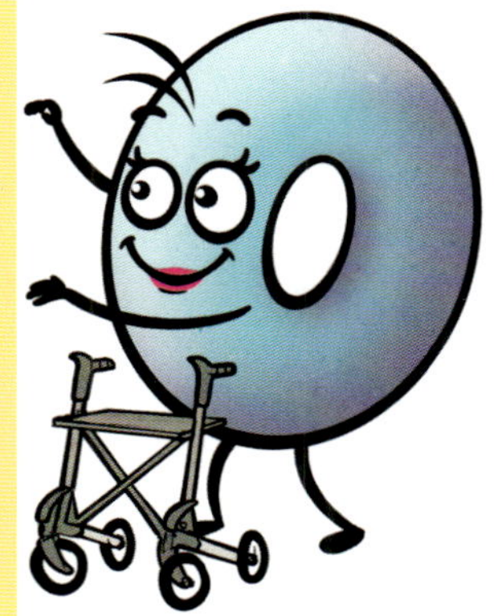

Zum „Rollatieren" steht der Rollator-Nutzer aufrecht im Rollator, d. h. zwischen den Handgriffen. Dabei befinden sich die Füße in der Mitte zwischen den hinteren Rädern des Rollators. Der Rollator-Nutzer hält sich mit beiden Händen an den Handgriffen fest, die Schultern bleiben locker unten und der Nutzer geht einen Schritt nach vorn. Dabei rollt der Rollator automatisch vorwärts ohne zusätzlichen Druck. Beim Weitergehen bleiben die Füße zwischen den Hinterrädern, der Oberkörper möglichst aufrecht, der Kopf hoch und der Blick geradeaus.

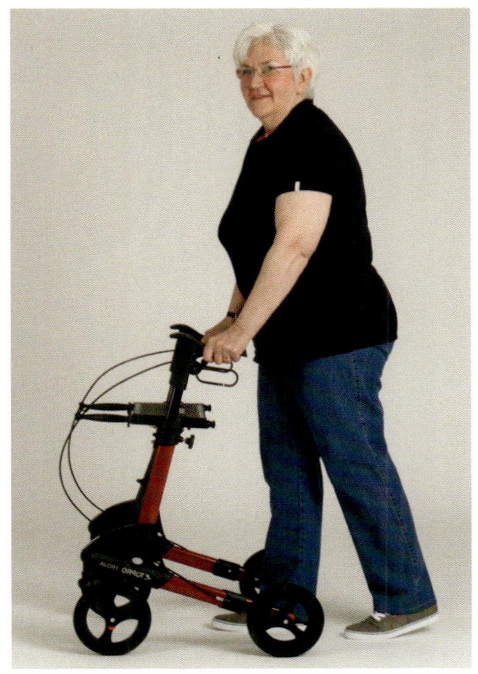

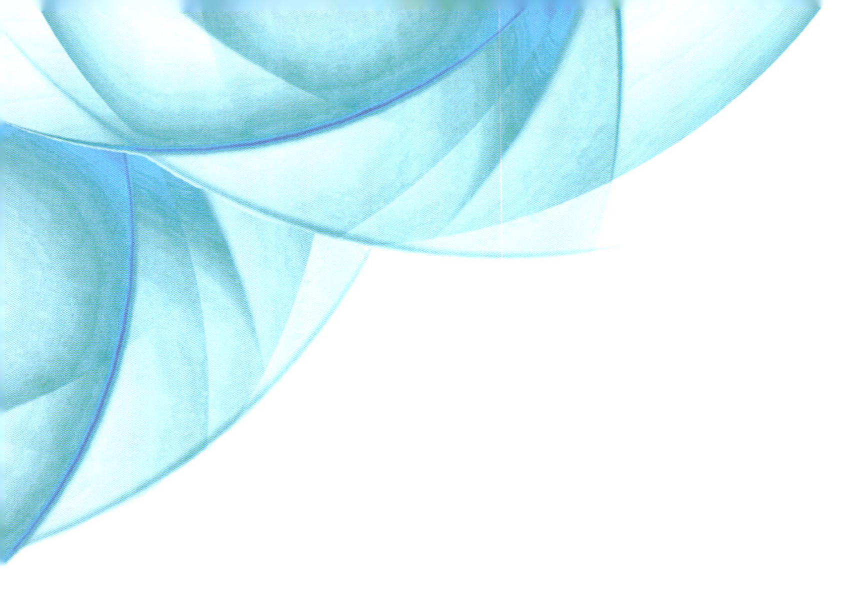

KAPITEL 6

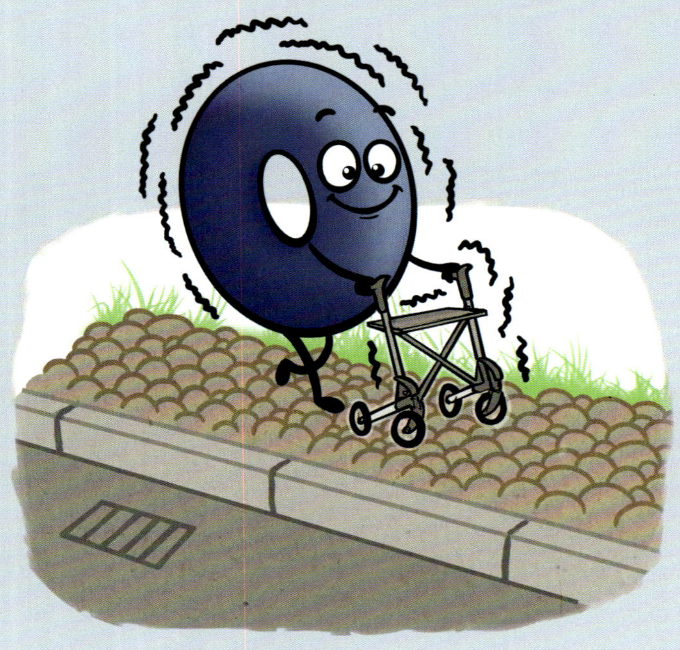

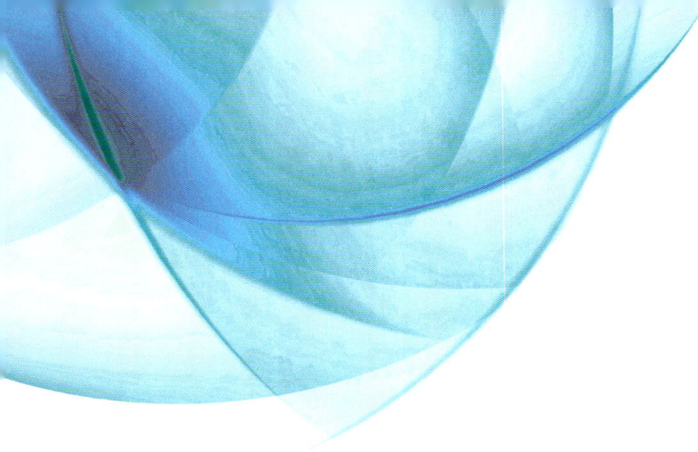

6 AN DEN ROLLATOR – FERTIG – LOS!

Wer Rollator-Nutzer in Bewegung bringen will, findet auf den folgenden Seiten einen vielfältigen Katalog von praktischen Möglichkeiten. Die Übungen sind in verschiedenen Gruppen ausprobiert und getestet und dennoch wird sich nicht alles einfach auf die eigenen Teilnehmer übertragen lassen. Wir möchten jeden Leser dazu anregen, kreativ mit den Bewegungsideen umzugehen und sie mit dem eigenen, bewährten Erfahrungsschatz zu kombinieren.

Im Vordergrund steht der Spaß an der Bewegung, der evtl. bei einzelnen Teilnehmern erst geweckt werden muss. In einer fröhlichen und spielfreudigen Atmosphäre treten Ziel- und Leistungsorientierung in den Hintergrund.

Einige grundsätzliche Gedanken zu den praktischen Übungen, die auch sonst im Sport für Ältere gelten:

- Die richtige, konzentrierte und kontrollierte Ausführung jeder einzelnen Übung ist wichtiger als eine hohe Anzahl verschiedener Übungen (Bewegungsqualität vor Bewegungsquantität).
- Die langsame Ausführung ist im Allgemeinen effektiver für Dehnung, Beweglichkeit und Kraft als schnelle Übungsfolgen.

- Im Hinblick auf die Belastung und für ein ausgewogenes Training werden Arme und Schultern sowie Beine und Hüften möglichst abwechselnd beansprucht.
- Zum Schutz von Gelenken und Sehnen sollten ruckartige Bewegungen und Stöße möglichst vermieden werden.
- Die mehrfache Wiederholung einer Übung bedeutet, dass sie besser gelernt wird und ihre Ausübung korrigiert bzw. verbessert werden kann. Die Wirkung auf den Bewegungsapparat (Muskel- und Knochenaufbau, Gelenkbeweglichkeit) wird intensiviert.
- Bei manchen Übungen werden 8-15 Wiederholungen derselben Bewegung als eine Einheit angesehen und meistens sind 2-3 solcher Einheiten nacheinander sinnvoll. Die Übung prägt sich beim Nutzer für eigenes Üben zu Hause besser ein.
- Halteaufgaben sollten ca. 5-10 Sekunden andauern und lieber häufiger wiederholt, als mit zu viel Gewicht oder Widerstand durchgeführt werden.

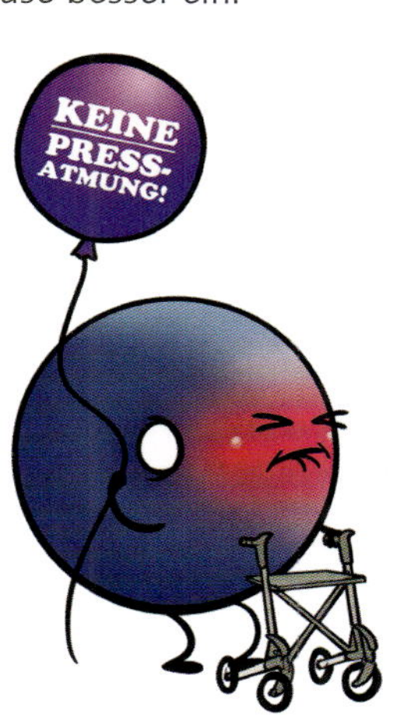

- Gleichgewichtsaufgaben maximal 20 Sekunden halten.
- Dehnübungen 30 Sekunden halten und 3-4 x wiederholen.
- Bei allen Übungen auf gleichmäßige Atmung achten, dabei durch die Nase ein- und durch den Mund ausatmen und Pressatmung vermeiden.
- **Wichtig** – der Seitenwechsel! Alle Übungen, die in den nachfolgenden Übungsbeschreibungen einseitig (z. B. rechte Hand, linkes Bein...) beschrieben sind, sollen mit der rechten **und** der linken Seite ausgeführt werden, um beide Körperhälften gleichmäßig zu belasten und zu fördern. Bei den einzelnen Übungsbeschreibungen haben wir auf den immer wiederkehrenden Hinweis „Seitenwechsel" verzichtet, erinnern ab und zu mit einem kleinen „Rollati" daran.

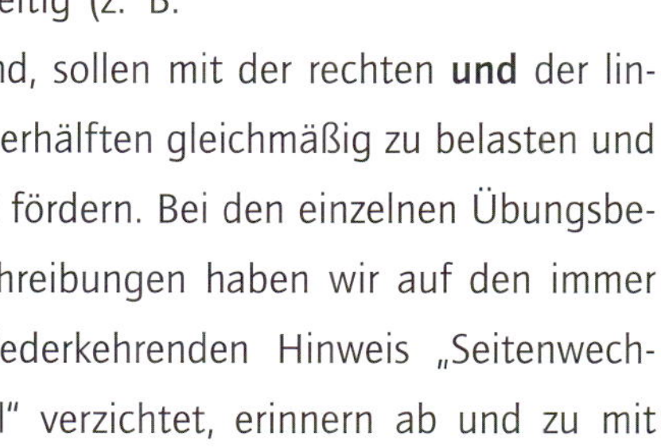

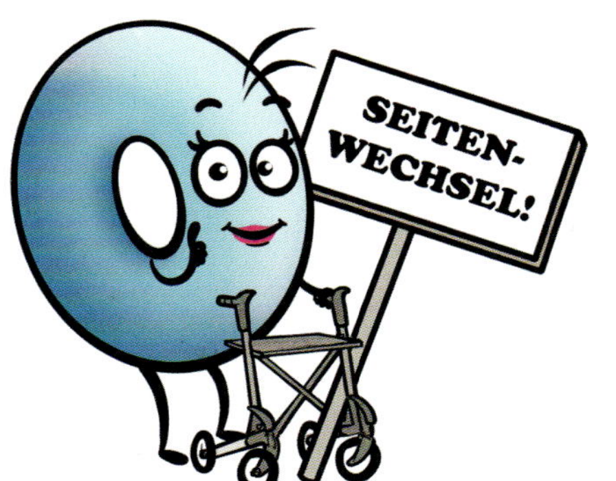

- Es ist sinnvoll, alle Übungen vor- und möglichst mitzumachen. Dabei sollte die Beobachtung und Korrektur der Teilnehmer vorrangig bleiben.

Die Teilnehmer werden angeregt, die ROLLATOR-FIT®-Übungen zu Hause zu wiederholen, tägliche Bewegungszeit (z. B. beim Fernsehen) verbessert die Gesundheit und fördert die Bewegungsgeschicklichkeit im Umgang mit dem Rollator.

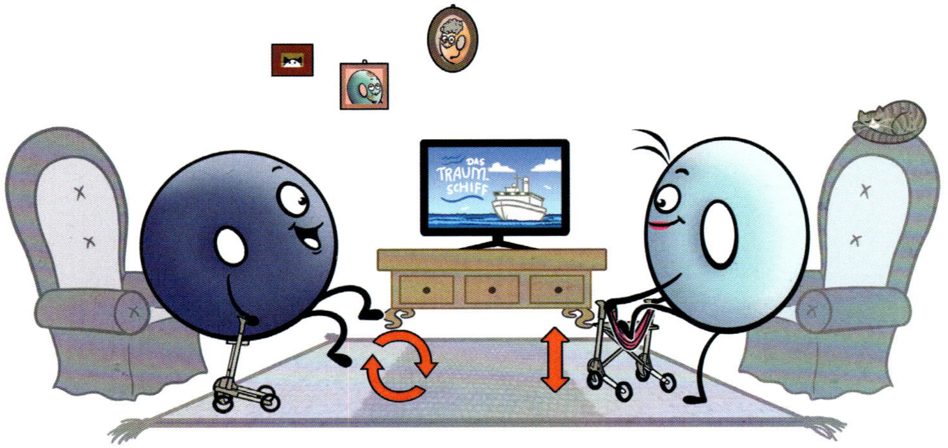

6.1 DREI ROLLATOR-WEGE FÜR MEHR BEWEGLICHKEIT UND SICHERHEIT

Liebe Leser, die nun folgenden Praxisseiten sind grafisch in drei verschiedene Bereiche – Rollator-Wege – unterteilt:

1. Auf dem oberen Weg – Rollator-Weg – **Leicht** – finden Sie eine einfachere Übungsaufgabe, die als Vorübung oder für schwächere Teilnehmer ausgewählt werden kann.
2. Auf dem **mittleren** Weg – Haupt-Rollator-Weg – finden Sie die Grundübung.
3. Auf dem unteren Weg – Rollator-Weg – **Schwer** – sind anspruchsvollere Varianten der Grundübungen für sportlichere Rollator-Nutzer beschrieben.

Diese Rollator-Wege sollen keine eingefahrenen Spuren sein, sondern je nach individuellen Bedürfnissen der Teilnehmer können sie gewechselt, kombiniert und angepasst werden. Ziel kann es sein, den schwierigeren Rollator-Weg zu erreichen. Ein Wechsel zu den Übungen des leichteren Rollator-Wegs kann ebenso sinnvoll sein, wenn es für den Nutzer z. B. krankheitsbedingt erforderlich ist.

Wir unterscheiden „Übungen im Sitzen" auf dem Rollator-Sitz, „Übungen im Stehen" und das „Rollatieren" – Übungen in der Bewegung mit dem Rollator.

Für die meisten Übungsbeschreibungen gelten einige wenige allgemeine Regeln, an die unsere kleinen „Rollatis" immer einmal wieder freundlich erinnern.

SEITEN-WECHSEL!
BREMSE FEST!
KEINE PRESS-ATMUNG!
STANDBEIN LEICHT GEBEUGT!
ANSPRUCHSVOLL!

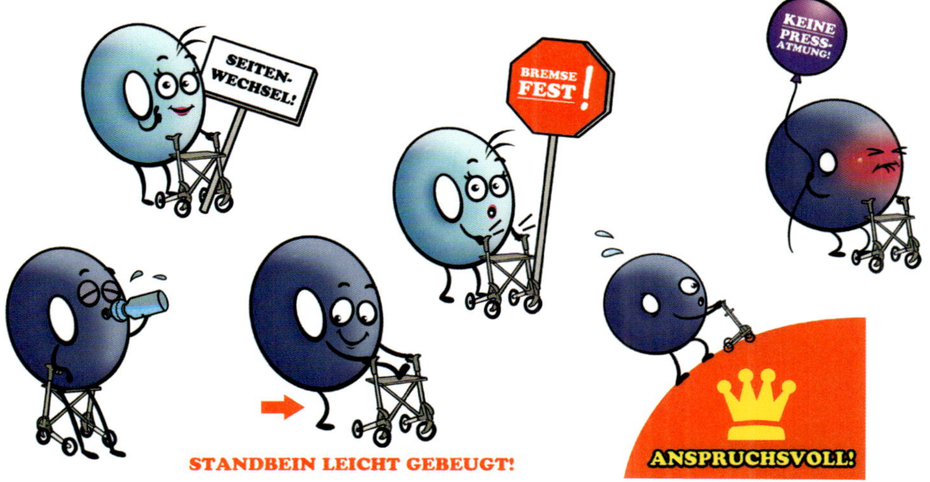

6.2 ÜBUNGEN IM STEHEN

Allgemeine Hinweise

Für die Übungen im Stehen gibt es drei Ausgangspositionen. Grundsätzlich werden alle Übungen am feststehenden Rollator **(Feststellbremsen arretiert)** ausgeführt.

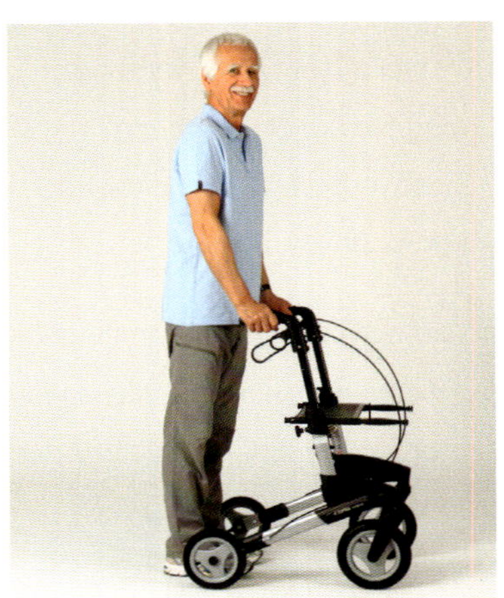

Sicherer **Stand 1** – die Teilnehmer stellen beide Bremsen fest und stehen mittig zwischen den Hinterrädern des Rollators, die Füße stehen parallel bzw. leicht nach außen gedreht.

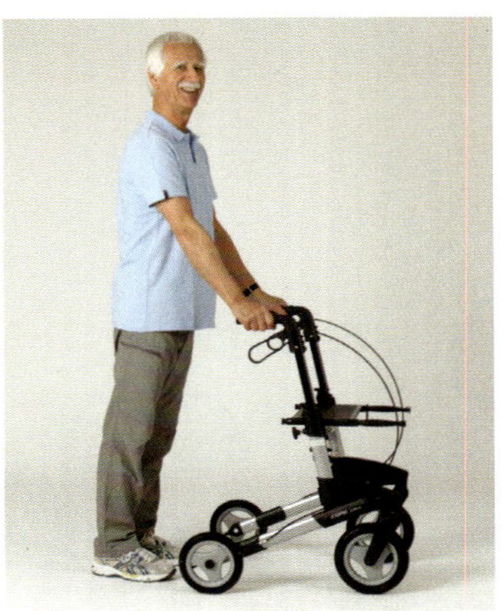

Sicherer **Stand 2** – die Teilnehmer stellen beide Bremsen fest und stehen mit beiden Füßen parallel oder leicht nach außen geöffnet einen kleinen Schritt hinter den Rollator-Rädern.

Sicherer **Stand 3** – die Teilnehmer stellen beide Bremsen fest, drehen sich mit dem Rücken zum Rollator und stellen die Füße mittig zwischen die Hinterräder. Zusätzliche Sicherheit bietet es, mit dem Rollator an einer Wand zu stehen.

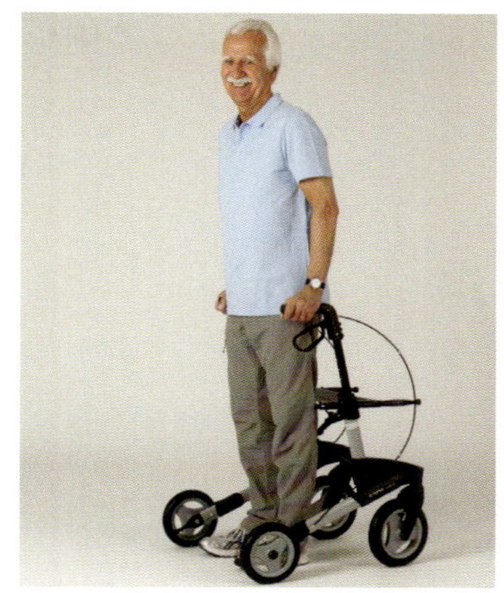

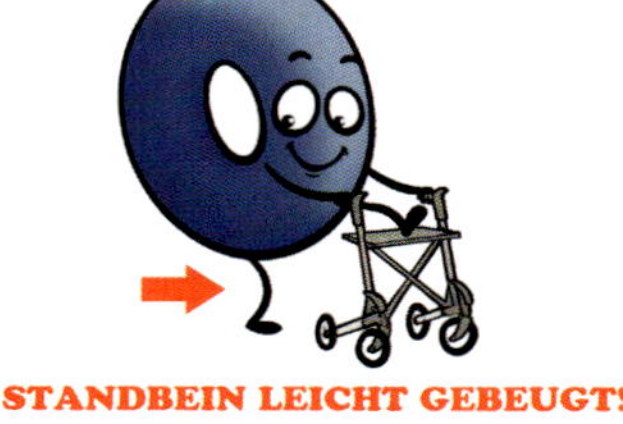

Werden Aufgaben einbeinig geübt, bitte darauf hinweisen, dass das Standbein leicht gebeugt ist.

Die Handhaltung am Rollator während der Übungen kann variieren:

- sich an den Griffen **richtig (fest-)halten** bzw. sich auf den Griffen **abstützen**;

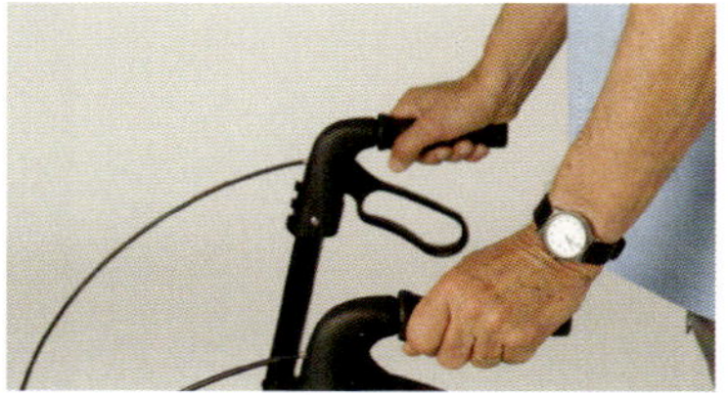

- die Griffe **leicht berühren**;

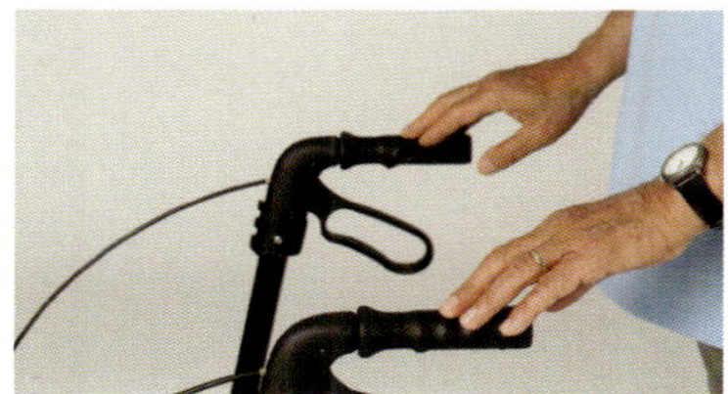

- die Griffe **ein- oder beidseitig loslassen**.

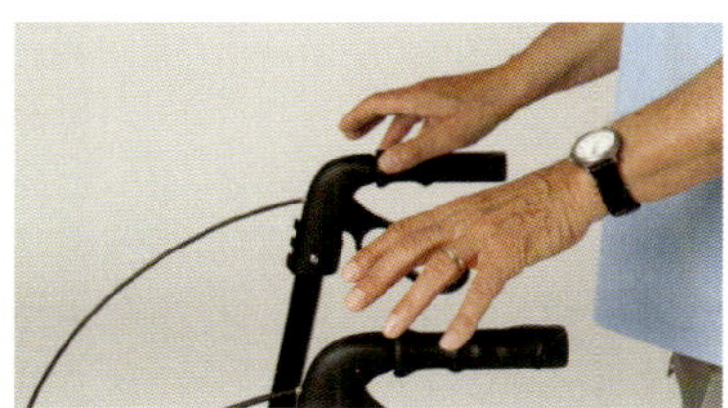

Balance

Rollator-Weg – Leicht:

Im sicheren Stand 1 – mit einem Finger Kontakt zum Rollator halten.

Ziele: Gleichgewicht, Körperwahrnehmung

Haupt-Rollator-Weg:

Im sicheren Stand 1 – eine oder beide Hände lösen;

Variation: mit geschlossenen Augen stehen.

Ziele: Gleichgewicht, Körperwahrnehmung

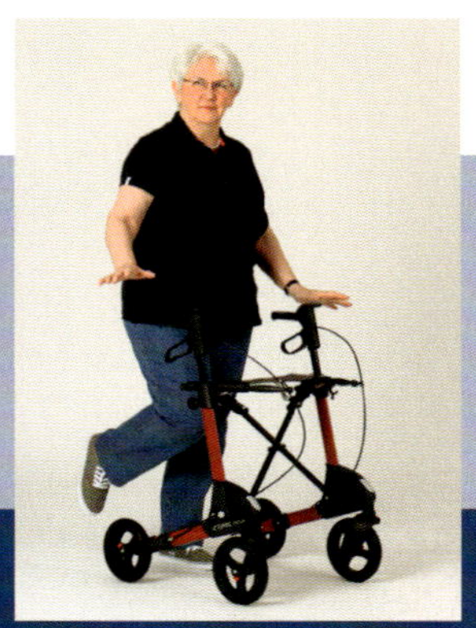

Rollator-Weg – Schwer:

Im sicheren Stand 1 – Einbeinstand und eine Hand oder beide Hände lösen.

Ziele: Gleichgewicht, Körperwahrnehmung

Super-Balance

Das Balancehalten wird auf einem Balancepad noch anspruchsvoller. Das Balancepad liegt zwischen den Hinterrädern des Rollators.

Rollator-Weg – Leicht:

Im sicheren Stand 1 – mit beiden Füßen auf dem Balancepad stehen.

Ziele: Beinkraft

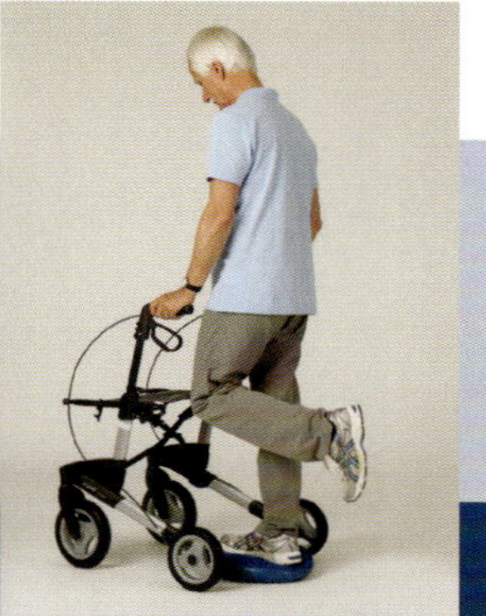

Haupt-Rollator-Weg:

Im sicheren Stand 1 – mit einem Bein auf dem Balancepad stehen).

Ziele: Gleichgewicht, Körperwahrnehmung, Beinkraft

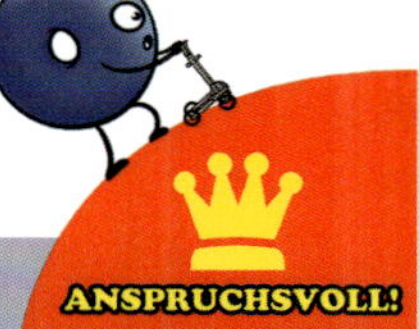

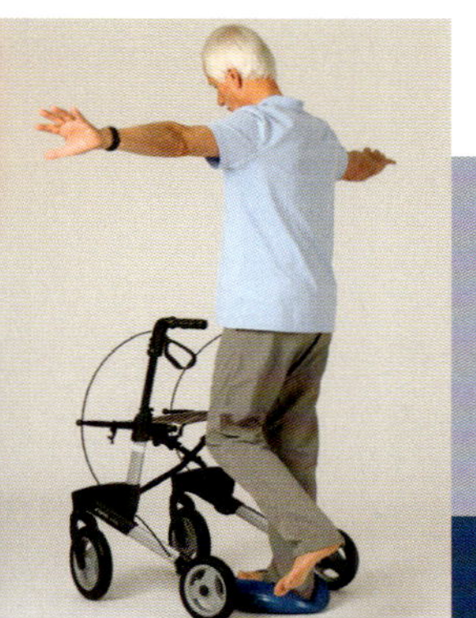

Rollator-Weg – Schwer:

Im sicheren Stand 1 – Einbeinstand und eine Hand oder beide Hände lösen.

Ziele: Gleichgewicht, Körperwahrnehmung, Beinkraft

Auf der Stelle gehen

Rollator-Weg – Leicht:

Aus dem sicheren Stand 1 – abwechselnd die Fersen heben, Fußspitzen bleiben am Boden.

Ziele: Koordination, Kraft, je nach Dauer: Ausdauer, Vorübung Gangschule

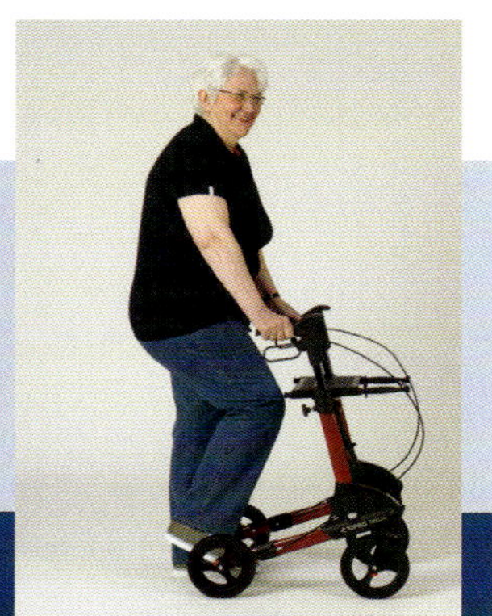

Haupt-Rollator-Weg:

Aus dem sicheren Stand 1 – lockeres Gehen auf der Stelle.

Ziele: Koordination, Kraft, je nach Dauer: Ausdauer, Vorübung Gangschule

Rollator-Weg – Schwer:

Aus dem sicheren Stand 2 – lockeres Gehen und dabei die Knie vorn hochziehen bis auf Höhe der Sitzfläche; die Füße Richtung Gesäß bringen; das Tempo variieren; dabei eine oder beide Hände kurz lösen.

Ziele: Koordination, Kraft, je nach Dauer: Ausdauer, Gangschule, Beweglichkeit, Gleichgewicht

Fersenheber 1

Rollator-Weg – Leicht:

Haupt-Rollator-Weg:

Aus dem sicheren Stand 1 – die linke Ferse wechselnd anheben und senken, das Standbein und das Becken bleibt unbewegt.

Ziele: Koordination, Kraft, Gefäßtraining

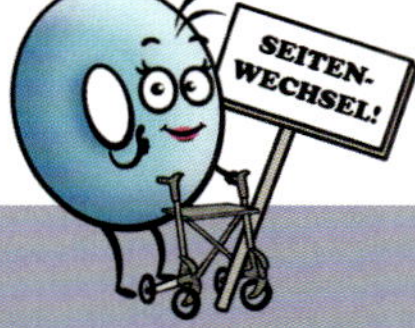

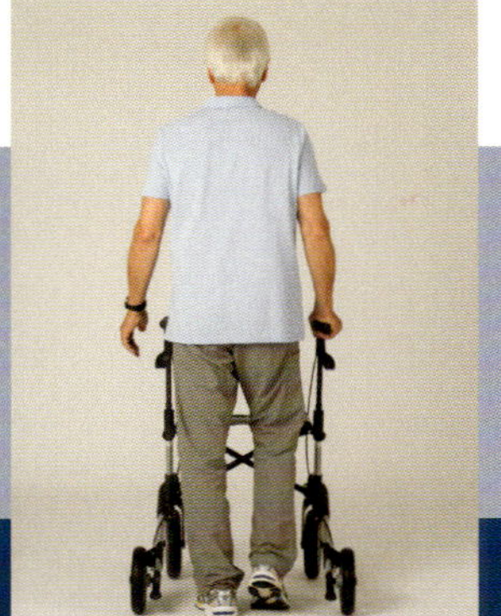

Rollator-Weg – Schwer:

Aus dem sicheren Stand 1 – die rechte Ferse heben, das Standbein und das Becken bleibt unbewegt, die linke Hand lösen. Beachten, dass die Hand der Gegenseite gelöst wird!

Ziele: Gleichgewicht, Koordination, Kraft, Gefäßtraining

Fersenheber 2

Rollator-Weg – Leicht:

Aus dem sicheren Stand 1 – beide Fersen gleichzeitig heben und senken.

Ziele: Beweglichkeit, Kraft der Wadenmuskulatur, Gefäßtraining

Haupt-Rollator-Weg:

Aus dem sicheren Stand 1 – beide Fersen oben halten und langsam und leise absetzen.

Ziele: Beweglichkeit, Kraft der Wadenmuskulatur, Gefäßtraining

Rollator-Weg – Schwer:

Aus dem sicheren Stand 1 – beide Fersen oben halten und langsam und leise absetzen; dabei eine oder beide Hände lösen.

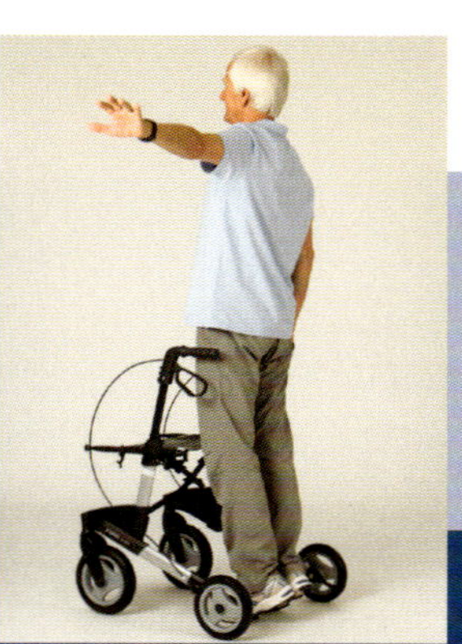

Ziele: Beweglichkeit, Kraft der Wadenmuskulatur, Gefäßtraining, Gleichgewicht

Fersenheber 3 mit Beckenbewegung

Rollator-Weg – Leicht:

Aus dem sicheren Stand 1 – Gewichtsverlagerung von einer zur anderen Seite mit leichter Beugung in den Knien und Einknicken in der Hüfte, ohne die Fersen zu heben.

Ziele: Koordination, Kraft

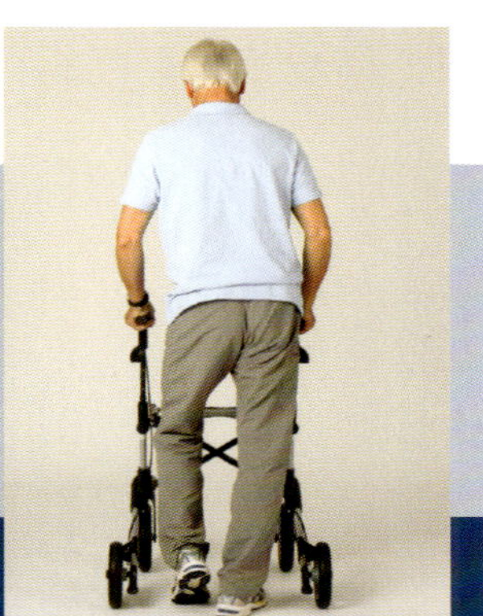

Haupt-Rollator-Weg:

Aus dem sicheren Stand 1 – beide Fersen abwechselnd heben mit Gewichtsverlagerung auf das Standbein und Einknicken in der Hüfte.

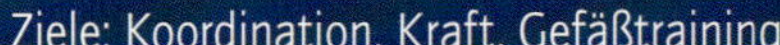

Ziele: Koordination, Kraft, Gefäßtraining

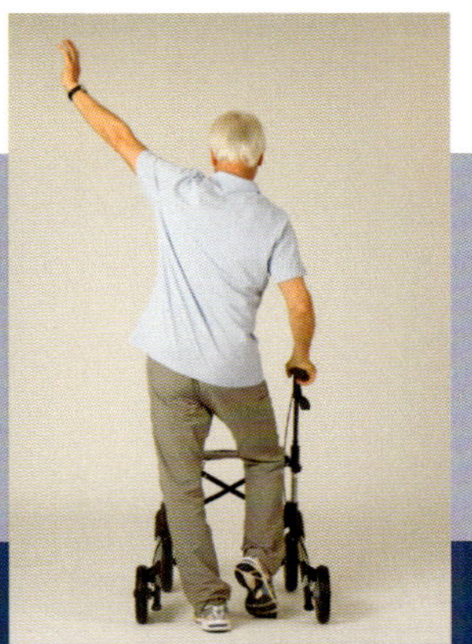

Rollator-Weg – Schwer:

Aus dem sicheren Stand 1 – abwechselnd die Fersen heben mit Gewichtsverlagerung auf das Standbein und Einknicken in der Hüfte, dabei jeweils die Gegenhand lösen und nach oben strecken oder die andere Schulter berühren.

Ziele: Koordination, Kraft, Gefäßtraining, Gleichgewicht, Konzentrationsfähigkeit

Bauchtanz

Rollator-Weg – Leicht:

Haupt-Rollator-Weg:

Im sicheren Stand 2 – das Becken vor- und zurückkippen, von links nach rechts bewegen, Beckenkreisen.

Ziele: Beweglichkeit, Koordination

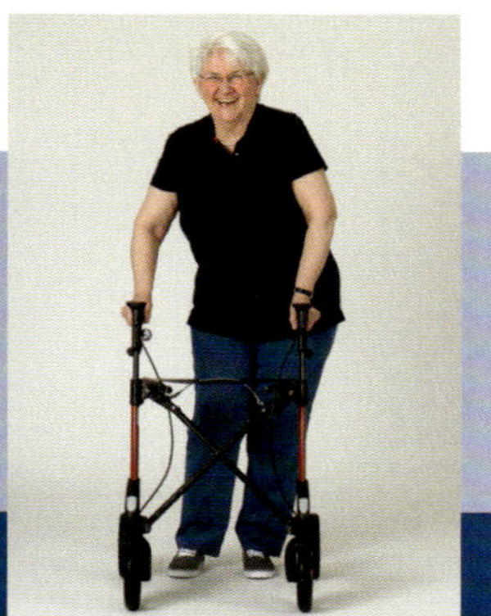

Rollator-Weg – Schwer:

Im sicheren Stand 2 – das Becken vor- und zurückkippen, von links nach rechts bewegen, Beckenkreisen, dabei die Griffe nur leicht berühren; eine oder beide Hände lösen.

Ziele: Beweglichkeit, Koordination, Gleichgewicht

Knieheber

Rollator-Weg – Leicht:

Aus dem sicheren Stand 1 – einen Fuß leicht (Millimeter) vom Boden abheben und halten.

Ziele: Beweglichkeit der Hüfte, Standbeintraining

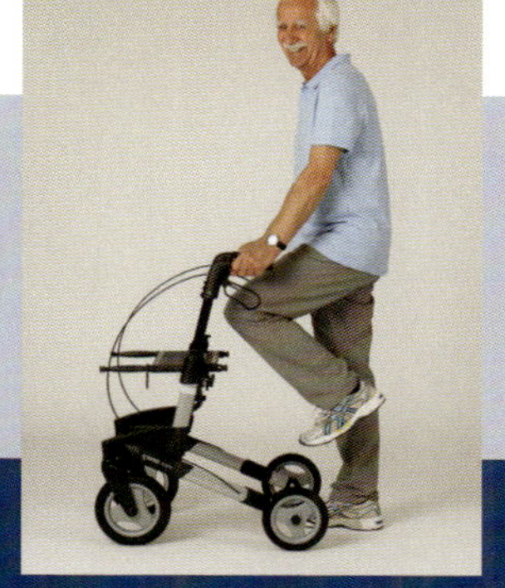

Haupt-Rollator-Weg:

Im sicheren Stand 2 – sich auf ein Bein stellen und das andere Knie vor dem Körper anheben, halten und wieder absetzen.

Ziele: Beweglichkeit von Knie und Hüfte, Kraft im Hüftbeuger, Standbeintraining

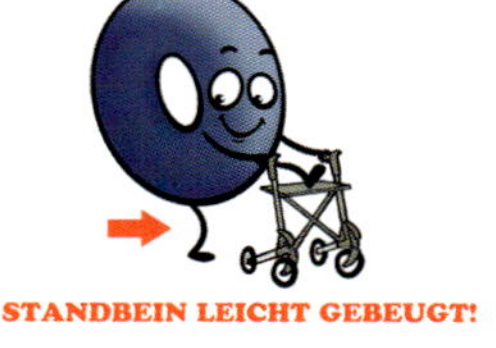

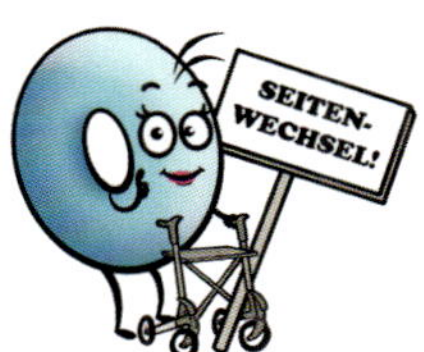

Rollator-Weg – Schwer:

Im sicheren Stand 2 – das Knie so hoch wie möglich ziehen, länger halten; die Anzahl erhöhen; eine oder beide Hände vom Rollator lösen.

Ziele: Beweglichkeit von Knie und Hüfte, Kraft im Hüftbeuger, Standbeintraining, Gleichgewicht, Ausdauer je nach Übungsdauer

Kniewinkel

Das Becken bleibt gerade und nach vorn gerichtet.

Rollator-Weg – Leicht:
Im sicheren Stand 1 – auf einem Bein stehen, den anderen Fuß nach außen drehen und zurücksetzen.

Ziele: Beweglichkeit des Hüftgelenks, Gleichgewicht

Haupt-Rollator-Weg:
Im sicheren Stand 2 – auf einem Bein stehen, das andere Knie anziehen, nach außen drehen, zurückdrehen und wieder absetzen.

Ziele: Beweglichkeit des Hüftgelenks, Gleichgewicht, Kraft

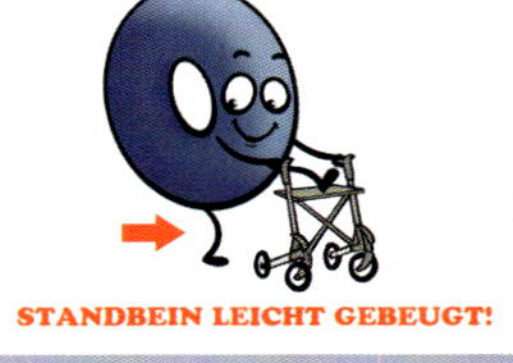

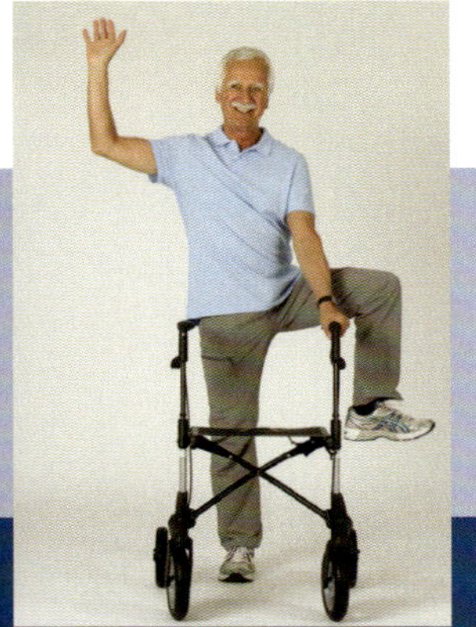

Rollator-Weg – Schwer:
Im sicheren Stand 2 – auf einem Bein stehen, das Knie höher heben, auswärts drehen und länger halten; die Gegenhand lösen.

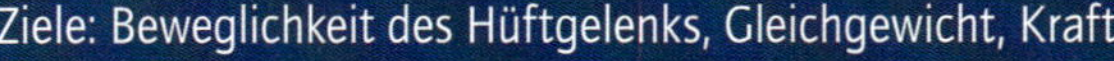

Ziele: Beweglichkeit des Hüftgelenks, Gleichgewicht, Kraft

Knieschwung

Rollator-Weg – Leicht:

Auf einem Bein stehen, das andere Bein vor- und zurückschwingen.

Ziele: Beweglichkeit, Gleichgewicht, Kraft

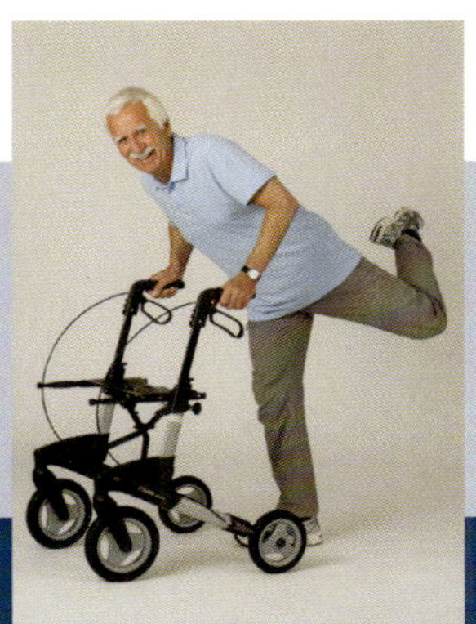

Haupt-Rollator-Weg:

Aus dem sicheren Stand 2 – sich auf ein Bein stellen, die andere Ferse hinten in Richtung Gesäß heben oder schwingen.

Ziele: Beweglichkeit, Gleichgewicht, Kraft

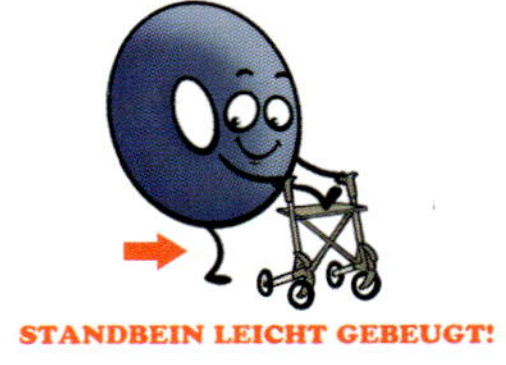

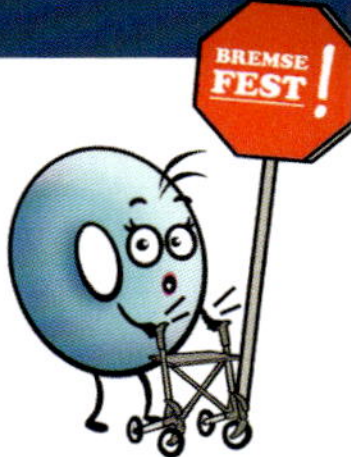

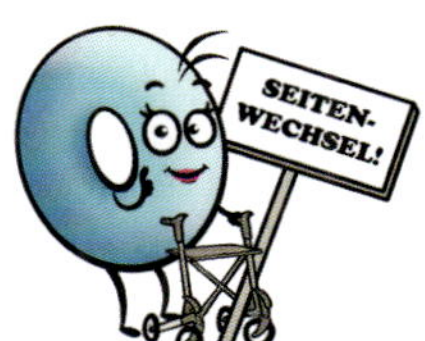

Rollator-Weg – Schwer:

Aus dem sicheren Stand 2 – sich auf ein Bein stellen, die andere Ferse Richtung Gesäß heben – das gebeugte Knie vor- und zurückschwingen, die Ferse bleibt oben; eine oder beide Hände lösen.

Ziele: Beweglichkeit, Gleichgewicht, Kraft

Beinpendel

Rollator-Weg – Leicht:

Langsamere und weniger Versuche.

Ziele: Beweglichkeit, Gleichgewicht, Koordination

Haupt-Rollator-Weg:

Aus dem sicheren Stand 2 – sich auf ein Bein stellen, mit dem anderen Bein vor- und zurückpendeln/-schwingen; kleine Kreise drehen (rechts- und linksherum).

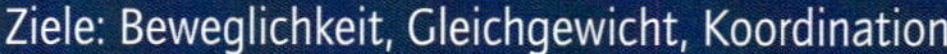

Ziele: Beweglichkeit, Gleichgewicht, Koordination

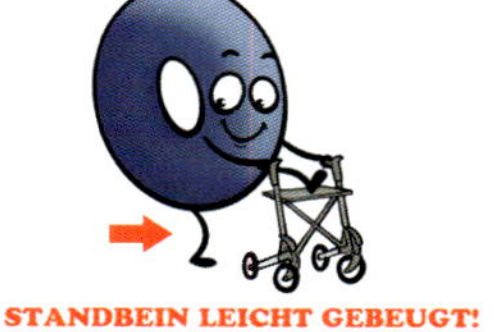

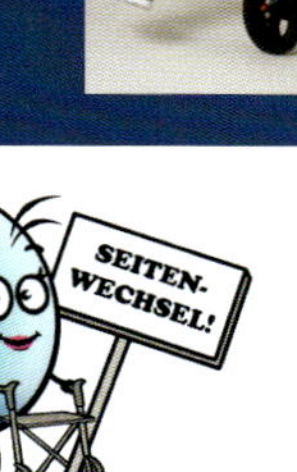

Rollator-Weg – Schwer:

Aus dem sicheren Stand 2 – sich auf ein Bein stellen, mit dem anderen Bein kleine Achten (vor- und rückwärts oder seitwärts) malen; mit dem Bein Buchstaben oder Namen schreiben.

Ziele: Beweglichkeit, Gleichgewicht, Koordination

Ankipper

Rollator-Weg – Leicht:

Aus dem sicheren Stand 2 – abwechselnd beide Fußspitzen heben – Fersen bleiben am Boden.

Ziele: Beweglichkeit, Wadendehnung – Spitzfußprophylaxe, Gleichgewicht

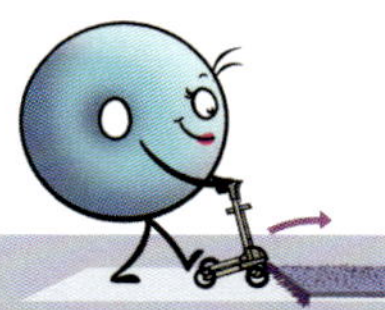

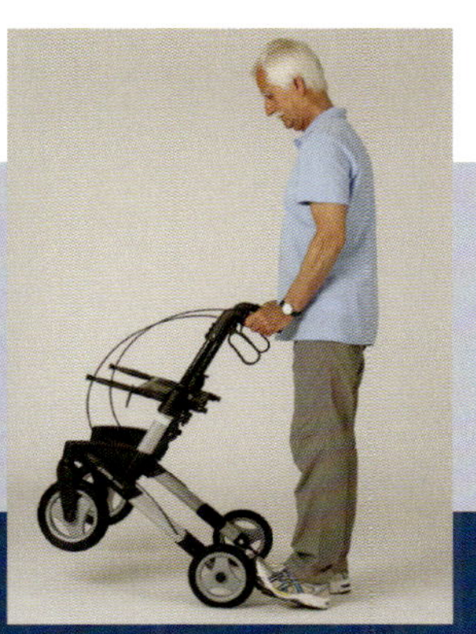

Haupt-Rollator-Weg:

Aus dem sicheren Stand 2 – den linken Fuß hinter das linke Hinterrad stellen, mit den Zehenspitzen hinten das Hinterrad berühren – die Ferse bleibt am Boden und der Rollator wird angekippt.

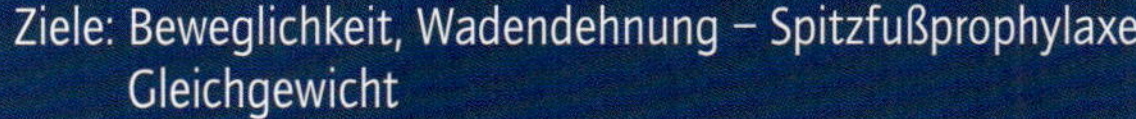

Ziele: Beweglichkeit, Wadendehnung – Spitzfußprophylaxe, Gleichgewicht

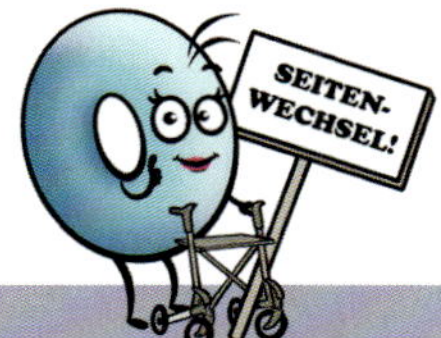

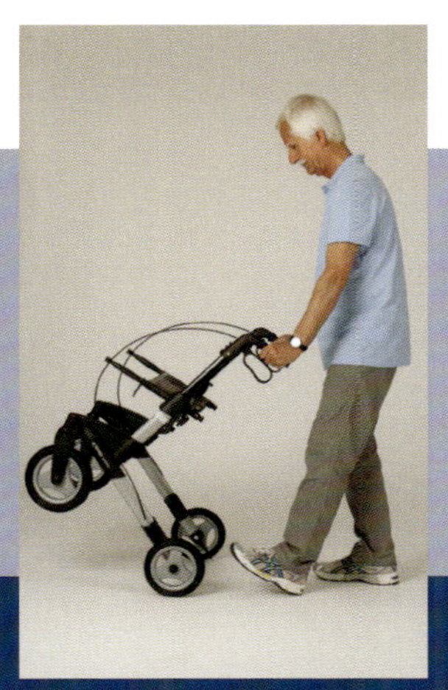

Rollator-Weg – Schwer:

Aus dem sicheren Stand 2 – einen Fuß an das Hinterrad/bzw. die Ankipphilfe stellen, den Rollator zum Körper ziehen und ankippen. Steigerung: Feststellbremsen lösen, den Rollator zum Körper ziehen, ankippen und auf den Hinterrädern ein kleines Stück vorschieben und zurückziehen.

Ziele: Beweglichkeit, Wadendehnung – Spitzfußprophylaxe, Gleichgewicht, Koordination, Armkraft

Toilettensitz

Unsichere Teilnehmer üben vor einem Stuhl oder einer Bank.

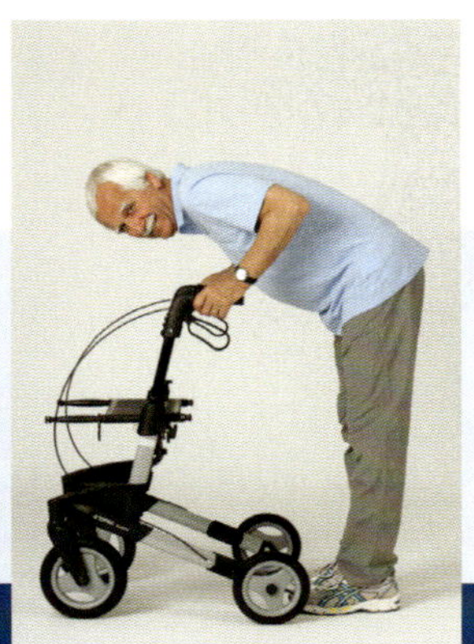

Rollator-Weg – Leicht:

Aus dem sicheren Stand 2 – den Oberkörper gestreckt nach vorn beugen und zurückbewegen.

Ziele: Beweglichkeit, Rückenmuskulatur

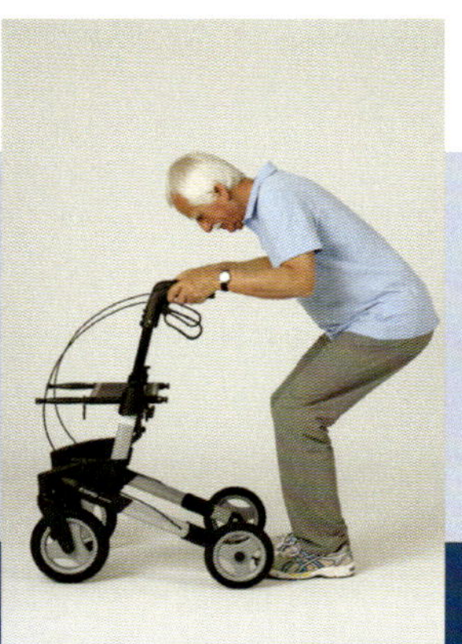

Haupt-Rollator-Weg:

Aus dem sicheren Stand 2 – die Beine ganz nah an die Sitzfläche stellen, den Oberkörper vorbeugen, das Gesäß nach hinten unten bewegen, wie zum Hinsetzen auf den Stuhl/Toilette und sich wieder aufrichten.

Ziele: Beweglichkeit, Gleichgewicht,
Kräftigung der Oberschenkel- und Rückenmuskulatur

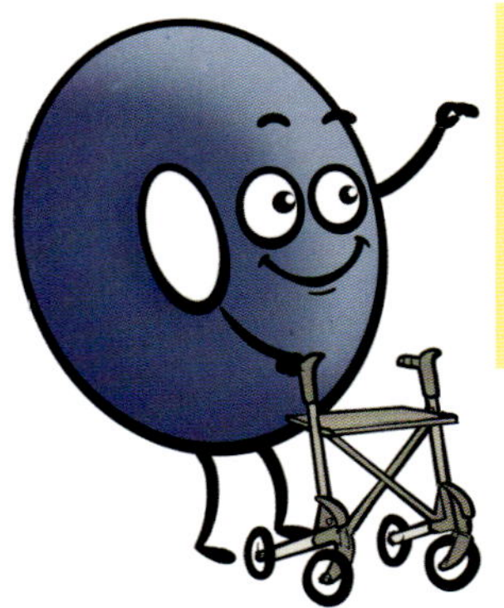

Achtung – Hände weit vorn am Griff – vor die Bremsen, die Knie bleiben hinter den Fußspitzen, das Gewicht eher auf den Fersen, das Gesäß nach hinten strecken.

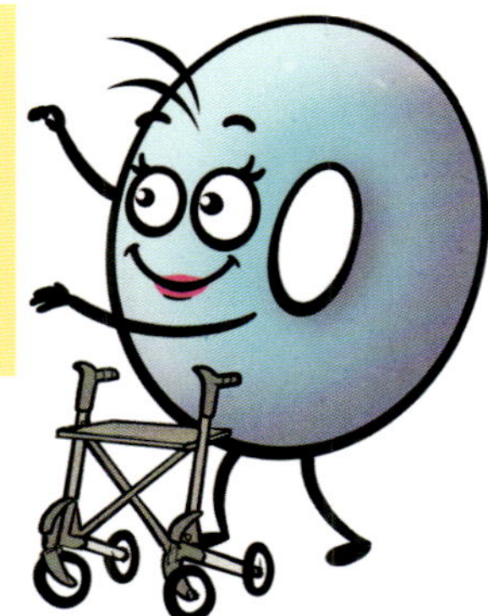

Rollator-Weg – Schwer:

Aus dem sicheren Stand 2 – mit dem Gesäß tiefer gehen; Knie mehrmals beugen; im Rhythmus der Musik.

Ziele: Beweglichkeit, Gleichgewicht, Kräftigung der Oberschenkel- und Rückenmuskulatur

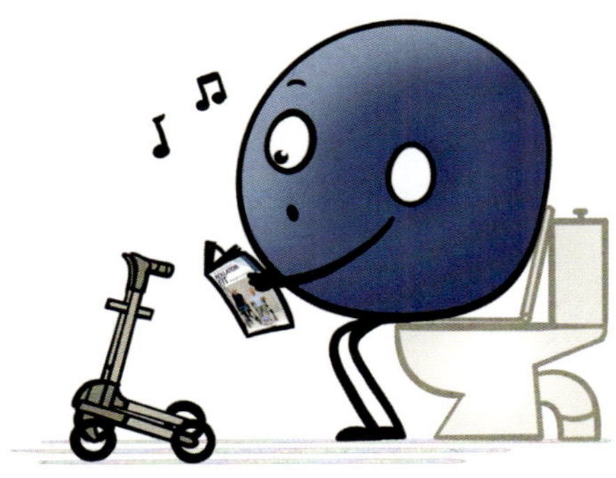

Ausfallschritt

Rollator-Weg – Leicht:

Aus dem sicheren Stand 1 – ein Bein nach hinten strecken, die Ferse bleibt am Boden.

Ziele: Beweglichkeit, Wadendehnung

Haupt-Rollator-Weg:

Aus dem sicheren Stand 1 – ein Bein nach hinten strecken, die Ferse bleibt am Boden. Das andere Bein wird gebeugt (Knie bleibt senkrecht über dem Fuß).

Ziele: Beweglichkeit, Wadendehnung

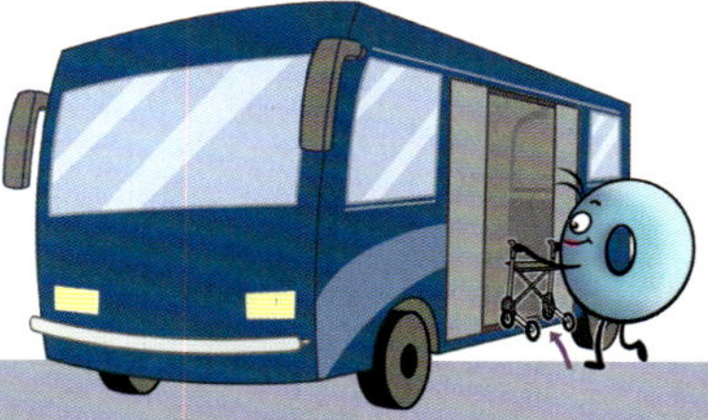

Rollator-Weg – Schwer:

Aus dem sicheren Stand 1 – die gleiche Übung, dabei über die Schulter zum langen Bein nach hinten blicken.

Ziele: Beweglichkeit, Wadendehnung, Koordination, Wirbelsäulen- und Nackenbeweglichkeit

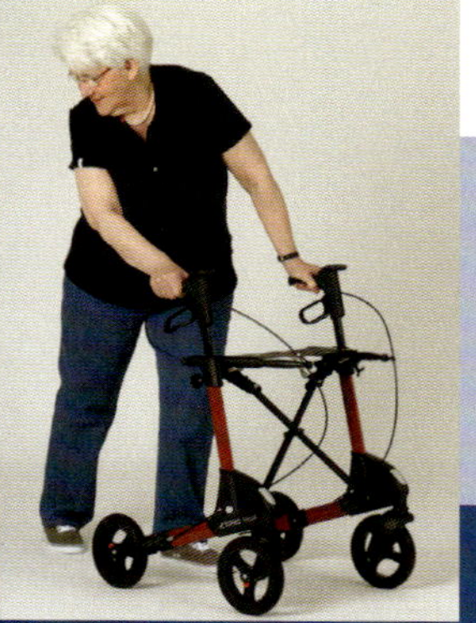

Handstütz

Rollator-Weg – Leicht:

Die Handflächen abwechselnd auf der Sitzfläche ablegen und wieder anheben.

Ziele: Handgelenkbeweglichkeit, Dehnung der Unterarme und Handgelenke

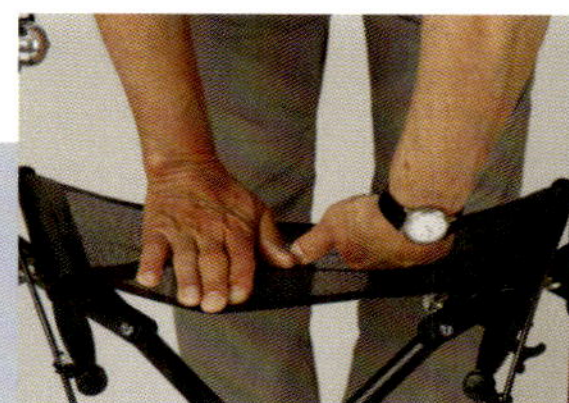

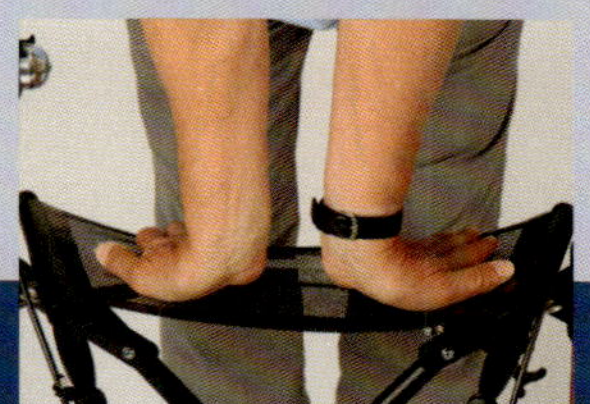

Haupt-Rollator-Weg:

Im sicheren Stand 2 – die Knie leicht beugen, der Rücken ist gerade und beide Hände mit leicht gebeugten Ellbogen auf der Sitzfläche stützen, mit den Händen auf der Sitzfläche wandern; die Hände drehen, sodass die Finger zum Körper zeigen; Hände auf die Handrücken legen.

Ziele: Handgelenkbeweglichkeit, Dehnung der Unterarme

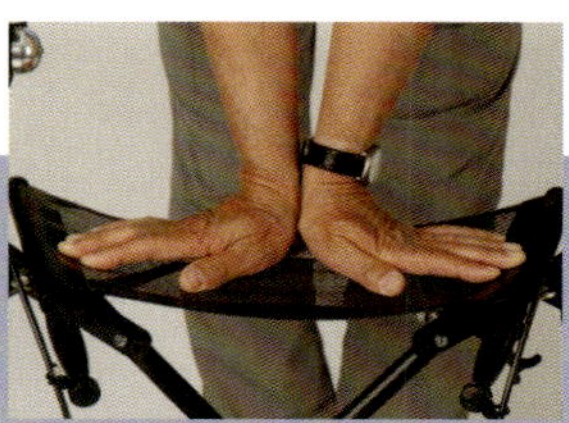

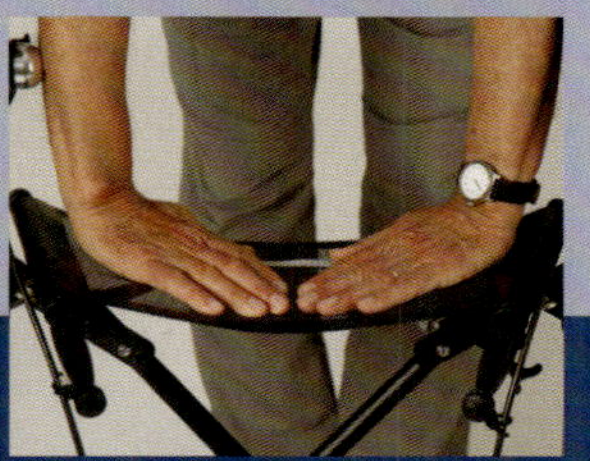

Rollator-Weg – Schwer:

Im sicheren Stand 2 – die Handflächen mit Druck auf die Sitzfläche stützen, beide Hände anheben und parallel von links nach rechts setzen (wie ein Scheibenwischer); wie vorher, aber die Hände ein- und auswärts drehen; wie vorher, aber die Fingerspitzen soweit wie möglich drehen, bis sie zum Körper zeigen.

Ziele: Handgelenkbeweglichkeit, Dehnung der Unterarme

Bewegte Schultern

Rollator-Weg – Leicht:

Die Schulterübungen im Sitzen mitmachen.

Ziele: Beweglichkeit, Nackendehnung und -entspannung, Koordination, Stärkung der Atemhilfsmuskulatur

Haupt-Rollator-Weg:

Im sicheren Stand 1 – die rechte Schulter heben (fünf Sekunden halten) und wieder runterziehen, die Schultern einzeln oder parallel vorwärts und rückwärts kreisen, beide Schultern mühlenartig vor- bzw. rückwärts kreisen.

Ziele: Beweglichkeit, Nackendehnung und -entspannung, Koordination, Stärkung der Atemhilfsmuskulatur

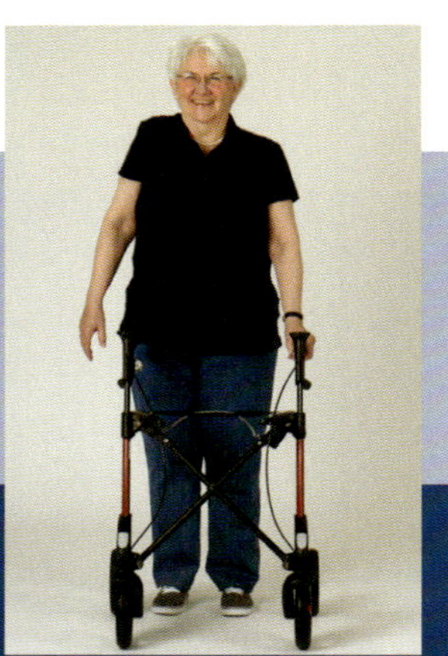

Rollator-Weg – Schwer:

Im sicheren Stand 1 – bei den Schulterübungen wechselseitig eine oder beide Hände lösen.

Ziele: Beweglichkeit, Nackendehnung und -entspannung, Koordination, Stärkung der Atemhilfsmuskulatur, Gleichgewicht

Unterarmstütz

Bei dieser Übung den Rollator zur Sicherheit an eine Wand stellen.

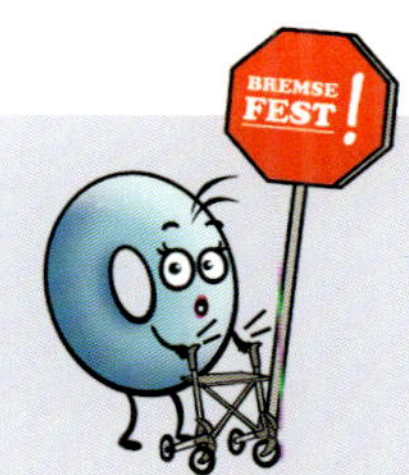

Rollator-Weg – Leicht:

Im sicheren Stand 2 – einen Unterarm kurz auf den Rollator-Sitz legen und sich wieder aufrichten, Seitenwechsel.

Ziele: Beweglichkeit, Kraft der Rückenmuskulatur

Haupt-Rollator-Weg:

Im sicheren Stand 2 – beide Unterarme auf dem Rollator-Sitz legen und kurz unten halten – die Beine bleiben gerade.

Ziele: Beweglichkeit, Kraft der Rückenmuskulatur, Stützkraft

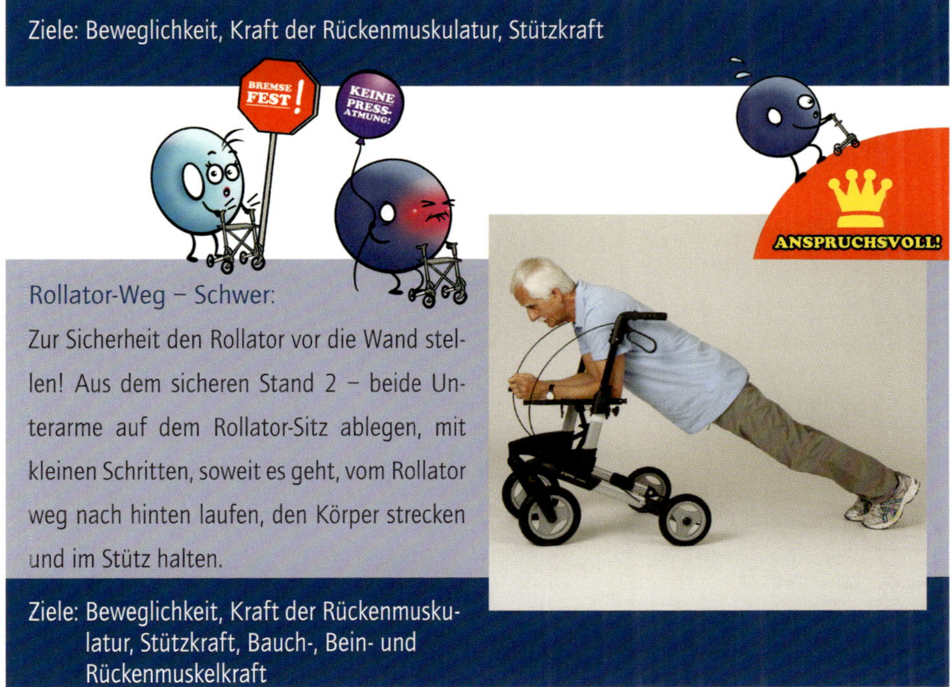

Rollator-Weg – Schwer:

Zur Sicherheit den Rollator vor die Wand stellen! Aus dem sicheren Stand 2 – beide Unterarme auf dem Rollator-Sitz ablegen, mit kleinen Schritten, soweit es geht, vom Rollator weg nach hinten laufen, den Körper strecken und im Stütz halten.

Ziele: Beweglichkeit, Kraft der Rückenmuskulatur, Stützkraft, Bauch-, Bein- und Rückenmuskelkraft

Einarmstütz

Bei dieser Übung den Rollator zur Sicherheit an eine Wand stellen.

Rollator-Weg – Leicht:

Im sicheren Stand 2 – eine Hand auf dem Rollator-Sitz abstützen, Seitenwechsel.

Ziele: Beweglichkeit, Gleichgewicht, Koordination, Stütz- und Armkraft

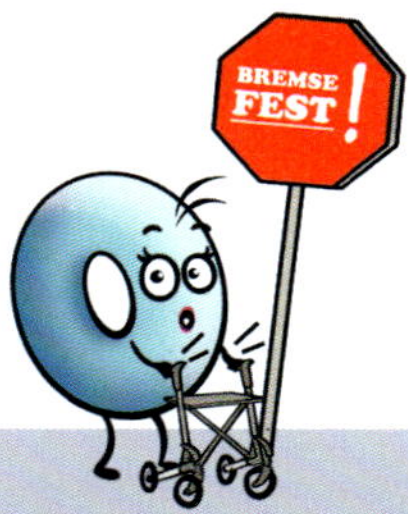

Haupt-Rollator-Weg:

Im sicheren Stand 2 – eine Hand auf dem Rollator-Sitz abstützen (die Fingerspitzen zeigen vom Körper weg, die Ellbogen sind leicht gebeugt und die Schulter weg vom Ohr), die andere Hand lösen und den Arm seitwärts anheben mit dem Daumen zur Decke, Seitenwechsel.

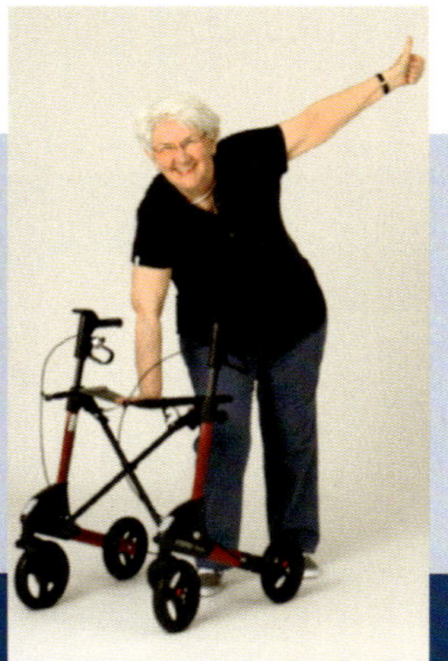

Ziele: Beweglichkeit, Gleichgewicht, Koordination, Stütz- und Armkraft

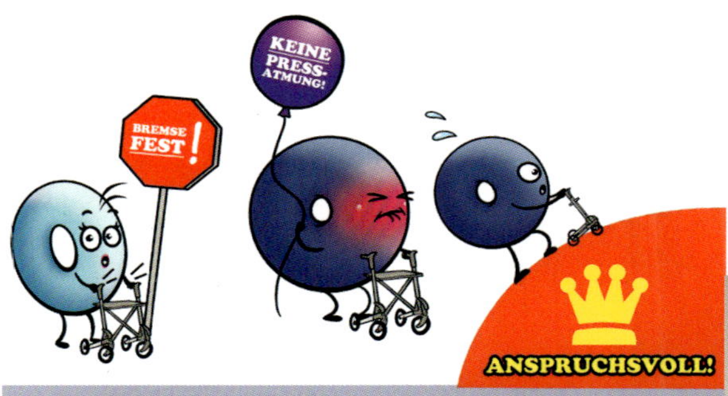

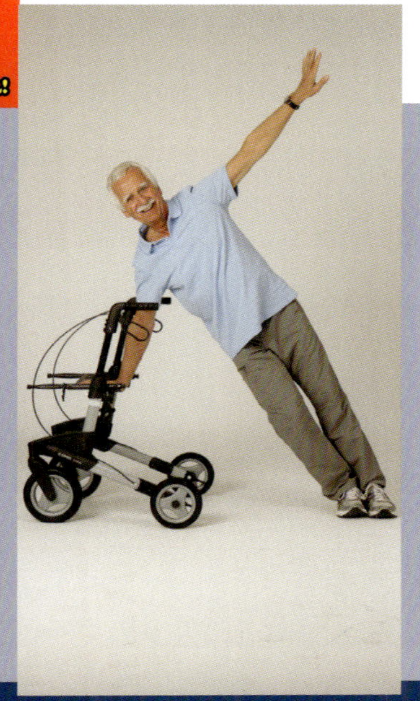

Rollator-Weg – Schwer:

Zur Sicherheit den Rollator vor die Wand stellen! Aus dem sicheren Stand 2 – beide Hände an den Handgriffen, eine Vierteldrehung links (seitwärts im Rollator stehen) und einen kleinen Schritt vom Rollator weggehen, die rechte Hand auf dem Rollator-Sitz abstützen (die Fingerspitzen vom Körper weg, der Ellbogen leicht gebeugt, die Schulter etwas hinter dem Handgelenk) – den Körper wie ein schräges Brett halten – den linken Arm seitlich abspreizen (Daumen nach hinten) und die Position einige Sekunden halten. Seitenwechsel!

Ziele: Gleichgewicht, Koordination, Stütz- und Armkraft, Rücken-, Bein- und Bauchmuskelkraft

Liegestütz

Bei dieser Übung den Rollator zur Sicherheit an eine Wand stellen.

Rollator-Weg – Leicht:

Aus dem sicheren Stand 2 – beide Arme beugen (Rumpfbeugen).

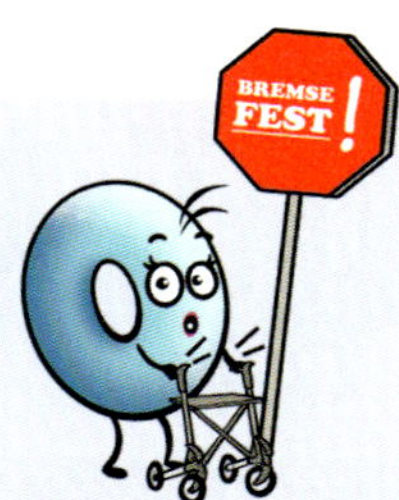

Ziele: Arm- und Beinkraft, Rumpfbeweglichkeit

Haupt-Rollator-Weg:

Aus dem sicheren Stand 2 – ein Bein nach hinten strecken, die Hände auf die Rollator-Griffe stützen, beide Arme beugen und strecken (Liegestütz).

Ziele: Gleichgewicht, Arm- und Beinkraft

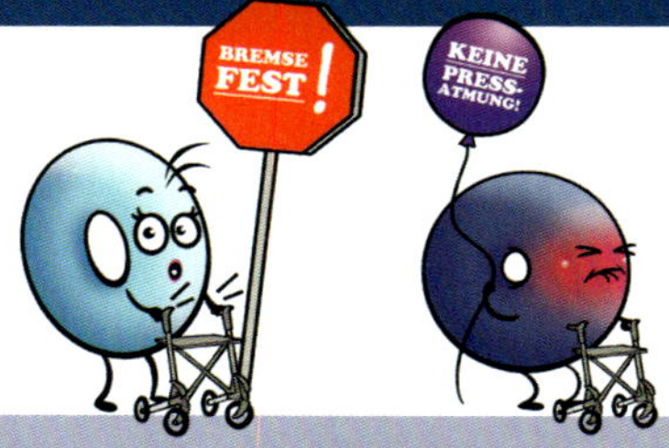

Rollator-Weg – Schwer:

Zur Sicherheit den Rollator vor die Wand stellen! Aus dem sicheren Stand – beide Beine weiter nach hinten stellen, die Hände auf die Rollator-Griffe stützen, beide Arme beugen und strecken (Liegestütz).

Achtung: Kein Hohlkreuz!

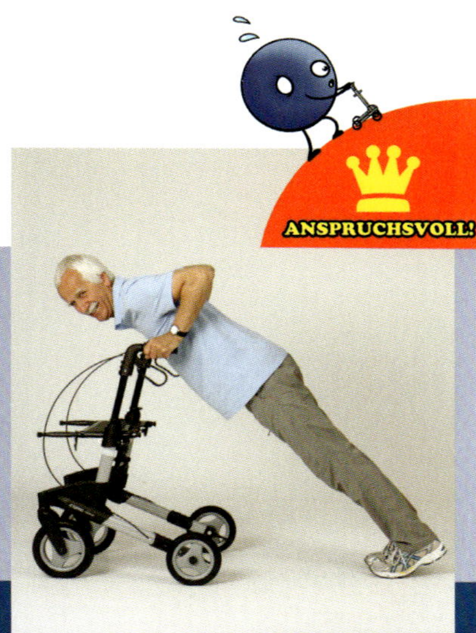

Ziele: Gleichgewicht, Arm- und Beinkraft, Rumpfbeweglichkeit, Bauch- und Rückenmuskelkraft

Hüpfer

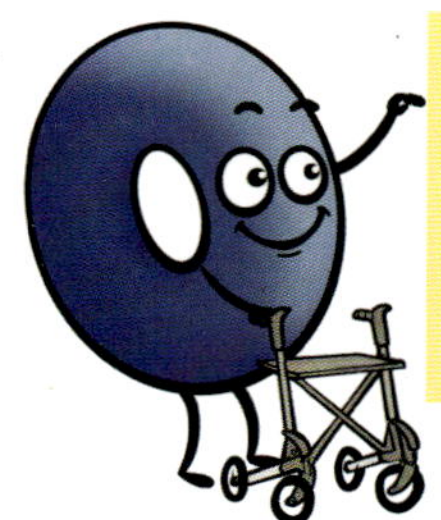

Vorsicht! Bei Arthrose, bei Osteoporose und bei künstlichen Gelenken nur federn!

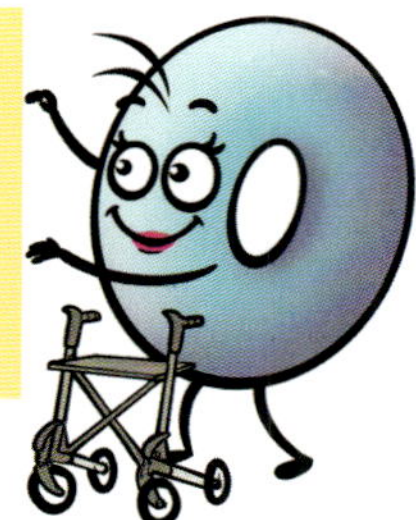

Rollator-Weg – Leicht:

Aus dem sicheren Stand 2 – von einem Bein auf das andere federn/leicht hüpfen.

Ziele: Ausdauer – je nach Übungsdauer, Koordination, Beinkraft, Gefäßtraining

Haupt-Rollator-Weg:

Zur Sicherheit den Rollator vor die Wand stellen! Aus dem sicheren Stand 2 – von einem auf das andere Bein hüpfen; mit geschlossenen Füßen hüpfen.

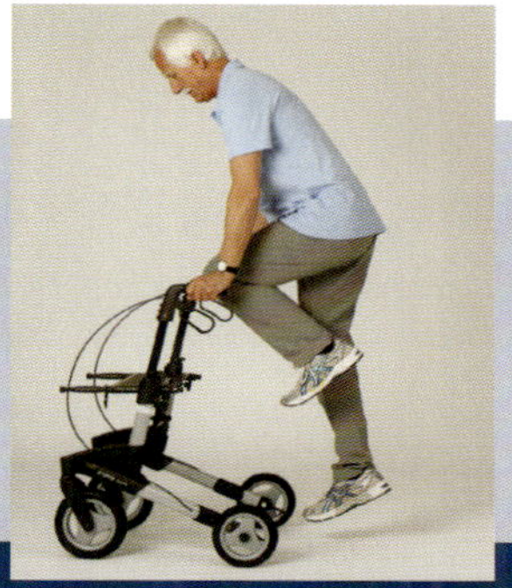

Ziele: Ausdauer – je nach Übungsdauer, Koordination, Beinkraft, Gefäßtraining

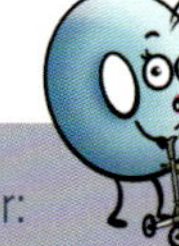

Rollator-Weg – Schwer:

Zur Sicherheit den Rollator vor die Wand stellen! Aus dem sicheren Stand – auf einem Bein hüpfen; ein- oder beidbeinig höher hüpfen; eine oder beide Hände lösen.

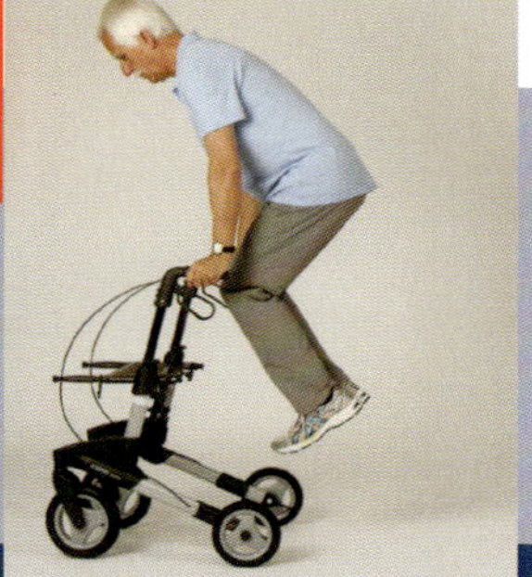

Ziele: Ausdauer – je nach Übungsdauer, Koordination, Beinkraft, Gefäßtraining, Gleichgewicht

Tandemstand

Rollator-Weg – Leicht:

Aus dem sicheren Stand 2 – in den Tandemstand gehen – einen Fuß direkt vor den anderen setzen – Hacke an Spitze stellen.

Ziele: Gleichgewicht, Koordination

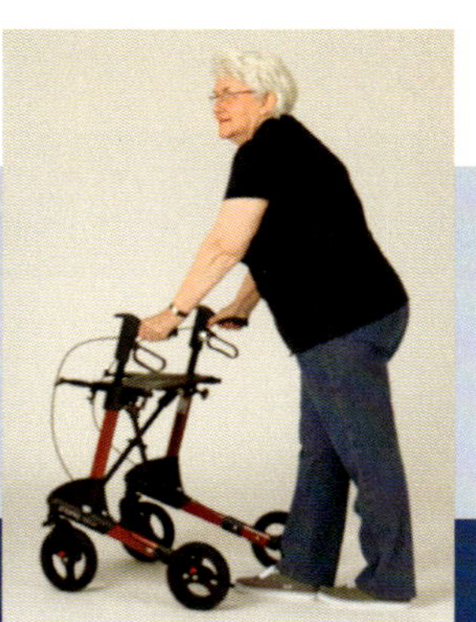

Haupt-Rollator-Weg:

Aus dem sicheren Stand 2 – sich in den Tandemstand stellen – einen Fuß direkt vor den anderen setzen, stehen bleiben und eine oder beide Hände lösen.

Ziele: Gleichgewicht, Koordination

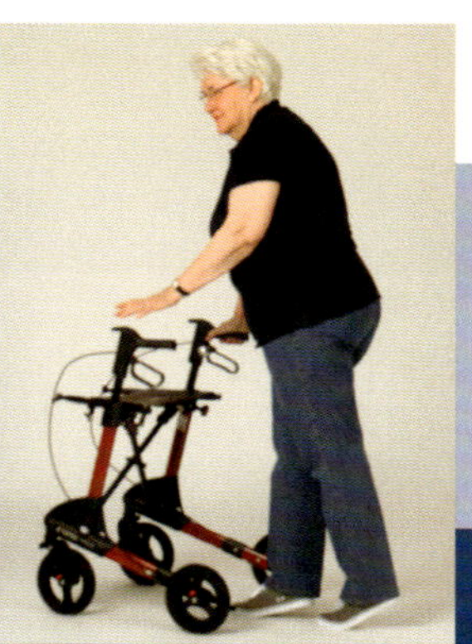

Rollator-Weg – Schwer:

Aus dem sicheren Stand 2 – sich in den Tandemstand stellen – einen Fuß direkt vor den anderen setzen, sich auf die Zehenspitzen stellen; eine oder beide Hände lösen.

Ziele: Gleichgewicht, Koordination, Wadenmuskelkraft, Gefäßtraining

Seitenwind

Rollator-Weg – Leicht:

Im sicheren Sitz den Oberkörper zu einer Seite neigen.

Ziele: Rumpfbeweglichkeit und Seitendehnung, Gleichgewicht

Haupt-Rollator-Weg:

Im sicheren Stand 1 – den Oberkörper zu einer Seite neigen, kurz halten und zurückbewegen.

Ziele: Rumpfbeweglichkeit und Seitendehnung, Gleichgewicht

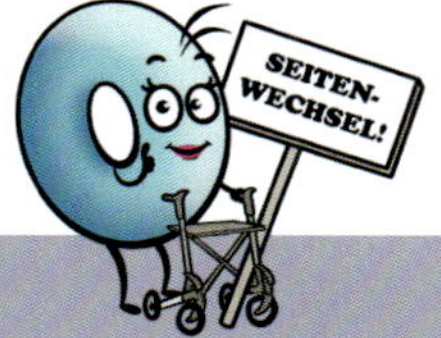

Rollator-Weg – Schwer:

Im sicheren Stand 1 – den rechten Arm lösen, lang gestreckt über den Kopf heben und den Oberkörper zur linken Seite neigen, 3-4 x tief durch die Nase in die rechte Körperseite einatmen und durch den Mund ausatmen, sich nach dem Ausatmen zurückbewegen.

Ziele: Rumpfbeweglichkeit und Seitendehnung, Gleichgewicht, Atemübung

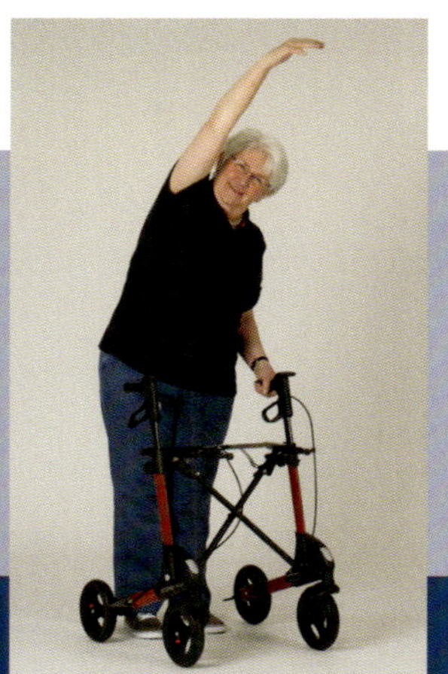

Rollator-Schieber

Material: Ein Stuhl (ohne Armlehne) oder eine Sitzbank

Rollator-Weg – Leicht:

Sicherer Sitz auf einem Stuhl ohne Armlehne – die Feststellbremsen lösen – den Rollator bis zur Armstreckung nach vorn schieben und wieder zurückziehen.

Ziele: Schulter- und Rumpfbeweglichkeit, Koordination

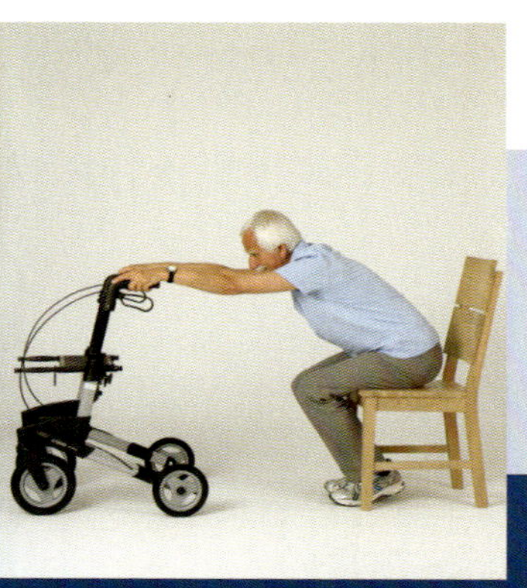

Haupt-Rollator-Weg:

Im Stand – die Feststellbremsen lösen – den Rollator, soweit es geht, nach vorn schieben und wieder zurückziehen.

Ziele: Schulter- und Rumpfbeweglichkeit, Gleichgewicht, Koordination

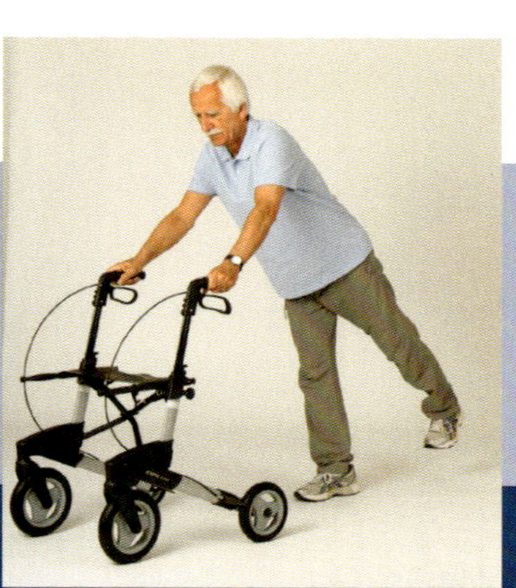

Rollator-Weg – Schwer:

Im Stand – die Feststellbremsen lösen – auf einem Bein stehen und den Rollator – soweit wie individuell sicher – nach vorn schieben und wieder zurückziehen.

Ziele: Schulter- und Rumpfbeweglichkeit, Gleichgewicht, Koordination

Rollator-Dreh-Karussell

Material: Ein Stuhl (ohne Armlehne)

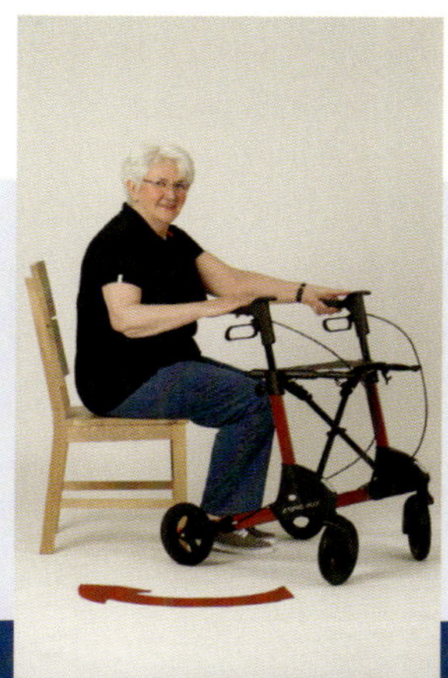

Rollator-Weg – Leicht:

Sicherer Sitz auf dem Stuhl – der Rollator steht davor, die linke Hand umgreift den linken Griff, und den Rollator (mit einem leichten Anschwung der rechten Hand) auf die linke Seite rollen lassen, die linke Bremse arretieren, wieder lösen und den Rollator zurückrollen lassen. Das Gleiche zur rechten Seite.

Ziele: Beweglichkeit, Koordination, Handkraft, Bewegungsgeschicklichkeit

Haupt-Rollator-Weg:

Im Stehen den Rollator vor dem Körper von links nach rechts drehen. Die linke Hand umgreift den linken Griff und den Rollator nach links neben den Körper rollen lassen (mit einem leichten Anschwung der rechten Hand). Die linke Bremse arretieren, wieder lösen und den Rollator zurückdrehen. Das Gleiche zur rechten Seite.

Ziele: Beweglichkeit, Koordination, Handkraft, Bewegungsgeschicklichkeit

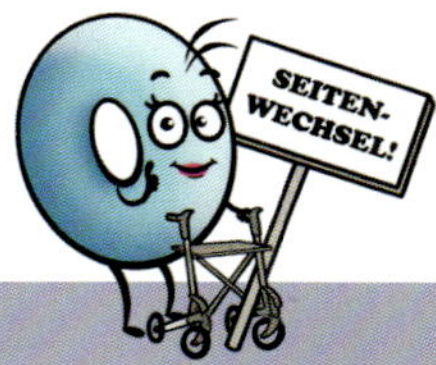

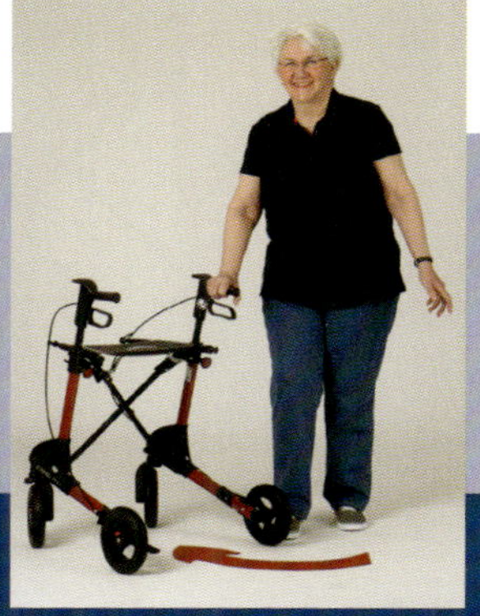

Rollator-Weg – Schwer:

Im Stehen den Rollator vorwärts um den Körper kreisen lassen. Abwechselnd den Rollator im Uhrzeigersinn und gegen den Uhrzeigersinn kreisen lassen.

Ziele: Beweglichkeit, Koordination, Handkraft, Bewegungsgeschicklichkeit

6.3 ÜBUNGEN IM SITZEN

Allgemeine Hinweise

Mit den Aufgaben im Sitzen werden besonders die Arme und der Oberkörper in Kraft und Beweglichkeit geübt. Dies ist im Stehen oft nicht möglich, weil man sich festhalten muss. Im Sitzen sind die Hände, Arme und Schultern frei, sodass mit den Übungen ihre Beweglichkeit und Kraft gestärkt wird, wie auch die Rücken- und die Bauchmuskulatur.

Die Übungen im Sitzen auf dem Rollator sind auch als Unterbrechung gedacht zwischen den bewegungsintensiveren Phasen im Stehen bzw. beim Rollatieren. Sie sind wichtig als Erholungsphasen, besonders für Teilnehmer mit eingeschränkter Kreislauf- und Lungenfunktion und ermöglichen die Entlastung der Füße und Beine. Während der Phase im Sitzen sollte die Atmung zur Ruhe kommen und Entspannung möglich sein. Vor einer neuen Übung an die Aufrichtung und das Durchatmen erinnern.

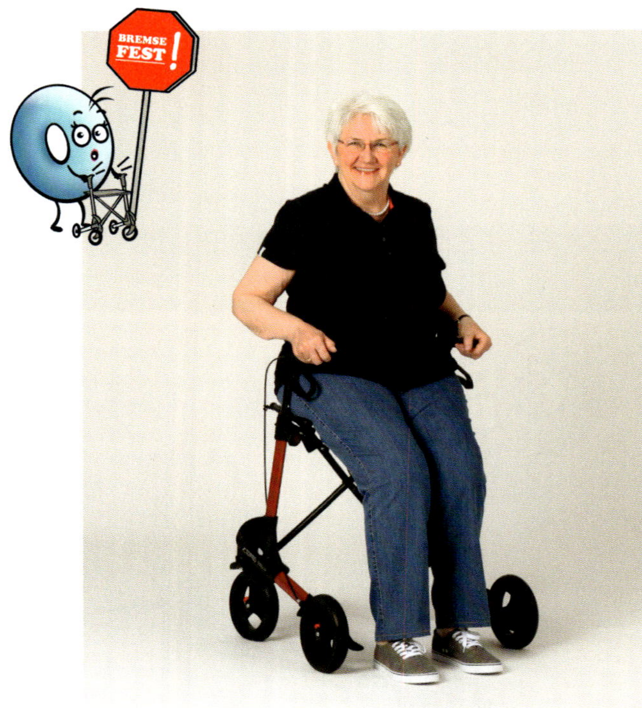

Grundsätzlich sind im Sitzen fast alle Übungen möglich, die aus der Hockergymnastik bekannt sind (bei denen die Armstützen nicht stören) und werden hier nicht noch einmal beschrieben. Die folgenden Bewegungsaufgaben sind eher rollatorspezifisch. Bei einigen Übungen spielen die Armlehnen des Rollators eine besondere Rolle, bei anderen Aufgaben wird der Rollator auch im Sitzen in Bewegung gebracht.

Für die Aktivitäten im Sitzen bieten sich viele Übungen zur Rechts-links-Koordination an, die für die Sturzprophylaxe und die Aktivierung des Gehirns sinnvoll sind. Konkret gibt es viele Variationen, die jeweils ca. 8-10 x und dann im Seitenwechsel oder mit beiden Seiten gleichzeitig durchgeführt werden: z. B. rechte Hand an linkes Knie, an linke Ferse, an linkes Ohr. Diese Übungen stellen, in Verbindung mit Denk- und Gedächtnisaufgaben, ein sehr sinnvolles kognitives Training dar.

Die **sichere Sitzposition** – der Rollator steht mit arretierten Feststellbremsen, der Teilnehmer sitzt aufrecht auf der Sitzfläche, die Füße stehen parallel und sicher am Boden, die Arme liegen auf den Armlehnen oder die Hände halten sich an den Armgriffen fest (vgl. S. 45 „Sitzen auf dem Rollator").

Da man sozusagen rückwärts auf dem Rollator sitzt, ist die Bezeichnung der Räder manchmal etwas verwirrend. Wir sprechen wie bisher von den Hinter- und Vorderrädern, dabei stehen die Füße weiter zwischen den Hinterrädern und die Vorderräder befinden sich im Rücken.

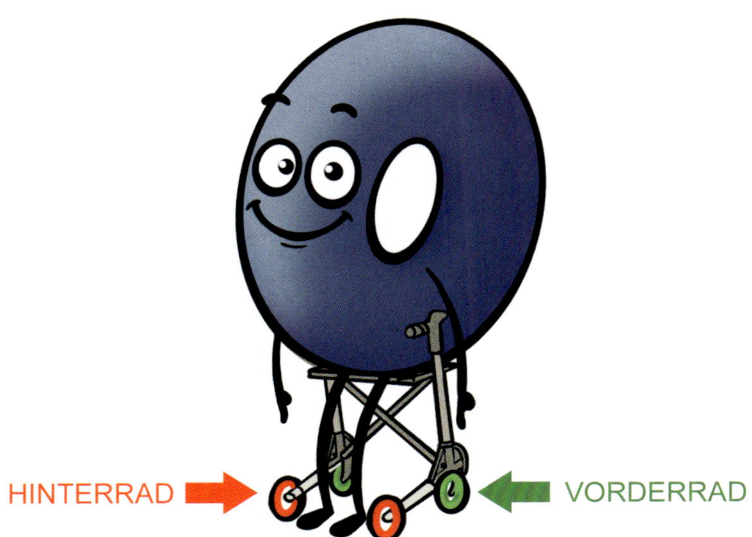

Apfelpflücker

Haupt-Rollator-Weg:

Sichere Sitzposition – abwechselnd die Arme hoch in die Luft strecken.

Ziele: Schulterbeweglichkeit, Koordination, Arm- und Beinkraft

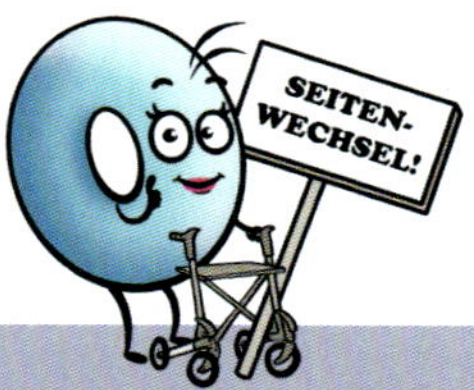

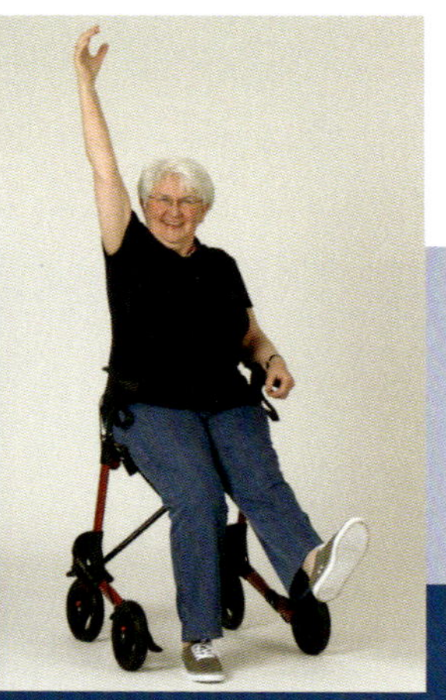

Rollator-Weg – Schwer:

Sichere Sitzposition – den rechten Arm hoch in die Luft strecken und das linke Bein ausstrecken.

Ziele: Schulterbeweglichkeit, Koordination,
Arm- und Beinkraft

Nackendehner

Rollator-Weg – Leicht:

Sichere Sitzposition – durch die Nase ein- und durch den Mund wieder ausatmen.

Ziele: Entspannnung

Haupt-Rollator-Weg:

Sichere Sitzposition – einatmen und beide Schultern hoch und nach hinten ziehen, beim Ausatmen beide Schultern nach vorn bringen und einen Katzenbuckel machen.

Ziele: Nackenentspannnung, Atemübung

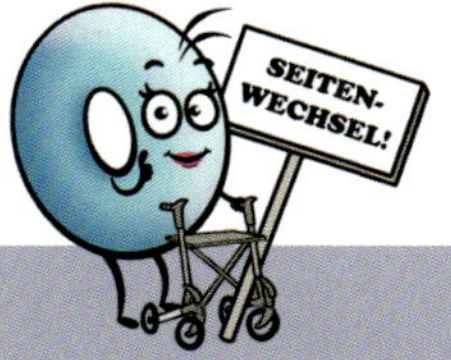

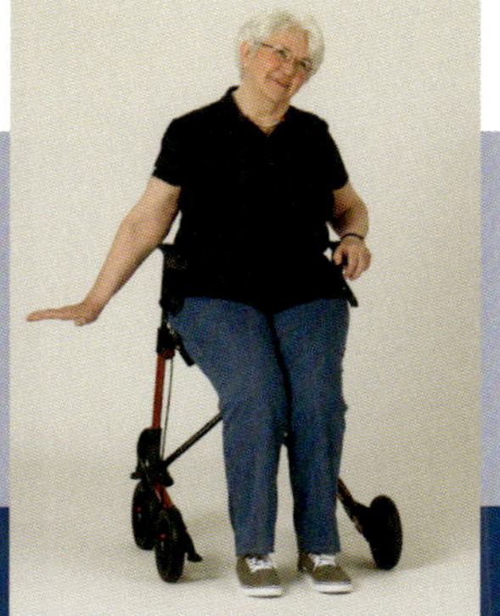

Rollator-Weg – Schwer:

Sichere Sitzposition – den Kopf nach links neigen, die rechte Schulter vom Ohr weg nach unten schieben, dabei die Handfläche parallel zum Boden halten.

Ziele: Nackendehnung, Rumpf- und Nackenbeweglichkeit

Rückspiegelblick

Rollator-Weg – Leicht:

Sichere Sitzposition – beide Hände abwechselnd auf den linken bzw. rechten Handgriff legen ohne oder mit leichter Drehung des Kopfs/Oberkörpers, beim Ablegen der Hände ausatmen, langsam im eigenen Atemrhythmus.

Ziele: Entspannung, Beweglichkeit, Atemübung

Haupt-Rollator-Weg:

Sichere Sitzposition – die rechte Hand vom Griff lösen, den Arm über vorn anheben (einatmen), den Oberkörper nach links drehen, die rechte Hand fasst den linken Griff (ausatmen), die Hand lösen, den Arm wieder in die Höhe strecken und zur Mitte drehen (einatmen) und mit dem Ausatmen zurück und die Hand wieder auf den Griff legen, mit dem nächsten Einatmen die andere Hand lösen . . .

Ziele: Entspannung, Beweglichkeit, Atemübung

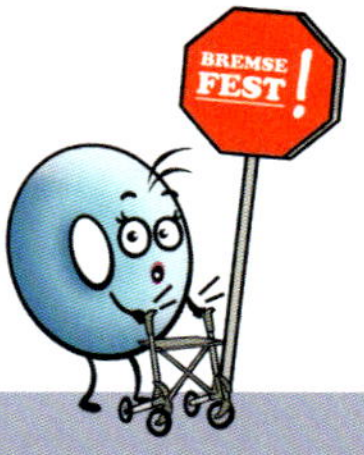

Rollator-Weg – Schwer:

Sichere Sitzposition – beide Arme wechselnd auf den linken bzw. rechten Handgriff legen, den Oberkörper drehen mit Blick über die Schulter.

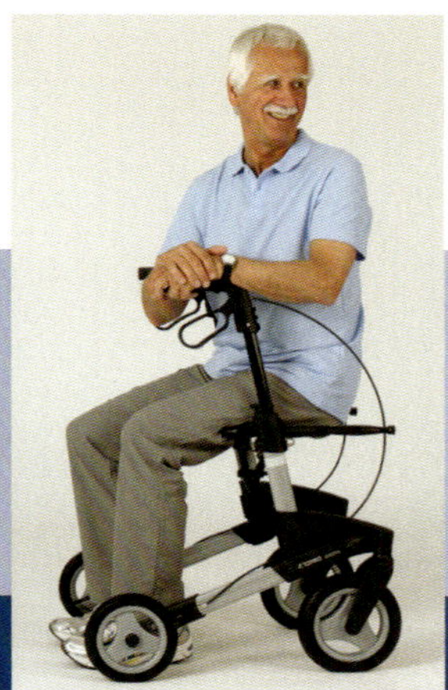

Ziele: Entspannung, Beweglichkeit

Stehaufmännchen

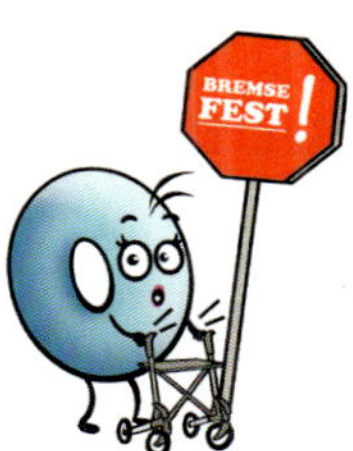

Mehrfaches schnelles Aufstehen ohne Armstütz ist eine klassische Übung der Sturzprophylaxe.

Rollator-Weg – Leicht:

Aus der sicheren Sitzposition – sich mit beiden Händen abstützen, sich nach vorn neigen und das Gesäß leicht anheben.

Ziele: Ausdauer je nach Dauer der Übungen, Koordination, Stütz- und Beinkraft, Gleichgewicht

Haupt-Rollator-Weg:

Aus der sicheren Sitzposition – beide Füße zwischen den Rädern – sich mit beiden Händen abstützen und mehrmals aufstehen; Variation – einbeinig aufstehen.

Ziele: Ausdauer je nach Dauer der Übungen, Koordination, Stütz- und Beinkraft, Gleichgewicht

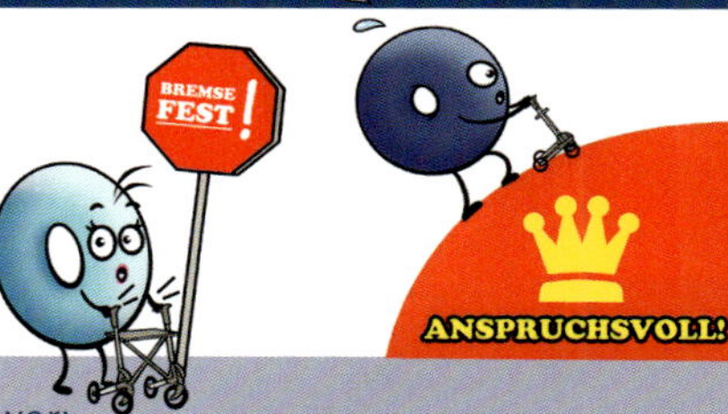

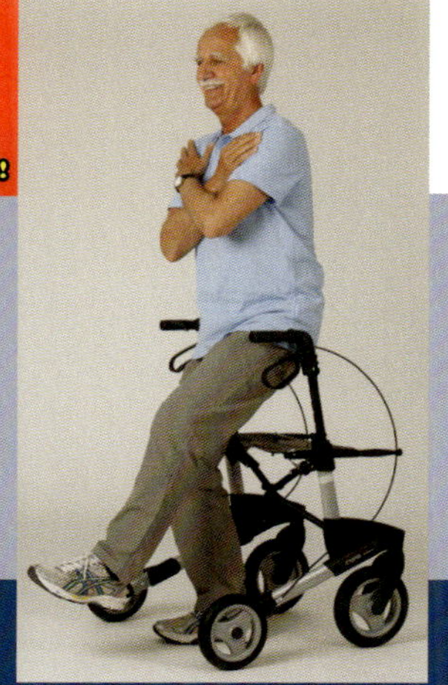

Rollator-Weg – Schwer:

Aus der sicheren Sitzposition – mehrmals aufstehen und sich aufrichten, ohne die Arme zu benutzen (die Hände auf die Oberschenkel legen oder die Arme verschränken); Variation – einbeinig aufstehen.

Ziele: Ausdauer je nach Dauer der Übungen, Koordination, Beinkraft, Gleichgewicht

Radfahrer

Rollator-Weg – Leicht:

Sichere Sitzposition – Hände an den Griffen, beide Beine abwechselnd anziehen und strecken, dabei vorn die Ferse und hinten die Zehenspitzen aufsetzen.

Ziele: Knie- und Hüftbeweglichkeit, Oberschenkel- und Bauchmuskelkraft

Haupt-Rollator-Weg:

Sichere Sitzposition – Hände an den Griffen, ein Bein in der Luft anziehen und strecken, der andere Fuß steht am Boden.

Ziele: Knie- und Hüftbeweglichkeit, Oberschenkel- und Bauchmuskelkraft

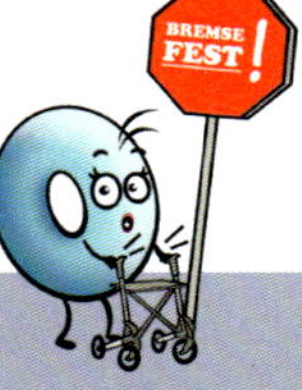

Rollator-Weg – Schwer:

Sichere Sitzposition – Hände an den Griffen, beide Beine abwechselnd in der Luft anziehen und strecken; mit den Beinen „Fahrrad fahren"; die Arme verschränken und ein Bein anziehen und strecken oder „Fahrrad fahren".

Ziele: Knie- und Hüftbeweglichkeit, Oberschenkel- und Bauchmuskelkraft, Gleichgewicht

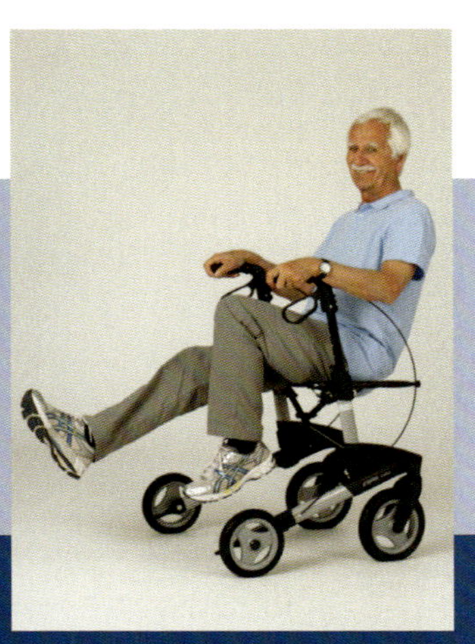

Im Sitzen in Bewegung

Rückwärts nur im Innenraum bewegen – Gefahr auf der Straße durch Unebenheiten!

Die sichere Sitzposition auf dem gebremsten Rollator ist immer der Beginn für die nächsten Aufgabenstellungen, bei denen der Rollator im Sitzen durch die Kraft der Rollator-Nutzer bewegt wird.

Fußabroller

Übungen nur im Innenraum und auf glatten, ebenen Böden ausführen.

Rollator-Weg – Leicht:
Aus dem sicheren Sitz – die Feststellbremsen lösen, die Hände an den Griffen – die Füße in eine kleine Schrittstellung bringen und durch Beugen und Strecken der Beine den Rollator vor- und rückwärts bewegen (ca. 20 cm).

Ziele: Beweglichkeit in den Knien und Sprunggelenken, Koordination, Kraft der Kniebeuger, Gefäßtraining

Haupt-Rollator-Weg:
Aus dem sicheren Sitz – die Feststellbremsen lösen, die Hände an den Griffen – beide Füße parallel stellen und durch Beugen und Strecken der Beine und Abrollen der Füße den Rollator vor- und rückwärts bewegen (ca. 20-40 cm).

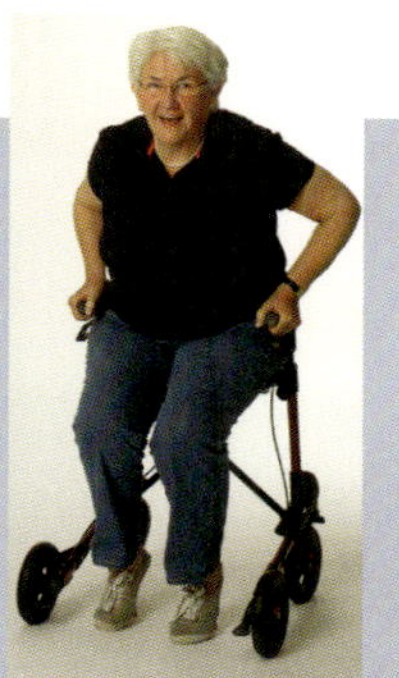

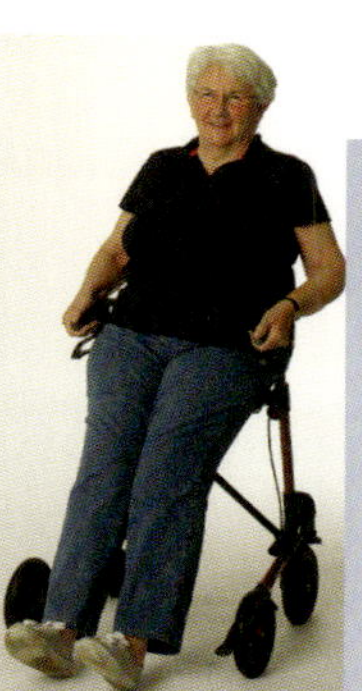

Ziele: Beweglichkeit in den Knien und Sprunggelenken, Koordination, Kraft der Kniebeuger, Gefäßtraining

Rollator-Weg – Schwer:
Aus dem sicheren Sitz – die Feststellbremsen lösen, die Hände an den Griffen – den Rollator mit einem Bein vor- und rückwärts bewegen (ca. 20-40 cm).

Ziele: Beweglichkeit in den Knien und Sprunggelenken, Koordination, Kraft der Kniebeuger, Gefäßtraining

Sitzläufer

Rollator-Weg – Leicht:

Haupt-Rollator-Weg:
Aus dem sicheren Sitz – die Feststellbremsen lösen, die Hände an den Griffen – den Rollator mit beiden Beinen eine kurze Strecke rückwärts und/oder vorwärts bewegen (rückwärts ist anfangs leichter).

Ziele: Beweglichkeit, Koordination, Gefäßtraining

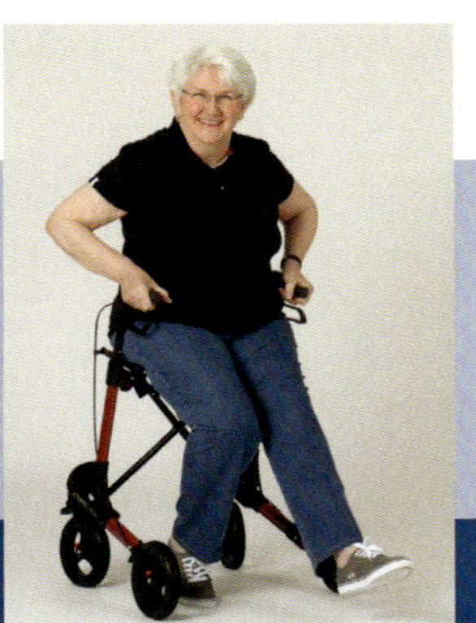

Rollator-Weg – Schwer:
Aus dem sicheren Sitz – die Feststellbremsen lösen, die Hände an den Griffen – nur das rechte/linke Bein stößt rückwärts ab oder zieht vorwärts.

Ziele: Beweglichkeit, Koordination, Gefäßtraining

Rückwärtskurve

Rollator-Weg – Leicht:

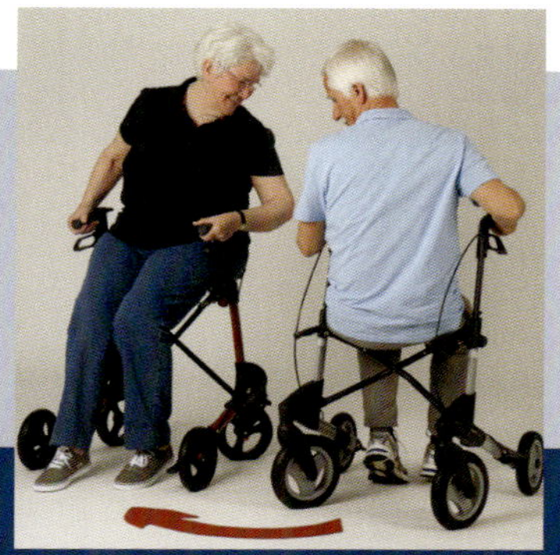

Haupt-Rollator-Weg:

Aus dem sicheren Sitz – die rechte Feststellbremse lösen – mit kleinen Schritten rückwärts einen kleinen Kreis im Uhrzeigersinn gehen; rechte Bremse wieder fest und die linke Bremse lösen und gegen den Uhrzeigersinn gehen.

Ziele: Koordination, Beinkraft, Gefäßtraining, Raumorientierung

Variation:

„Vorwärtskurve"

Haupt-Rollator-Weg:

Aus dem sicheren Sitz – beide Feststellbremsen lösen – dann die linke Bremse wieder festhalten und im Sitzen einen Halbkreis vorwärts laufen; die rechte Bremse wieder festhalten, die linke Bremse lösen und vorwärts weiterlaufen.

Wheel-Walking

Wheel-Walking ist eine Übung aus dem Einradfahren.

Rollator-Weg – Leicht:

Haupt-Rollator-Weg:
Im sicheren Sitz – Feststellbremsen arretiert – den rechten Fuß auf das rechte, den linken Fuß auf das linke Hinterrad stellen.

Ziele: Beweglichkeit, Hüftbeuger- und Bauchmuskelkraft

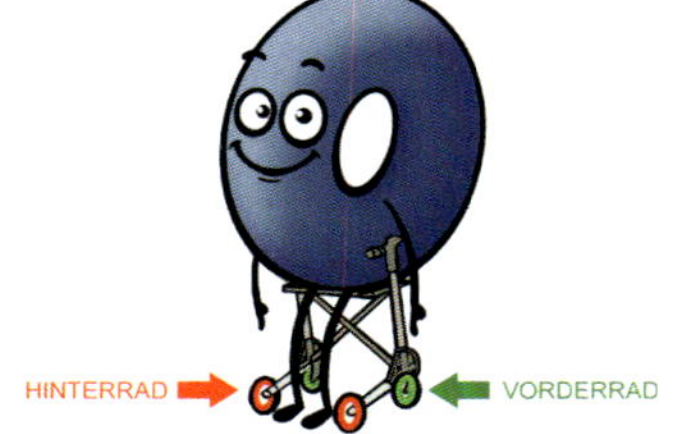

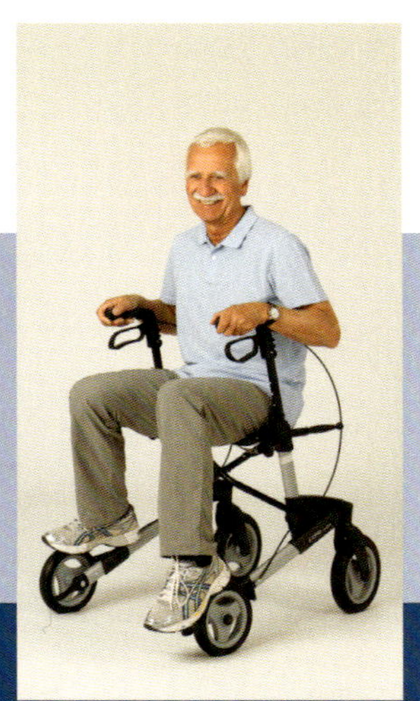

Rollator-Weg – Schwer:
Wheel-Walking am Rollator – aus dem sicheren Sitz – beide Feststellbremsen lösen – mit den Händen an den Griffen – die Füße auf die Hinterräder stellen und durch „Laufen" auf den Rädern den Rollator vorwärts in Bewegung bringen.

Ziele: Beweglichkeit, Hüftbeuger- und Bauchmuskelkraft, Koordination, Beinkraft

6.4 „ROLLATIEREN" – MIT DEM ROLLATOR GEHEN

Die Anwendung der folgenden Bewegungsaufgaben ist sehr abhängig von der Größe des Raums im Verhältnis zur Anzahl der Teilnehmer. Bitte bei der Auswahl der Aufgaben auch beachten, dass sie unter Umständen nur nacheinander von den Teilnehmern ausgeführt werden können.

Die richtige Haltung beim Rollatieren sollte erläutert, gezeigt und eingeübt werden. Aus-gehend von der sicheren Standposition 1 – zwischen den Rollator-Rädern –, geht man aufrecht im Rollator vor- oder rückwärts.

Anfangs fällt es den Teilnehmer leichter, wenn sie auf der Kreisbahn oder von Wand zu Wand rollatieren. Mit etwas mehr Erfahrung im Umgang mit dem Rollator wird auch das freie Rollatieren im Raum möglich.

Rollatieren kann mit Musik mehr Spaß machen, fördert das Rhythmusgefühl und schafft eine lockere Gruppenatmosphäre.

Wenn nichts anderes beschrieben ist, werden die Übungen immer mit beiden Händen an den Rollator-Griffen ausgeführt.

Alle Übungen im Gehen mit dem Rollator vermindern die Sturzgefahr durch das Bewegungstraining und durch Stimulierung der verschiedenen Sinne (vor allem Seh-, Gleich-gewichts- und Bewegungssinn). Sie verbessern die Raumorientierung, die Koordination, die Konzentration und die Aufmerksamkeit. Die Rollatierenden lernen, auf die Umgebung (z. B. Beschaffenheit des Bodens), andere Rollatierende und den Raum zu achten und ihre Aktivitäten den äußeren Gegebenheiten anzupassen. Dafür kann es auch sinnvoll sein, an verschiedenen Orten zu üben: drinnen und draußen, in kleinen und großen Räumen, in langen Fluren und in Räumen mit Hindernissen, wie Pfeilern, Teppichen und Tischen.

Die Kombination der verschiedenen Bewegungsübungen mit Denk- und Gedächtnisaufgaben gilt als besonders erfolgreiches kognitives Training.

Dazu gehören auch verschiedene Formen von „Multitasking" (mehrere Aufgaben gleichzeitig bewältigen), wie z. B. beim Rollatieren um Hindernisse: rückwärts zählen, rechnen, ein Gedicht aufsagen oder räumliche Erinnerungsaufgaben, bei denen bestimmte Positionen im Raum wieder aufgesucht werden – Ideen dazu.

Ü 1: Rollatieren – auf der Kreisbahn, im oder gegen den Uhrzeigersinn gehen oder von Wand zu Wand gehen.

Ü 2: Rollatieren – im Uhrzeigersinn auf der Kreisbahn, auf ein Kommando mit dem Rollator eine halbe Drehung machen und gegen den Uhrzeigersinn weitergehen.

Ü 3: Im ganz großen Kreis stehen – so weit wie möglich auseinander – in die Kreismitte rollatieren, nach einer halben Drehung zum Ausgangsplatz zurückkehren.

Ü 4: Im großen Kreis stehen – in die Kreismitte rollatieren und rückwärts zum Ausgangsplatz zurückkehren.

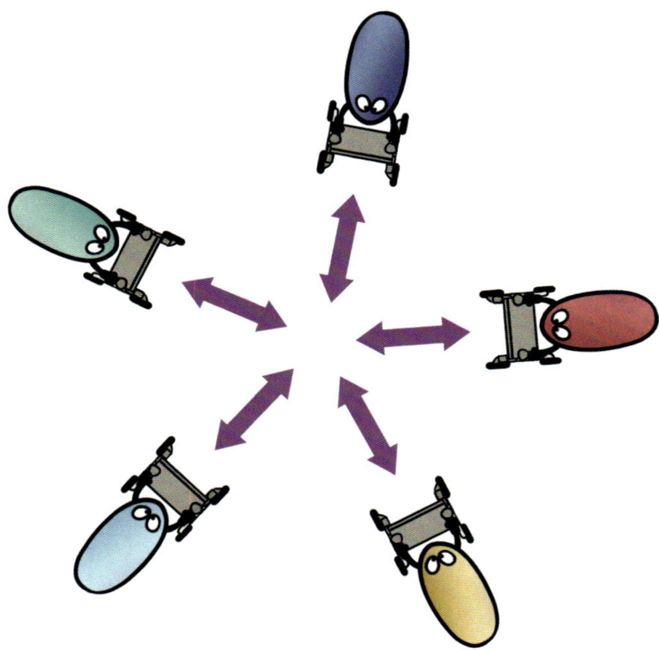

Ü 5: Rollatieren in verschiedenen Gangarten – kleine Schritte, große Schritte, Tippelschritte, Füße bewusst abrollen, auf Zehenspitzen gehen, im Fersengang, marschieren mit angezogenen Knien, laut und leise gehen, im Ausfallschritt, im Wechselschritt.

Ü 6: Rollatieren auf unterschiedliche Art – selbstbewusst, aufrecht, lässig schlendernd, fröhlich, traurig, hektisch . . .

Ü 7: Rollatieren auf der Kreisbahn oder frei im Raum – bei Musikstopp – stehen bleiben/einfrieren, dabei die Betriebsbremse fest anziehen.

Ü 8: Rollatieren auf der Kreisbahn oder frei im Raum – bei Musikstopp – stehen bleiben und die Feststellbremsen arretieren.

Ü 9: Alle rollatieren durcheinander, vor einem entgegenkommenden Teilnehmer kurz stehen bleiben und dann rechts- oder linksschultrig aneinander vorbeirollatieren.

Ü 10: Der Schatten – ein Teilnehmer rollatiert auf eigenen Wegen durch den Raum, ein anderer folgt wie ein Schatten.

Ü 11: Rollatieren auf der Kreisbahn oder frei im Raum – dabei den Rollator hinter sich herziehen.

Ü 12: Rollatieren auf der Kreisbahn oder frei im Raum – stehen bleiben, die rechte (linke) Bremse anziehen und einen kleinen Kreis um das feststehende Rad gehen.

Ü 13: Alle rollatieren durcheinander mit zwei auf der Sitzfläche abgestellten Wasserflaschen oder anderen schweren Gegenständen.

Ü 14: Rollatierend im Slalom um Hindernisse gehen (z. B. Pylonen, Taschen, Zeitungen/Bücher, Stühle, andere Teilnehmer).

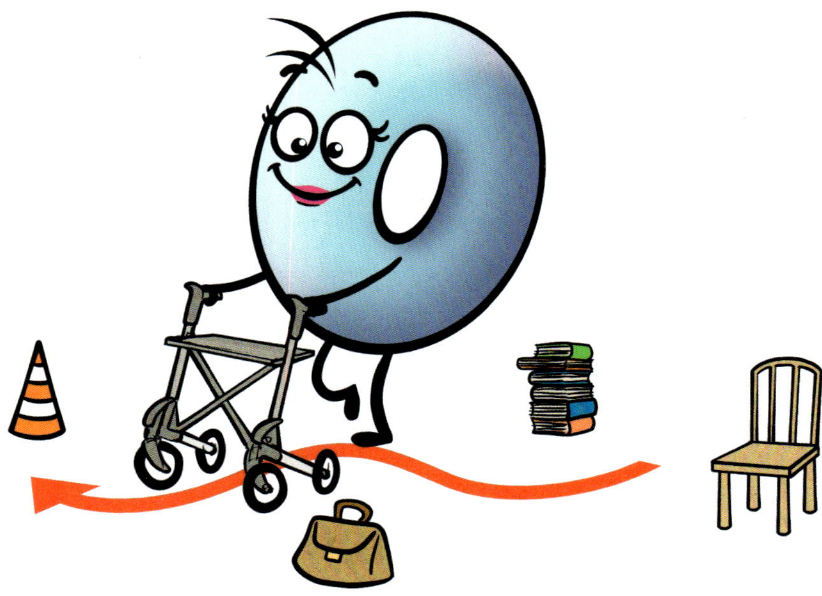

Ü 15: Rollatieren im Raum oder im Freien – mit zwei Rädern einer Seite oder mit allen vier Rädern über Hindernisse rollatieren (z. B. Teppichfliesen, leichte Matten, Fußmatten, Holzbretter, schräge Ebenen, Kantsteine o. Ä.).

6.5 ÜBUNGEN MIT KLEINGERÄTEN UND ALLTAGSMATERIALIEN

Chiffontücher

Chiffon-, Jongliertücher oder auch einfache Papierservietten eigenen sich besonders gut zur Schulung der Reaktionsfähigkeit. Die Tücher sind leicht und schweben langsam zu Boden, wenn man sie wirft. Mit zwei Tüchern pro Teilnehmer lassen sich verschiedenste Bewegungsideen gestalten, die auch optisch einen schönen Nebeneffekt bieten.

Schwingen

Rollator-Weg – Leicht:
Sichere Sitzposition – im Takt der Musik das Tuch hin- und herschwingen.

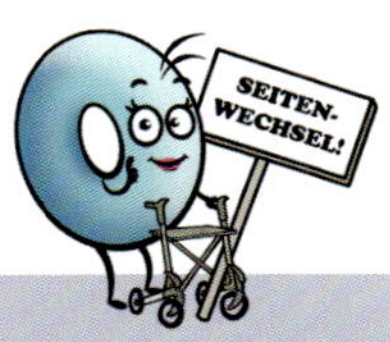

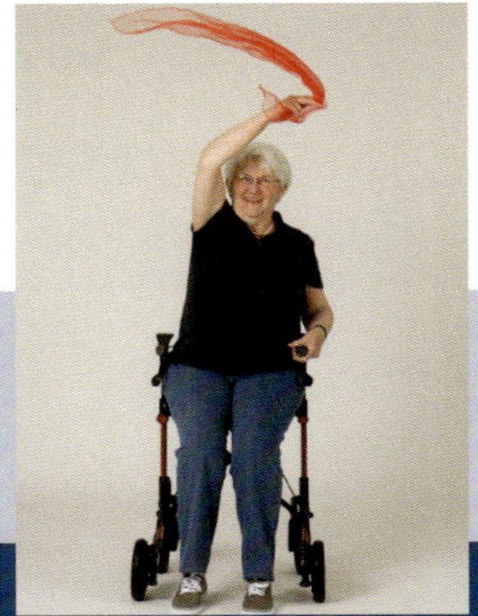

Haupt-Rollator-Weg:
Sichere Sitzposition – Kreise schwingen; liegende Achten schwingen; hoch über dem Kopf winken.

Ziele: Schulterbeweglichkeit, Koordination

Rollator-Weg – Schwer:
Sichere Sitzposition – bei den o. g. Bewegungen fließende Wechsel von der einen in die andere Hand.

Fliegende Tücher

Rollator-Weg – Leicht:

Sichere Sitzposition – das Tuch in einer Hand knüllen.

Ziel: Handkraft

Haupt-Rollator-Weg:

Sichere Sitzposition – das Tuch mit einer Hand hochwerfen und auffangen; hochwerfen und mit der anderen Hand auffangen.

Ziele: Schulterbeweglichkeit, Handgeschicklichkeit, Koordination

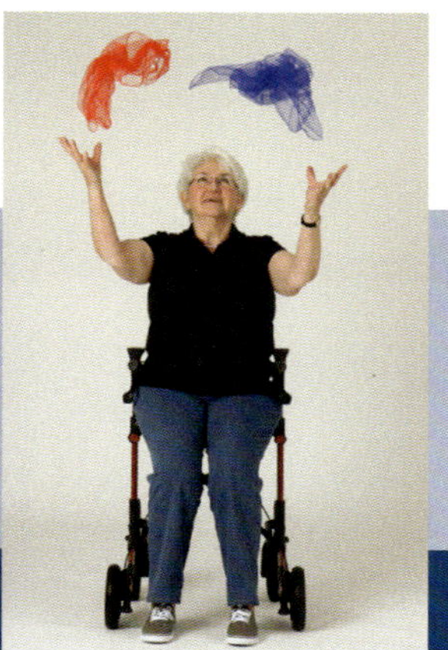

Rollator-Weg – Schwer:

Sichere Sitzposition – zwei Tücher parallel hochwerfen und auffangen; die beiden Tücher nacheinander werfen und auffangen; mit zwei oder mehr Tüchern jonglieren.

Ziele: Schulterbeweglichkeit, Handgeschicklichkeit, Koordination, Konzentration, Reaktionsfähigkeit

Flugverkehr

Rollator-Weg – Leicht:

Paarweise gegenüber in sicherer Sitzposition – dem Partner ein Tuch überreichen; dabei die Hände abwechseln oder auch überkreuzen.

Ziele: Koordination, Beweglichkeit

Haupt-Rollator-Weg:

Paarweise gegenüber in sicherer Sitzposition – dem Partner ein Tuch offen zuwerfen; ein Tuch zusammenknüllen und als Ball zuwerfen.

Ziele: Koordination, Reaktionsfähigkeit, Beweglichkeit, Handkraft

Rollator-Weg – Schwer:

Paarweise gegenüber in sicherer Sitzposition – die Teilnehmer werfen sich ein oder mehrere Tücher zu und fangen sie mit unterschiedlichen Körperteilen, z. B. dem Zeigefinger, der Faust, dem Ellbogen, dem Knie, dem Fuß, dem Kopf . . .

Ziele: Koordination, Konzentration, Reaktionsfähigkeit, Beweglichkeit, Handkraft und Bewegungsgeschicklichkeit

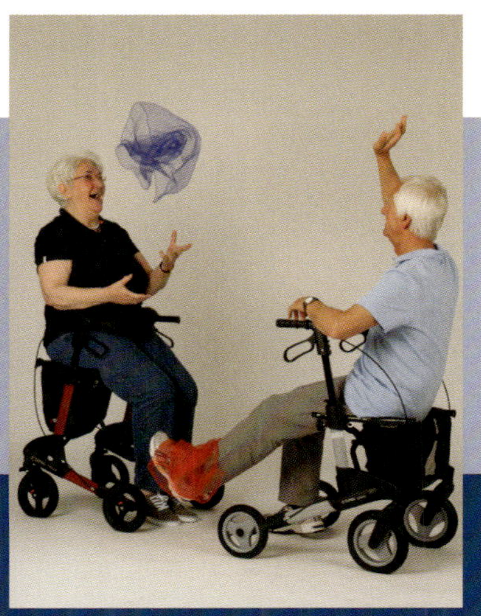

Buntes Fließband

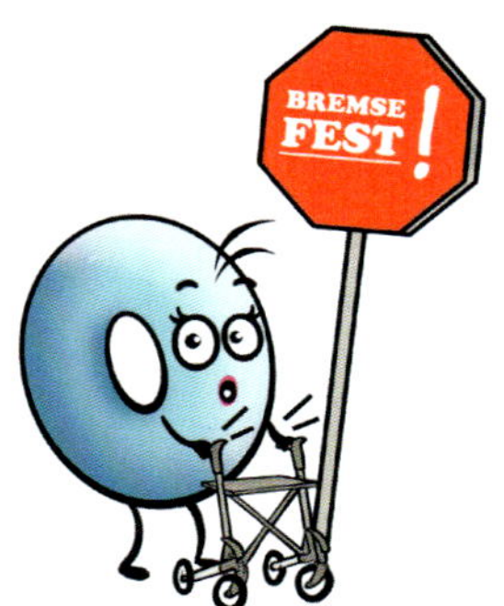

4-5 Rollator-Nutzer rollatieren dicht neben- oder hintereinander in einer Reihe und setzen sich in die sichere Sitzposition. Ein Tuch wird zum Neben- oder über den Kopf zum Hintermann geworfen. Ist das Tuch beim Letzten angekommen, löst dieser seine Bremsen, rollatiert bis an die erste Position und schickt das Tuch wieder auf die Reise.

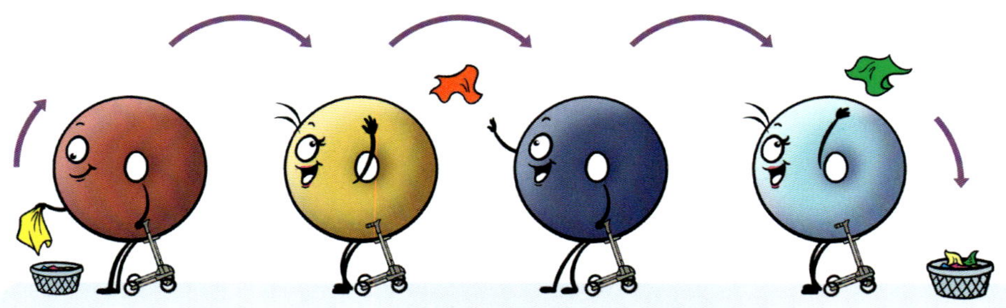

Flexibler Übungsstab

Drei verschiedene Materialien können für die folgenden Übungen zum Einsatz kommen:

- der flexible Übungsstab (3,5 cm x, 30 cm lang),
- das Isorohr aus dem Baumarkt (ca. 5 cm x, 1 m lang oder frei zuschneiden) oder
- die kurze Poolnudel (ca. 6,5 cm x, 80 cm lang o. Ä).

Handgymnastik

Rollator-Weg – Leicht:

Sichere Sitzposition – den Stab abwechselnd waagerecht oder senkrecht vor dem Körper halten.

Ziele: Koordination, Hand- und Armkraft

Haupt-Rollator-Weg:

Sichere Sitzposition – den Stab waagerecht vor dem Körper halten, die Hände greifen langsam von innen nach außen oder abwechselnd von links nach rechts; den Stab senkrecht vor dem Körper halten, die Hände greifen abwechselnd von unten nach oben.

Ziele: Koordination, Handkraft

Rollator-Weg – Schwer:

Sichere Sitzposition – den Stab wie vorher halten und bei den Übungen jeweils so fest wie möglich zudrücken.

Ziele: Koordination, Handkraft

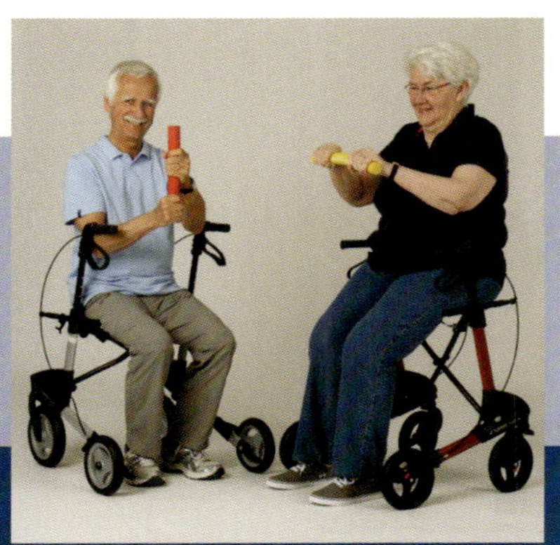

Leichtgewicht

Rollator-Weg – Leicht:
Sichere Sitzposition – den Stab mit beiden Händen und angewinkelten Armen waagerecht vor dem Körper halten, die Arme strecken und wieder anziehen.

Ziele: Beweglichkeit, Kraft

Haupt-Rollator-Weg:
Sichere Sitzposition – den Stab mit beiden Händen (fester Griff) und angewinkelten Armen waagerecht vor der Brust halten, den Stab nach oben strecken und wieder zurückziehen.

Ziele: Beweglichkeit, Kraft

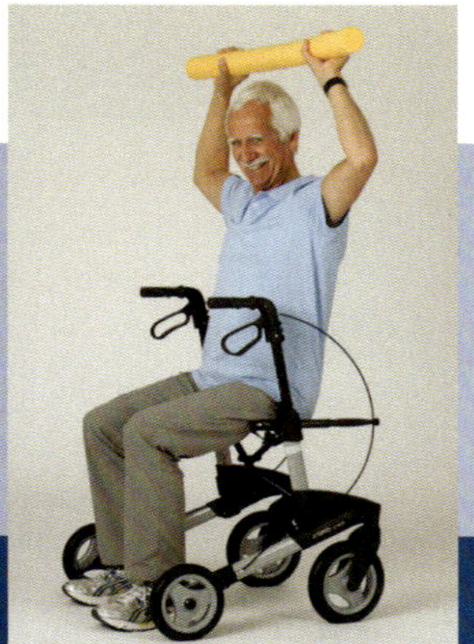

Rollator-Weg – Schwer:
Sichere Sitzposition – den Stab mit beiden Händen (fester Griff) und angewinkelten Armen waagerecht vor der Brust halten, den Stab nach oben strecken, hinter dem Kopf absenken, wieder hochstrecken und zurück vor die Brust ziehen.

Ziele: Beweglichkeit, Kraft

Drehstab (mit der längeren Poolnoodle oder dem Isorohr)

Rollator-Weg – Leicht:

Sichere Sitzposition – ein Ende des Isorohrs in der rechten Hand halten und mit dem anderen Ende das linke Hinterrad berühren.

Ziele: Wirbelsäulenbeweglichkeit (Rumpfrotation), Koordination

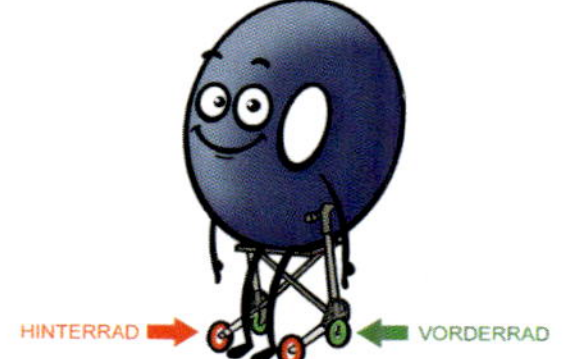

Haupt-Rollator-Weg:

Sichere Sitzposition – ein Ende des Isorohrs in der rechten Hand halten und mit dem anderen Ende das linke Vorderrad berühren.

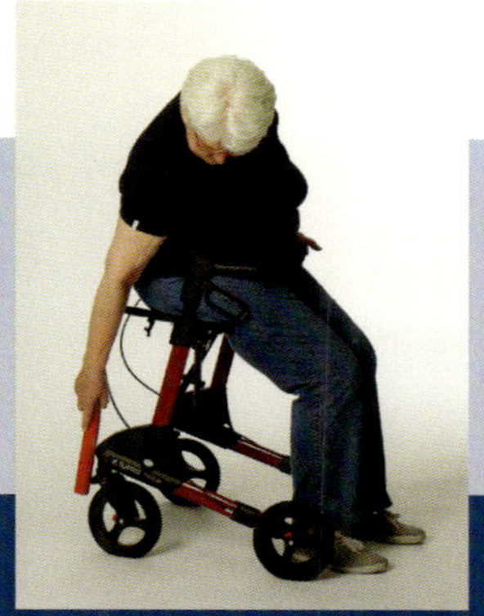

Ziele: Wirbelsäulenbeweglichkeit (Rumpfrotation), Koordination, Seitendehnung

Rollator-Weg – Schwer:

Sichere Sitzposition – ein Ende des Isorohrs mit beiden Händen halten und mit dem anderen Ende abwechselnd die Vorderräder berühren; mit einem kürzeren Stab beidhändig die Hinterräder berühren.

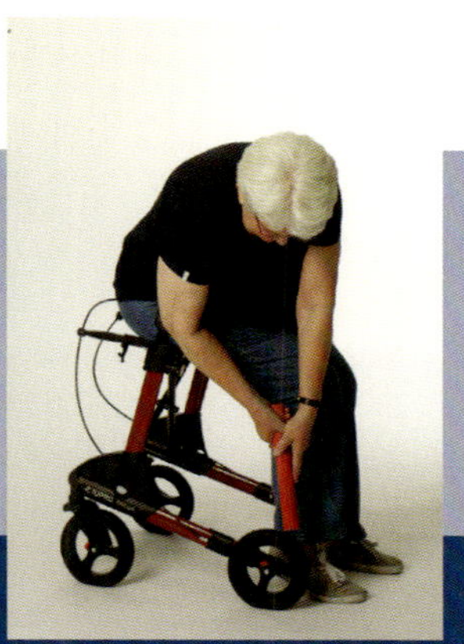

Ziele: Wirbelsäulenbeweglichkeit (Rumpfrotation), Koordination, Seitendehnung

Zugmaschine

Rollator-Weg – Leicht:

Sichere Sitzposition – das Isorohr mit beiden Händen waagerecht halten und auseinanderziehen.

Ziele: Schulterbeweglichkeit, Hand-, Arm-, Brust- und Rückenmuskelkraft

Haupt-Rollator-Weg:

Sichere Sitzposition – das Isorohr mit beiden Händen waagerecht halten, mit gestreckten Armen über den Kopf heben und auseinanderziehen.

Ziele: Schulterbeweglichkeit, Hand-, Arm-, Brust- und Rückenmuskelkraft

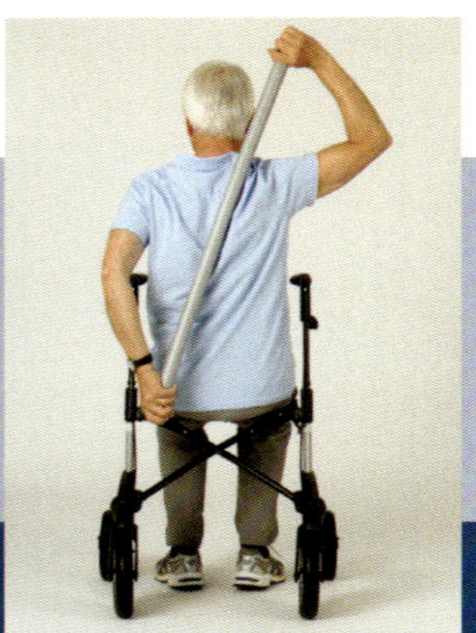

Rollator-Weg – Schwer:

Sichere Sitzposition – das Isorohr diagonal hinter dem Rücken (eine Hand oben an der Schulter, die andere Hand am unteren Rücken) halten und auseinanderziehen, die Hände wechseln.

Ziele: Schulterbeweglichkeit, Hand-, Arm-, Brust- und Rückenmuskelkraft, Dehnung der Brustmuskulatur

Sägewerk und Kreissäge

Die Teilnehmer sitzen sich paarweise gegenüber in sicherer Sitzposition – beide halten beide Poolnudeln an den Enden und ziehen wechselseitig wie beim Sägen vor und zurück.

Die Teilnehmer sitzen sich paarweise gegenüber in sicherer Sitzposition – beide halten beide Poolnudeln an den Enden und bewegen die Arme mit den Poolnudeln auseinander und wieder zusammen.

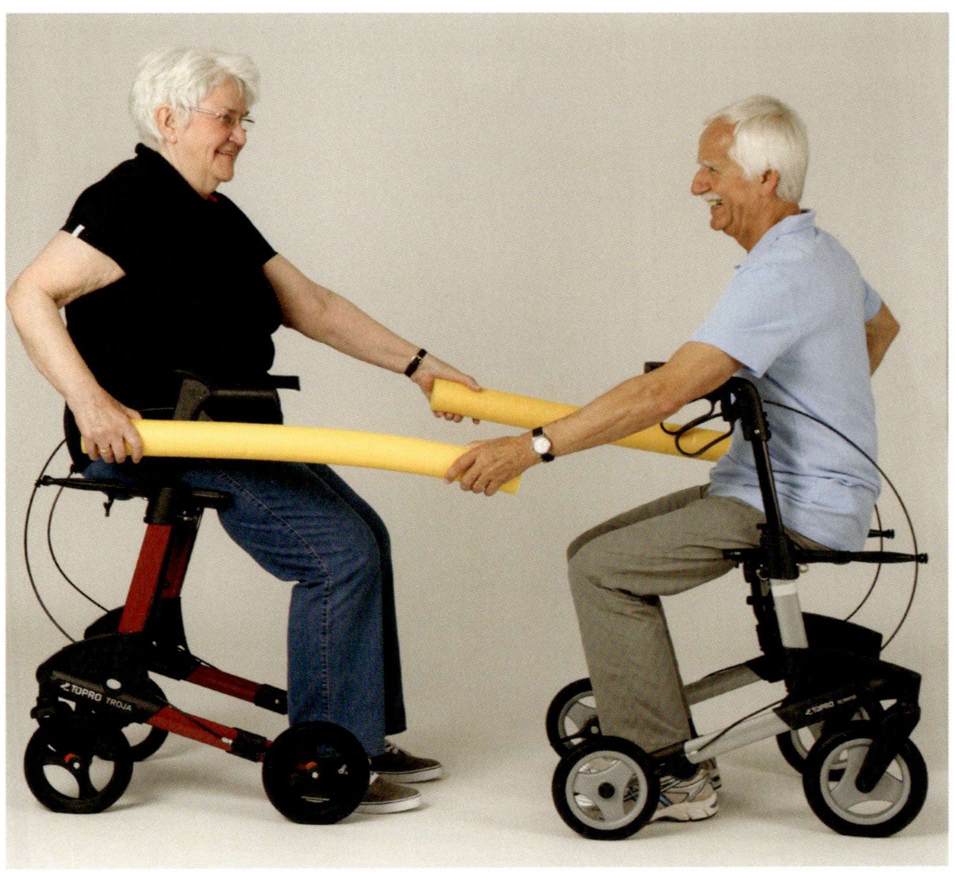

Kugelbahn

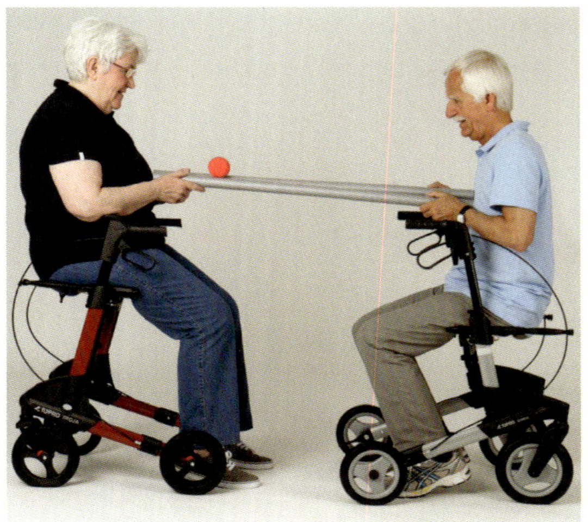

Die Teilnehmer sitzen sich paarweise gegenüber in sicherer Sitzposition – beide halten beide Isorohre eng zusammen zwischen sich fest. Auf die zusammengehaltenen Isorohre wird ein Tennis- oder Softball gelegt, der nun von einer Seite zur anderen rollt.

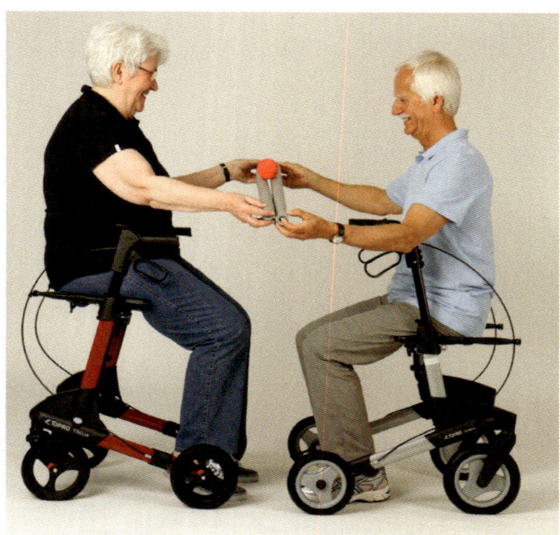

Variation:

Beide Isorohre werden parallel zum Körper gehalten und der Ball kullert von links nach rechts.

Kreisschwung

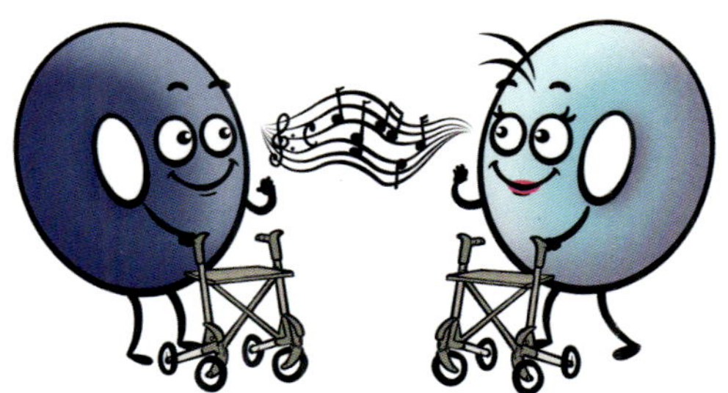

Musik: Zum Schwingen,
z. B. Kaiserwalzer (s. S. 241)

Alle Teilnehmer sitzen, die Feststellbremsen sind arretiert, im Kreis mit Blickrichtung in die Mitte. Jeder hält das linke Ende des eigenen Isorohrs mit der rechten Hand und das rechte Ende des linken Nachbarn mit der linken Hand. Gemeinsam werden die Isorohre nach vorn, nach oben, nach hinten angehoben oder von links nach rechts geschwungen – am liebsten schunkelnd und singend zur Musik.

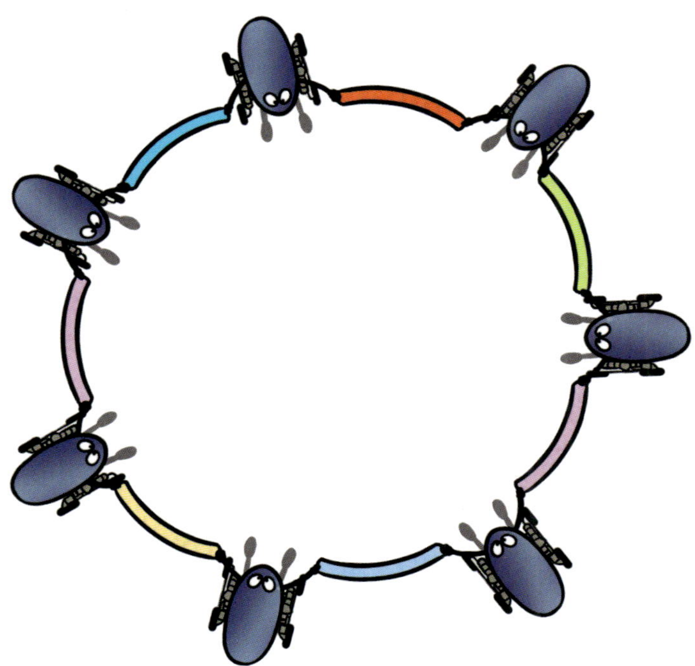

Kreisflieger

Jeder Teilnehmer hat ein Isorohr und ein Jongliertuch.

Alle Teilnehmer sitzen, die Feststellbremsen sind arretiert, im Kreis mit Blickrichtung in die Mitte.

Jeder hat sein Isorohr in einer Hand, auf dem anderen Ende liegt ein Jongliertuch. Das Jongliertuch vom Stab hochwerfen und wieder auffangen.

Variation: Auf ein Kommando – werfen alle das Jongliertuch sehr hoch zum rechten Nachbarn, sodass dieser es fangen kann, während man selbst das Tuch seines linken Nachbarn fängt. So fliegen die Tücher nach rechts im Kreis herum. Geht es auch linksherum?

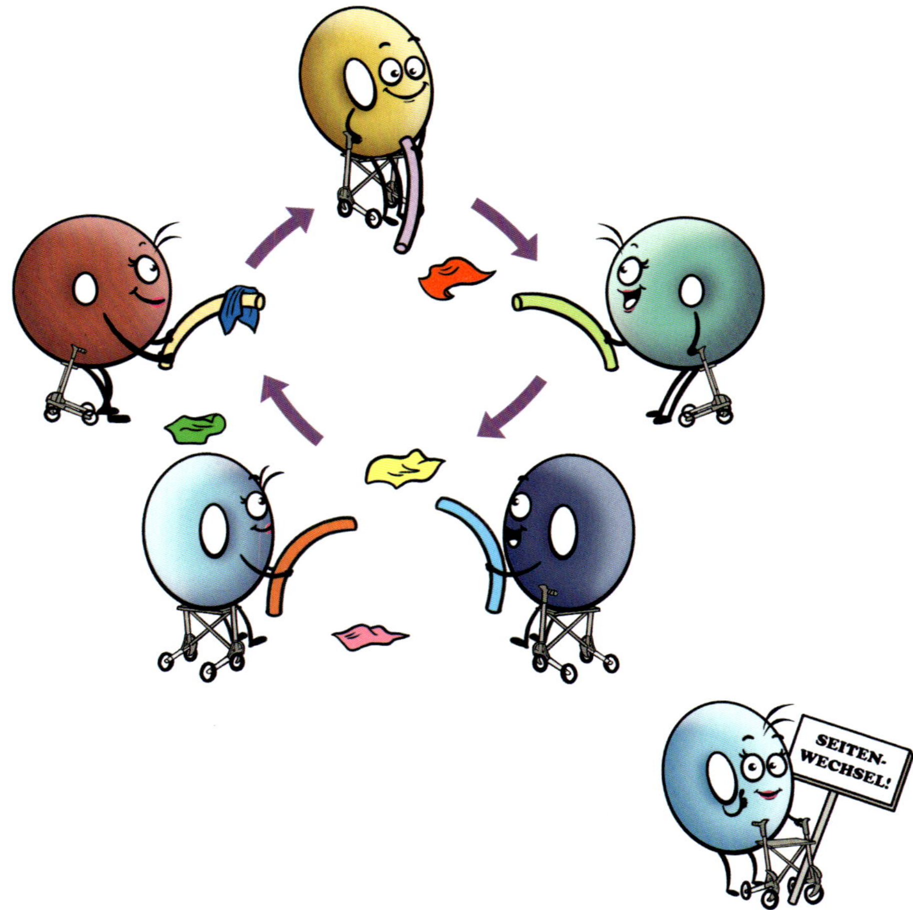

Klopfmassage – mit dem Isorohr/Poolnudel

In der sicheren Sitzposition – das Isorohr mit einer Hand an einem Ende halten und sich mit dem anderen Ende selber abklopfen, anschließend Handwechsel.

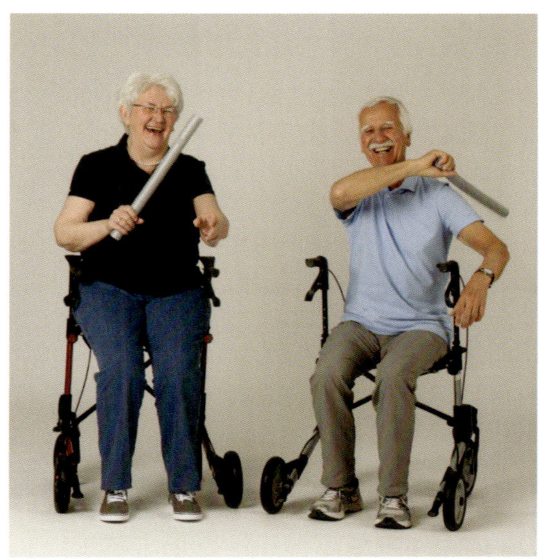

Gegenseitige Rückenmassage ist effektiv und angenehm, wenn alle im Kreis hintereinander sitzen.

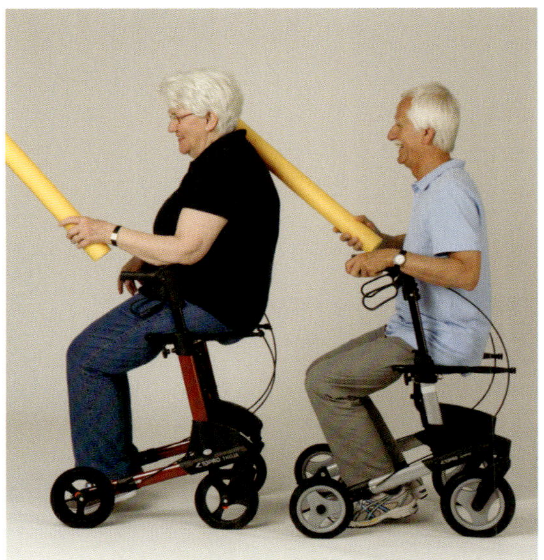

Fausthantel

Besonders die Hand- und Armkraft sorgt dafür, dass man im Alter selbstständig bleiben und den Rollator vielfältig nutzen kann. Daher wird ihr auch in der ROLLATOR-FIT®-Stunde besondere Aufmerksamkeit gewidmet.

Einige der Übungen, die vorab mit dem flexiblen Übungsstab beschrieben wurden, lassen sich auch mit Hanteln durchführen, natürlich ist der Kraftaufwand für den einzelnen entsprechend höher. In den Gruppen kann es sinnvoll sein, durch den Einsatz unterschiedlicher Handgeräte die Belastung zu differenzieren.

Für die Übungen können die Teilnehmer auch auf gefüllte 0,5-l-Wasserflaschen zurückgreifen, die durch unterschiedliche Befüllung leichter oder schwerer werden. So kann die Anforderung langsam gesteigert werden.

Die Teilnehmer üben mit einer oder zwei Hanteln.

Gewichtheber

Rollator-Weg – Leicht:

Sichere Sitzposition – eine Hantel wird mit beiden Händen oder wechselseitig mit einer Hand angehoben.

Ziele: Schulterbeweglichkeit, Arm- und Handkraft

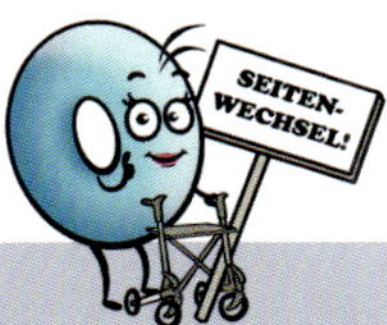

Haupt-Rollator-Weg:

Sichere Sitzposition – mit einer Hantel in der Hand den Arm wegstrecken und wieder anziehen, vorwärts, seitwärts, nach oben und nach unten.

Ziele: Schulterbeweglichkeit, Arm- und Handkraft

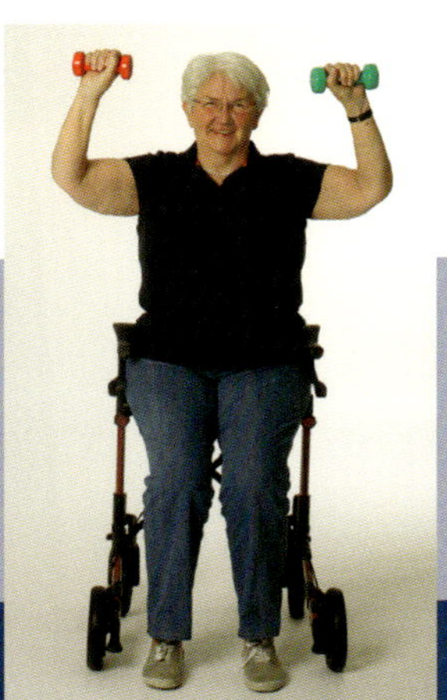

Rollator-Weg – Schwer:

Sichere Sitzposition – mit beiden Hanteln in den Händen die Arme wegstrecken und wieder anziehen, vorwärts, seitwärts, nach oben und nach unten.

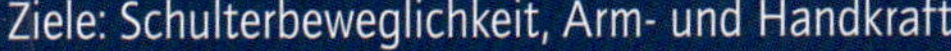

Ziele: Schulterbeweglichkeit, Arm- und Handkraft

Marschgewicht

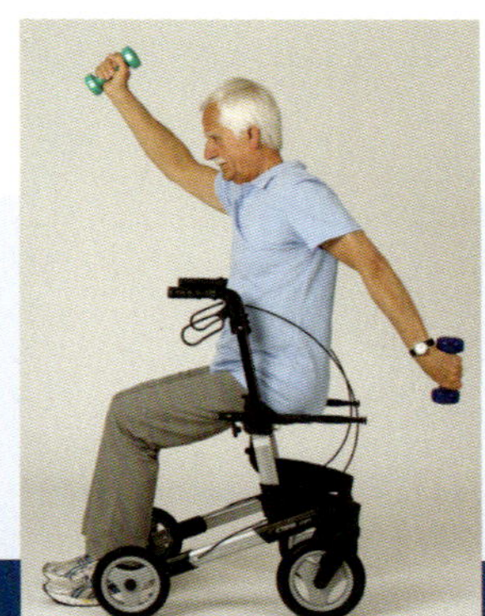

Rollator-Weg – Leicht:

Sichere Sitzposition – in jeder Hand eine Hantel, die Arme leicht gebeugt außerhalb der Rollator-Handgriffe vor- und zurückschwingen.

Ziele: Schulterbeweglichkeit

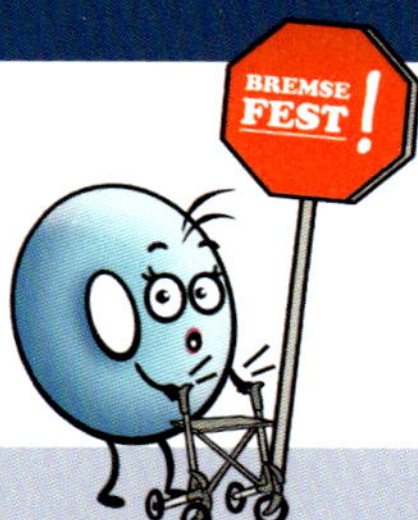

Haupt-Rollator-Weg:

Sichere Sitzposition – in jeder Hand eine Hantel, die rechte Hantel nach vorn (nach oben) schieben und gleichzeitig das linke Bein ausstrecken oder anheben.

Ziele: Koordination, Armkraft

Rollator-Weg – Schwer:

Sichere Sitzposition – in jeder Hand eine Hantel, die rechte Hantel anheben und den Ellbogen (oder nur die Hantel) zum linken hochgezogenen Knie führen, immer abwechselnd rechts, links.

Ziele: Beweglichkeit, Koordination, Armkraft, Hüftbeuger und Bauchmuskulatur

Übergabe

Rollator-Weg – Leicht:

Im sicheren Stand 1 – eine Hand am Rollator-Handgriff – mit der anderen Hand die Hantel anheben, den Arm so hoch oder, soweit es geht, ausstrecken, die Hantel auf den Rollator-Sitz legen, mit der anderen Hand aufheben, ausstrecken usw.

Ziele: Koordination, Beweglichkeit, Armkraft

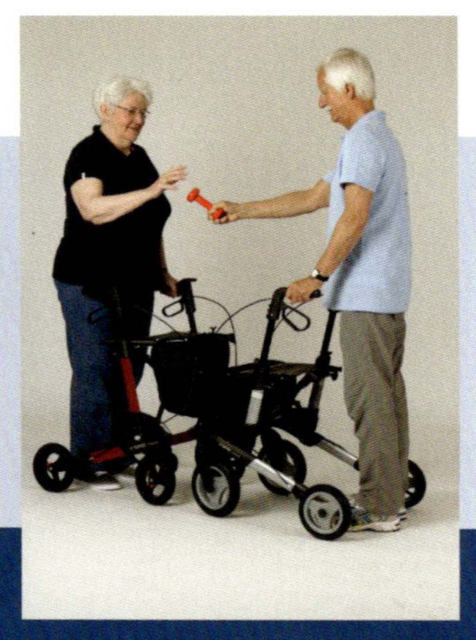

Haupt-Rollator-Weg:

Paarweise gegenüber im sicheren Stand 1 – eine Hantel – eine Hand am Handgriff, die andere Hand übergibt die Hantel dem Partner, dieser nimmt die Hantel entgegen, legt sie auf den Sitz, nimmt sie mit der anderen Hand wieder auf und gibt sie dem Partner zurück usw.)

Ziele: Koordination, Beweglichkeit ,Armkraft, kognitives Training, Konzentrationsfähigkeit

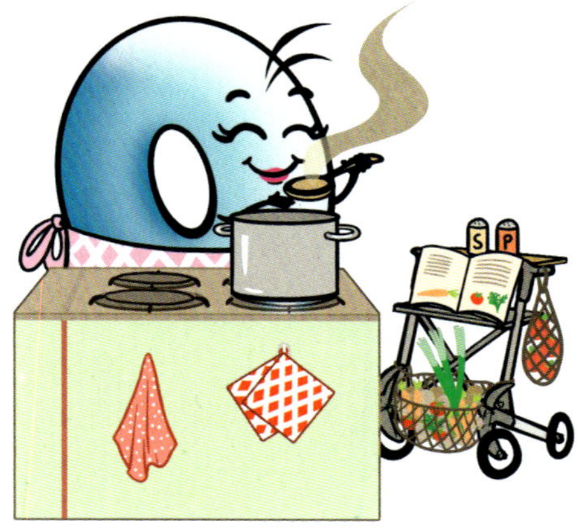

Rollator-Weg – Schwer:

Paarweise gegenüber im sicheren Stand 1 – eine Hantel – ein Partner beginnt mit den Bewegungen. Diese werden durch folgende Worte unterstützt:

„Hoch" – die Hantel hoch über den Kopf heben.
„Tief" – die Hantel auf den Sitz legen.
„Wechsel" – die Hantel mit der anderen Hand aufnehmen.
„Tschüss" – die Hantel zum Partner geben.

Der Partner nimmt die Hantel und hebt sie sofort hoch, dann alle Bewegungen wie vorher: „Hoch, tief, Wechsel, tschüss!" usw.

Zum Neubeginn immer den Handwechsel beachten!

Langsam beginnen und das Tempo steigern. Welches Paar hält am längsten durch?

Ziele: Koordination, Beweglichkeit, Armkraft, kognitives Training, Konzentrationsfähigkeit, Ausdauer

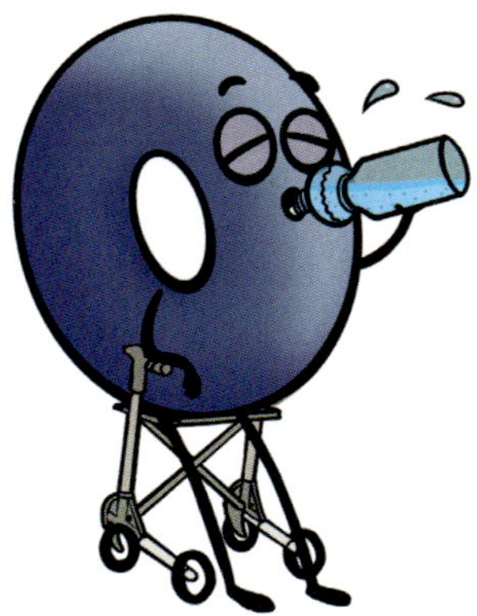

Hantelwanderung

Rollator-Weg – Leicht:

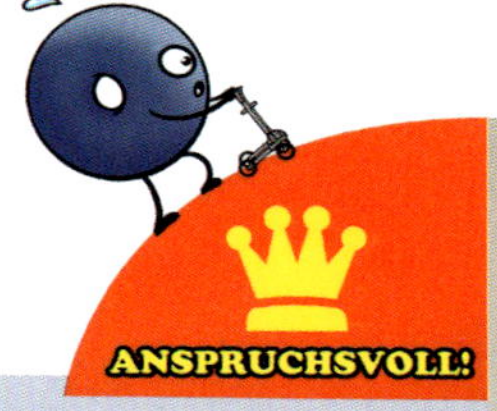

Haupt-Rollator-Weg:

Paarweise gegenüber im sicheren Stand 1 – die Partner legen ihre Hanteln jeweils auf die Sitzfläche oder in den Korb/die Tasche des Partners, dieser holt sie wieder raus und legt sie sofort zum Gegenüber zurück. Mit möglichst geradem Rücken vorbeugen!

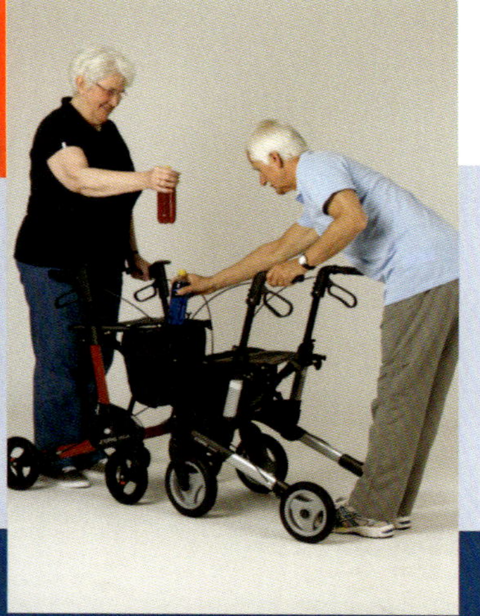

Ziele: Armkraft, Schulterbeweglichkeit, Rückenmuskulatur, Koordination

Rollator-Weg – Schwer:

Alle Teilnehmer stehen im Kreis abwechselnd mit dem Gesicht bzw. dem Rücken zur Mitte – die Hanteln werden rechts oder links von einem Partner oder aus dem Korb/der Tasche zum anderen weitergereicht; diese Übung kann im Rhythmus des folgenden Liedes noch mehr Spaß machen.

Ziele: Armkraft, Rückenmuskulatur, Koordination

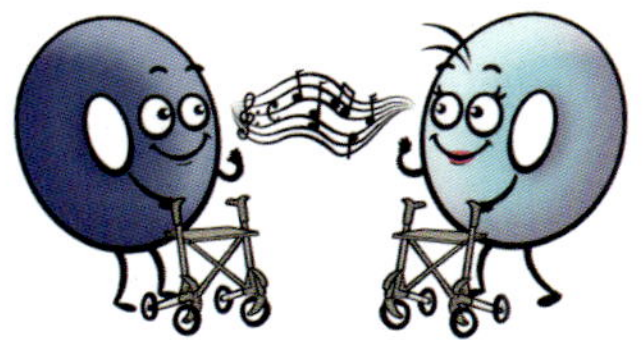

Dazu singen wir:

„Hantel, Hantel, du musst wandern
von der einen Hand zur ander'n.
Oh wie schön, oh wie schön,
lass die Hantel weiter geh'n."

Melodie: Volkslied „Taler, Taler . . ." oder: „Ringlein, Ringlein, du musst wandern . . ."

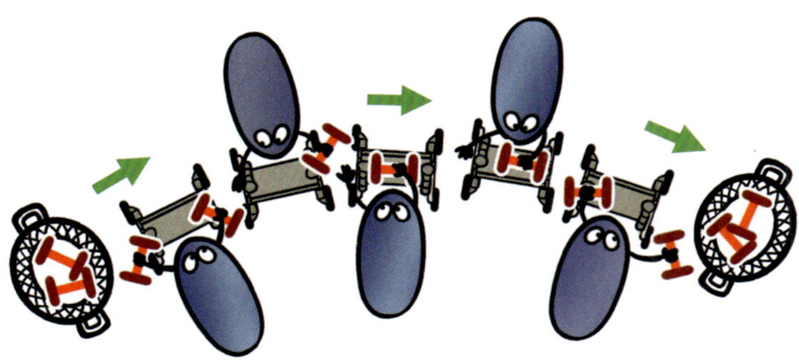

Redondo® Ball

Der Redondo® Ball ist leicht, sehr griffig und fühlt sich angenehm weich an. Mit wenig Luft gefüllt, lässt er sich drücken und kneten und rollt nicht so schnell bzw. so weit davon wie ein anderer Ball. Voll aufgeblasen, lässt er sich werfen und prellen.

Für die folgenden Übungen ist der Ball nur ca. zwei Drittel mit Luft gefüllt.

Ballpresse 1

Rollator-Weg – Leicht:
Sichere Sitzposition – den Ball mit den Händen zusammendrücken.

Ziele: Armkraft, Kräftigung der Brustmuskeln

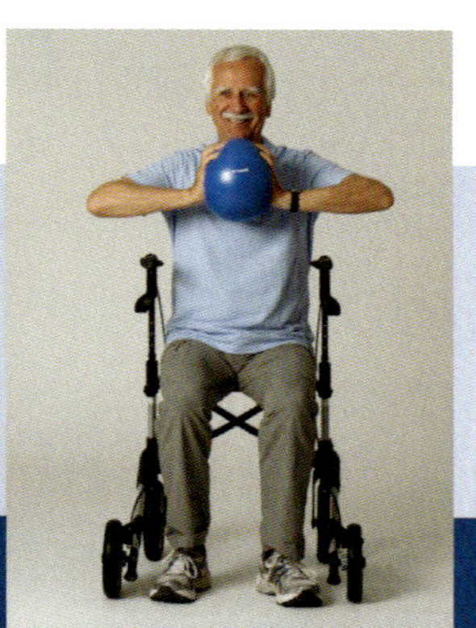

Haupt-Rollator-Weg:
Sichere Sitzposition – den Ball mit beiden Händen (Ellbogen nach außen), so fest es geht, zusammendrücken, ausatmen halten und beim locker lassen einatmen.

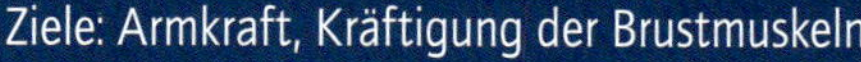

Ziele: Armkraft, Kräftigung der Brustmuskeln

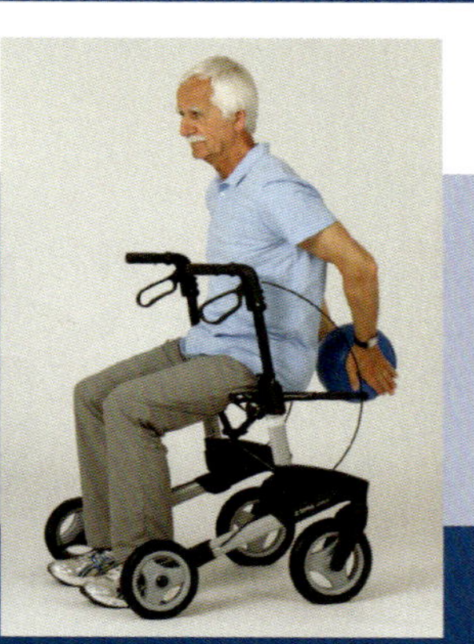

Rollator-Weg – Schwer:
Sichere Sitzposition – den Ball mit beiden Händen, so fest es geht, zusammendrücken und die Arme lang nach vorn strecken; die Arme über den Kopf heben; hinter dem Rücken.

Ziele: Armkraft, Kräftigung der Brustmuskeln

Ballpresse 2

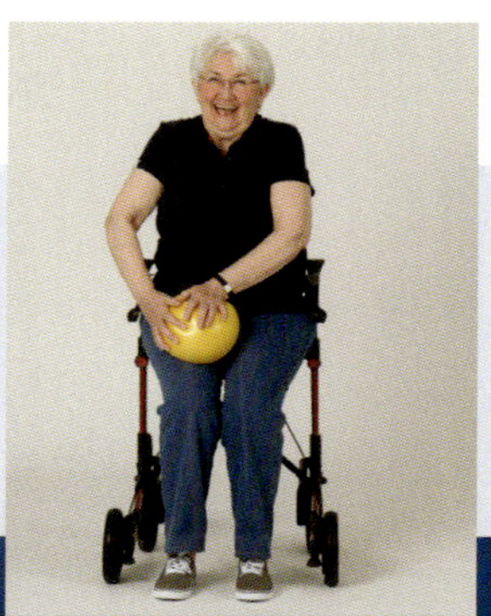

Rollator-Weg – Leicht:

Sichere Sitzposition – den Ball mit beiden Handflächen auf die Oberschenkel drücken und rollen; mit den Fingerspitzen drücken.

Ziele: Hand- und Armkraft

Haupt-Rollator-Weg:

Sichere Sitzposition – den Ball mit den Handflächen mehrmals kurz pulsierend/vibrierend zusammendrücken; mit den Fingerspitzen drücken.

Ziele: Kräftigung der Hand-, Arm-, Schulter- und Brustmuskeln

Rollator-Weg – Schwer:

Sichere Sitzposition – die gleiche Übung mit langen Armen vor dem Körper; hoch über dem Kopf.

Ziele: Kräftigung der Hand-, Arm-, Schulter- und Brustmuskeln

Greifhand

Rollator-Weg – Leicht:

Sichere Sitzposition – den Ball mit den Händen kneten.

Ziel: Handkraft

Haupt-Rollator-Weg:

Sichere Sitzposition – den Ball von einer Hand in die andere geben und dabei kräftig zugreifen/in den Ball kneifen.

Ziele: Handkraft, Schulterbeweglichkeit

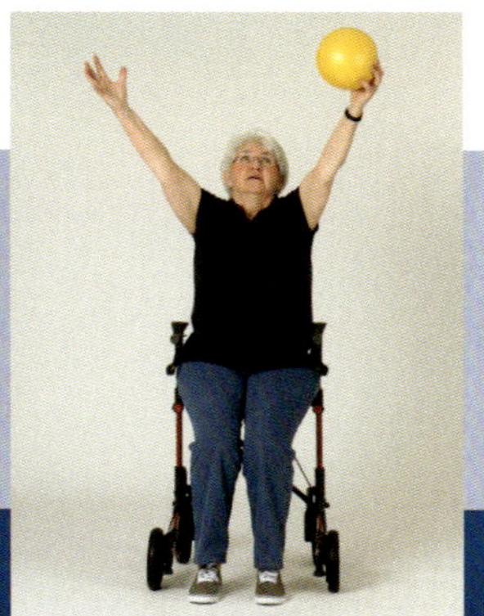

Rollator-Weg – Schwer:

Sichere Sitzposition – wie vorher – die Arme lang vor dem Körper und nach jeder Übergabe in Schulterhöhe weit auseinanderstrecken; die Übergabe erfolgt über dem Kopf.

Ziele: Hand- und Armkraft, Schulterbeweglichkeit

Ballklemme

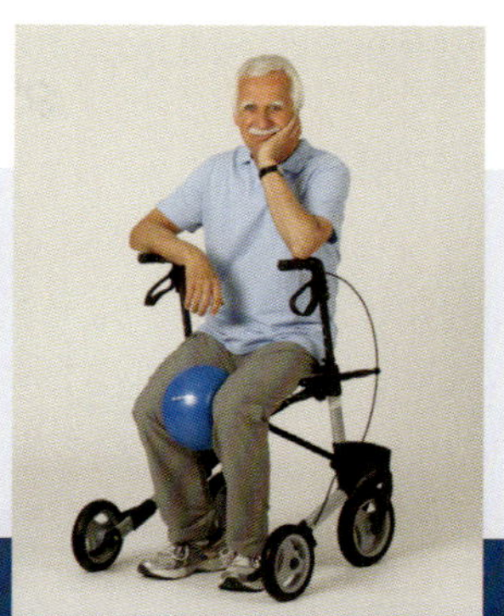

Rollator-Weg – Leicht:

Sichere Sitzposition – den Ball zwischen die Knie klemmen und halten.

Ziele: Oberschenkelmuskelkraft

Haupt-Rollator-Weg:

Sichere Sitzposition – den Ball zwischen die Knie klemmen und zusammendrücken, dabei die Füße enger zusammenstellen als die Knie.

Ziele: Oberschenkelmuskelkraft

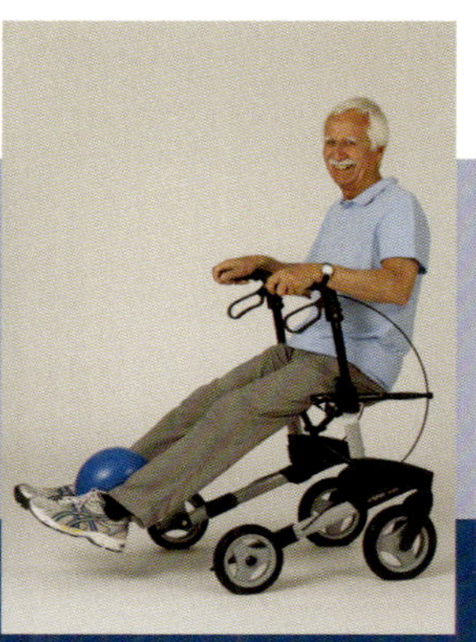

Rollator-Weg – Schwer:

Sichere Sitzposition – den Ball zwischen die Fußgelenke klemmen und zusammendrücken, die Knie bleiben auseinander (keine X-Beinstellung).

Ziele: Oberschenkel- und Bauchmuskelkraft

Bei den nächsten beiden Übungen ist der Ball voller aufgeblasen.

Ballspiel

Rollator-Weg – Leicht:

Sichere Sitzposition – den Ball hochwerfen und fangen.

Ziele: Schulterbeweglichkeit, Koordination

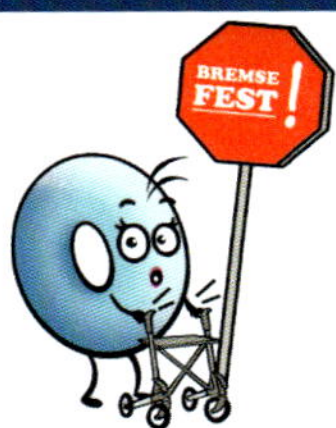

Haupt-Rollator-Weg:

Sichere Sitzposition – den Ball mit beiden Händen hochwerfen und fangen; abwechselnd mit einer Hand hochwerfen und mit einer bzw. beiden Händen auffangen.

Ziele: Schulterbeweglichkeit, Koordination, Reaktionsfähigkeit

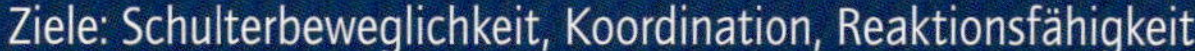

Rollator-Weg – Schwer:

Sichere Sitzposition – den Ball von einer Hand in die andere werfen; höher über den Kopf werfen und auffangen.

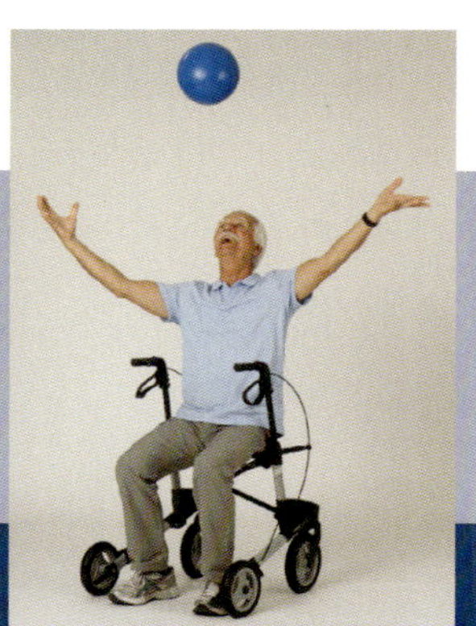

Ziele: Schulterbeweglichkeit, Koordination, Reaktionsfähigkeit

Handball

Die Teilnehmer sitzen sich in einer Gasse paarweise gegenüber. Anfangs sollten sich die Teilnehmer sowohl nebeneinander als auch gegenüber mit ausgestreckten Armen berühren können. Die Abstände werden nach und nach vergrößert.

Sind die Teilnehmer fit, kann die eine oder andere Übung auch im Stehen durchgeführt werden.

Rollator-Weg – Leicht:
Sichere Sitzposition – den Ball zum Partner gegenüber geben – mit beiden Händen, mit einer Hand, mit der anderen Hand.

Ziele: Schulterbeweglichkeit, Koordination, Reaktionsfähigkeit

Haupt-Rollator-Weg:
Sichere Sitzposition – dem Partner gegenüber den Ball zuwerfen und auffangen; 1 x auf dem Fußboden aufprellen lassen und auffangen.

Ziele: Armkraft, Schulterbeweglichkeit, Koordination, Reaktionsfähigkeit

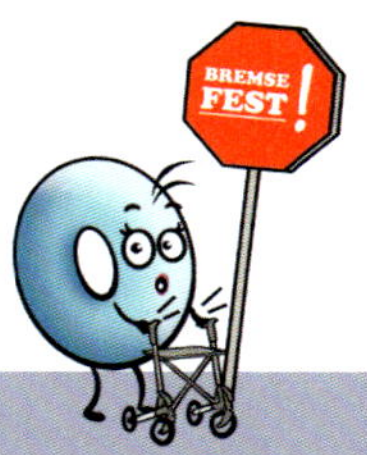

Rollator-Weg – Schwer:
Sichere Sitzposition – dem Partner gegenüber den Ball mit einer Hand zuwerfen; von unten oder oben werfen; mit einer Hand fangen.

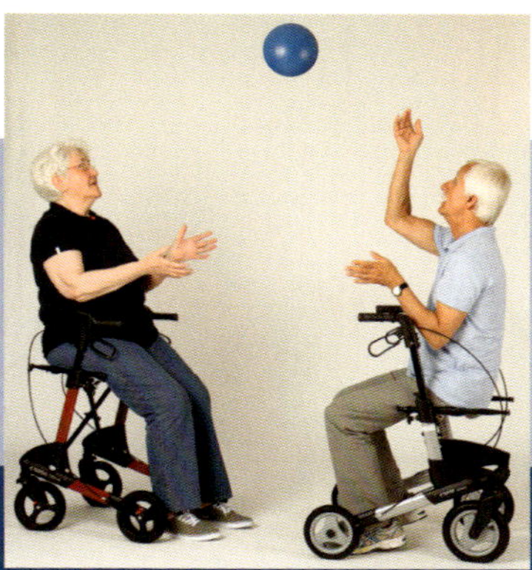

Ziele: Schulterbeweglichkeit, Koordination, Reaktionsfähigkeit

Variation 1:

Alle Bälle werden an einem Gassenende gesammelt.

Auf beiden Gassenseiten einen Ball von Nebenmann zu Nebenmann seitwärts weitergeben oder zuwerfen, bis alle Bälle am anderen Gassenende angekommen sind. Anschließend werden alle Bälle wieder zurückgegeben bzw. -geworfen.

Variation 2:

Alle Bälle sind an einem Gassenende. Jeweils ein Ball wird im Zickzack von einer Gassenseite zur anderen weitergegeben bzw. -geworfen. Anschließend werden alle Bälle wieder zurückgegeben bzw. -geworfen.

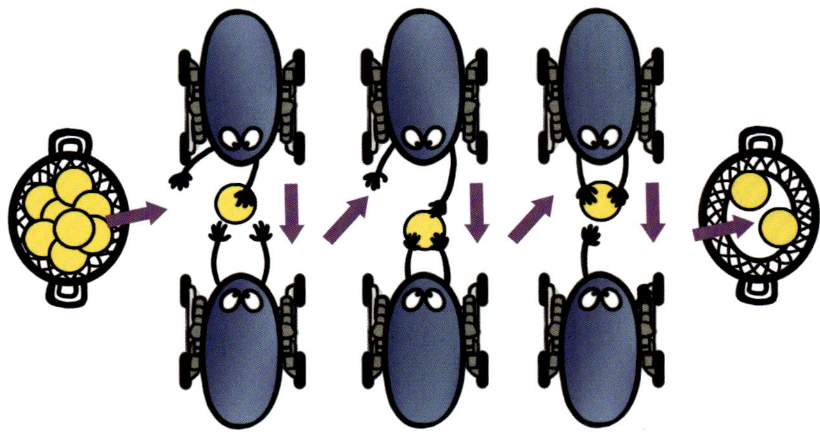

Thera®-Band (Latexbänder)

Die bunten, elastischen Thera®-Bänder werden im Sport und in der Physiotherapie zur allgemeinen körperlichen Ertüchtigung oder zum Muskel- und Krafttraining eingesetzt und finden in vielfältigen Übungsprogrammen Anwendung. Thera®-Bänder können gezielt zum Trainieren der Koordination genutzt werden.

Die verschiedenen Farben stehen für unterschiedliche Stärken der Bänder. Die Zuordnung der einzelnen Farben variiert von Hersteller zu Hersteller. Die Belastungsstärke lässt sich bei jedem Band variieren, wenn die Bänder kürzer oder länger gegriffen werden. Ein doppelt gefasstes Band erfordert einen größeren Kraftaufwand.

Für eine ROLLATOR-FIT®-Stunde eignen sich viele bekannte Übungen mit dem Thera®-Band im Sitzen bzw. im Stehen. Bei all den Übungen im Sitzen oder Stehen sind, wenn nicht anders angegeben, die Festellbremsen zu arretieren! Ältere Teilnehmer sollten eher die leichten Bänder nutzen und je nach Kraft die Länge variieren.

Bei den Übungen im Stehen am Rollator wird das Thera®-Band mit einem Thera®-Band-Clip (alternativ Gefrierbeutelverschlussklammern) verbunden und als Schlaufe genutzt. Liegt das Thera®-Band über einem oder beiden Rollator-Handgriffen, sollten die Teilnehmer sowohl das Thera®-Band als auch den Griff festhalten.

Zugband

Zuerst das Thera®-Band auf die Sitzfläche des Rollators legen, sodass links und rechts jeweils gleich lange Enden bleiben, sich dann auf den Rollator-Sitz und das Band setzen.

Rollator-Weg – Leicht:
Sicherer Sitz auf dem Sitz und dem Band – jedes Bandende in eine Hand nehmen, die Ellbogen bleiben am Körper, die Daumen nach außen und eine oder beide Hände Richtung Schultern ziehen.

Ziele: Arm- und Schultermuskelkraft

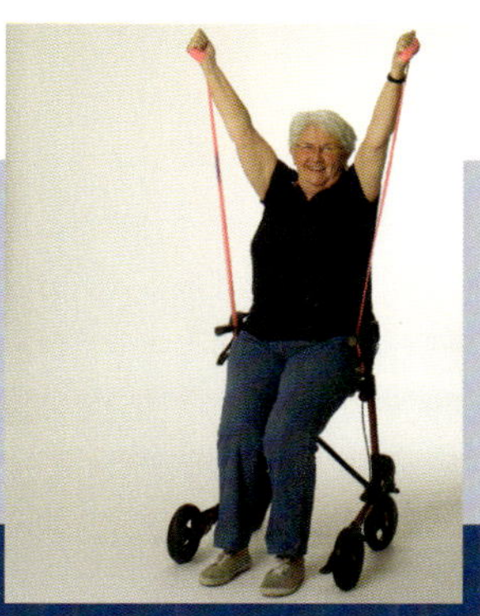

Haupt-Rollator-Weg:
Sicherer Sitz auf dem Sitz und dem Band – mit einer oder mit beiden Händen die Bandenden greifen, Daumen nach hinten und die Arme bis zur Schulterhöhe oder über den Kopf strecken.

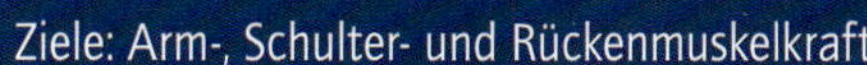
Ziele: Arm-, Schulter- und Rückenmuskelkraft

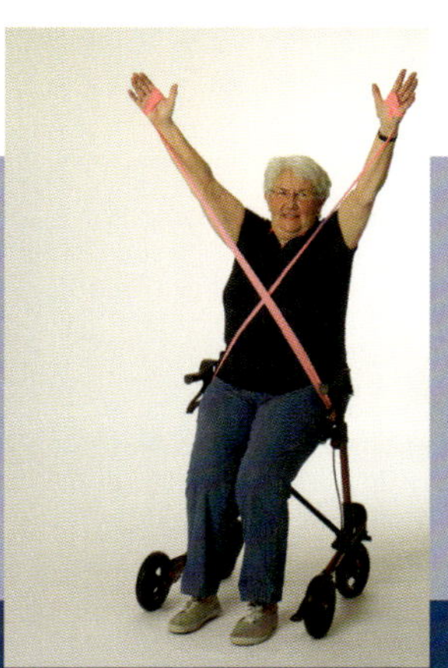

Rollator-Weg – Schwer:
Sicherer Sitz auf dem Sitz und dem Band – das Band mit beiden Händen über Kreuz greifen, Daumen nach hinten und die Arme bis zur Schulterhöhe oder über den Kopf strecken. Anspruchsvoller wird es, wenn die Bandenden kürzer gefasst oder stärkere Thera®-Bänder genutzt werden.

Ziele: Arm-, Schulter- und Rückenmuskelkraft

Knieautomat

Das Thera®-Band wird mit einem Clip zu einer Schlaufe verbunden und diese über beide Rollator-Handgriffe gelegt.

Rollator-Weg – Leicht:

Aus dem sicheren Stand 2 – das Knie vorn anheben und strecken.

Ziele: Knie- und Hüftbeweglichkeit, Gleichgewicht

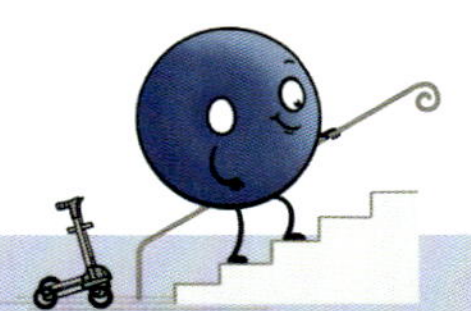

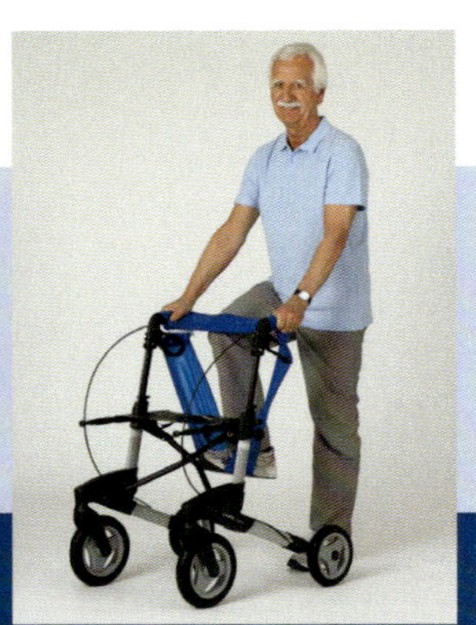

Haupt-Rollator-Weg:

Aus dem sicheren Stand 2 – mit einem Fuß in die untere Schlaufe treten, das Knie Richtung Boden strecken und wieder anziehen.

Ziele: Gleichgewicht, Knie- und Hüftstreckerkraft

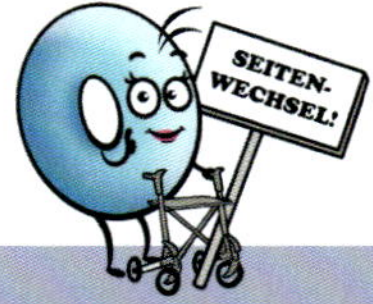

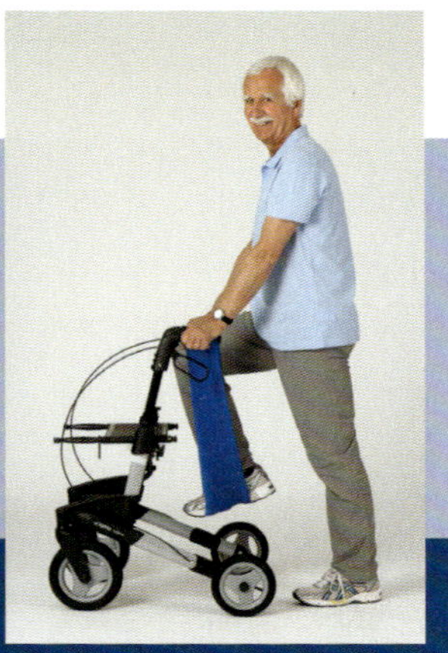

Rollator-Weg – Schwer:

Aus dem sicheren Stand 2 – erschwert wird die vorherige Übung, wenn man das Band verkürzt (ein- oder mehrmals um den Handgriff wickelt) oder mit einem Fuß in beide Schlaufen tritt, das Knie Richtung Boden strecken und wieder anziehen.

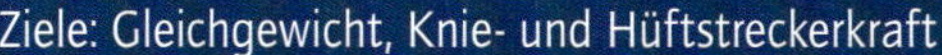

Ziele: Gleichgewicht, Knie- und Hüftstreckerkraft

Spreizautomat

Das Thera®-Band wird mit einem Clip zu einer Schlaufe verbunden und diese über einen der Rollator-Handgriffe gelegt.

Bei diesen Übungen darauf achten, dass das Becken gerade bleibt und nach vorn zeigt.

Rollator-Weg – Leicht:
Aus dem sicheren Stand 2 – ohne Thera®-Band – mit beiden Händen an den Griffen festhalten und ein Bein seitlich abspreizen.

Ziele: Beweglichkeit, Gleichgewicht, Koordination, Hüftmuskulatur, Standbeintraining

Haupt-Rollator-Weg:
Aus dem sicheren Stand 2 – das Thera®-Band über den rechten Handgriff hängen, den rechten Fuß in die Schlaufe stellen und dann das Bein gestreckt zur rechten Seite führen und wieder zurück.

Ziele: Beweglichkeit, Gleichgewicht, Koordination, Hüftmuskulatur, Standbeintraining

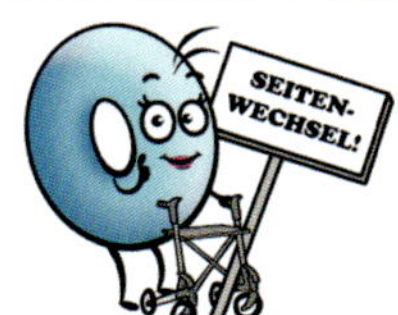

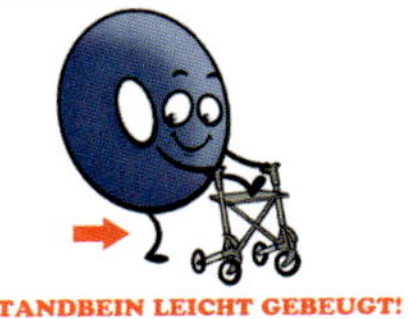

STANDBEIN LEICHT GEBEUGT!

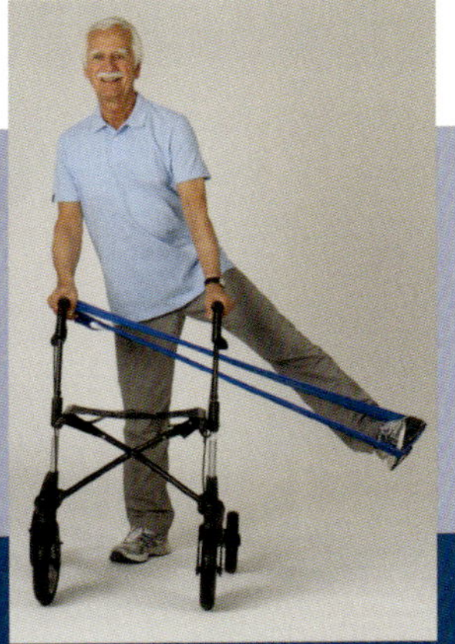

Rollator-Weg – Schwer:
Aus dem sicheren Stand 2 – das Thera®-Band über den rechten Handgriff hängen, den linken Fuß in die Schlaufe stellen und dann das linke Bein gestreckt zur linken Seite führen, halten und wieder zurückführen.

Ziele: Beweglichkeit, Gleichgewicht, Koordination, Hüftmuskulatur, Standbeintraining

Streckautomat

Das Thera®-Band wird mit einem Clip zu einer Schlaufe verbunden und diese über beide Rollator-Handgriffe gelegt – Griff und Band zusammen festhalten.

Bei diesen Übungen darauf achten, dass das Becken gerade bleibt und nach vorn zeigt.

Rollator-Weg – Leicht:
Aus dem sicheren Stand 2 – ohne Thera®-Band – sich mit beiden Händen an den Griffen festhalten und ein Bein nach hinten strecken.

Ziele: Beweglichkeit, Gleichgewicht, Koordination, Hüftstrecker, Standbeintraining

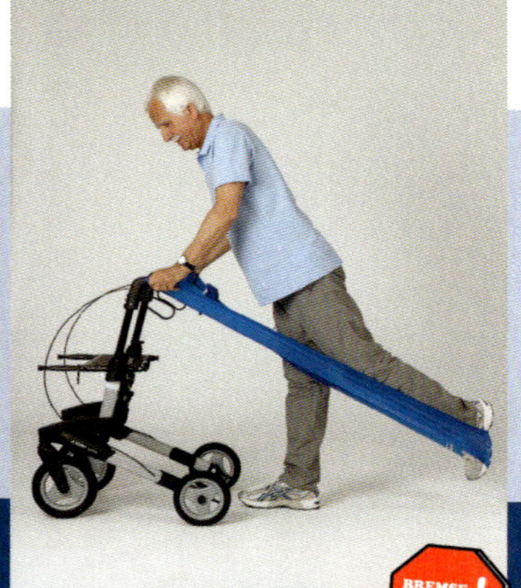

Haupt-Rollator-Weg:
Aus dem sicheren Stand 2 – das Thera®-Band über beide Handgriffe hängen, einen Fuß in die Schlaufe stellen und das Bein nach hinten strecken und wieder nach vorn anwinkeln.

Ziele: Beweglichkeit, Gleichgewicht, Koordination, Hüftstrecker, Standbeintraining

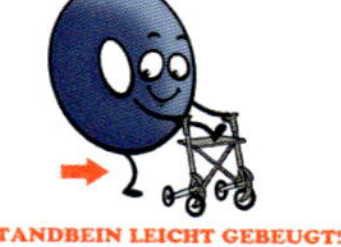

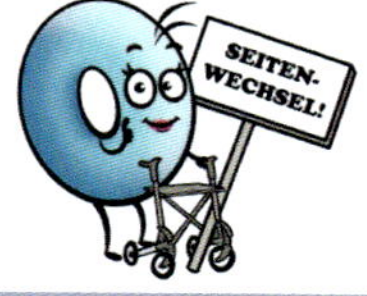

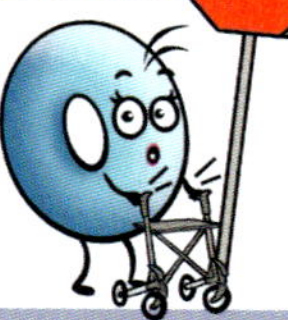

Rollator-Weg – Schwer:
Aus dem sicheren Stand 2 – das Thera®-Band über beide Handgriffe hängen, einen Fuß in die Schlaufe stellen und dann mit dem Bein „Radfahren".

Ziele: Beweglichkeit, Gleichgewicht, Koordination, Knie- und Hüftstreckerkraft, Standbeintraining

Freiheitsstatue in Bewegung

Das Thera®-Band wird mit einem Clip zu einer Schlaufe verbunden und diese über beide Rollator-Handgriffe gelegt.

Bei diesen Übungen darauf achten, dass das Becken gerade bleibt und nach vorn zeigt.

Rollator-Weg – Leicht:
Aus dem sicheren Stand 2 – ohne Thera®-Band – sich mit einer Hand festhalten und die andere Hand mit dem Daumen nach hinten, oben, schräg ausstrecken.

Ziele: Schulterbeweglichkeit, Armkraft

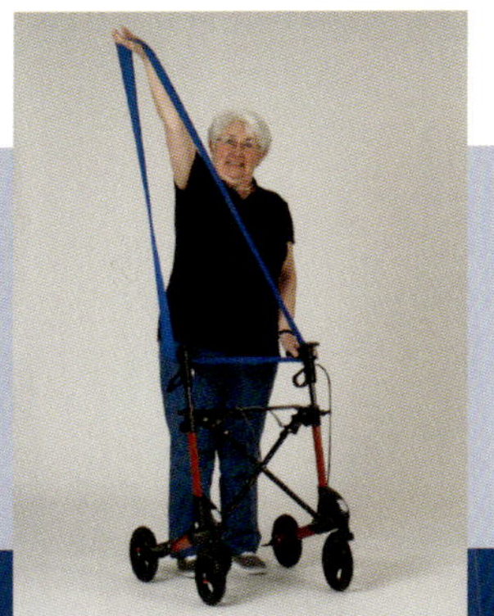

Haupt-Rollator-Weg:
Aus dem sicheren Stand 2 – das Thera®-Band über beide Handgriffe hängen, mit der rechten Hand in die Schlaufe fassen und mit dem Daumen nach hinten, oben schräg ausstrecken, halten und wieder zurückbewegen.

Ziele: Schulterbeweglichkeit, Armkraft

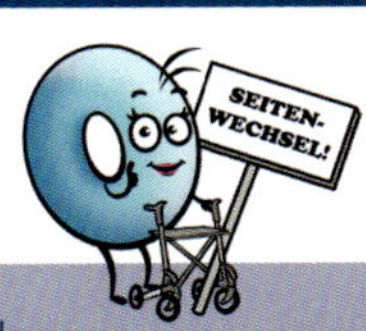

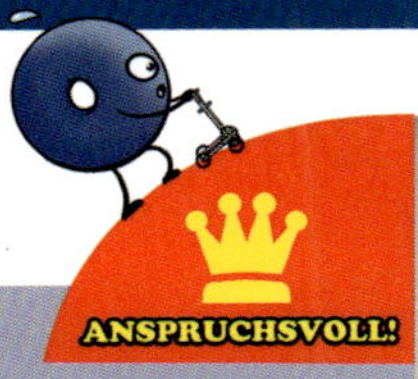

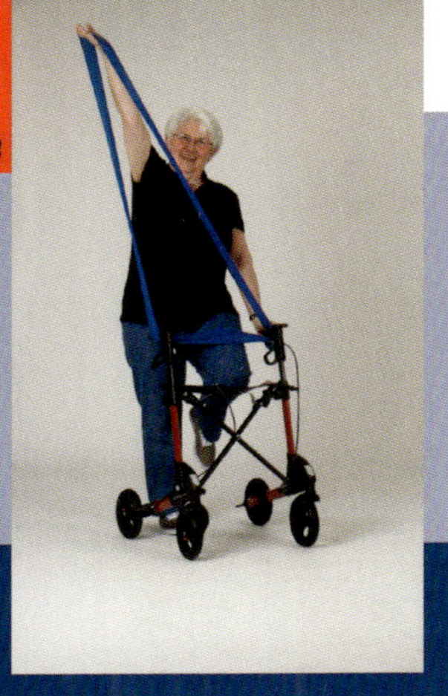

Rollator-Weg – Schwer:
Aus dem sicheren Stand 2 – das Thera®-Band über beide Handgriffe hängen, linkes Knie anheben, in die Schlaufe legen oder auf dem Rollator-Sitz ablegen. Mit der rechten Hand in die Schlaufe fassen und mit dem Daumen nach hinten, oben schräg ausstrecken, halten und Arm und Bein wieder zurückbewegen.

Ziele: Schulterbeweglichkeit, Armkraft, Gleichgewicht, Koordination, Standbeintraining

Soft-Frisbeescheiben

Soft-Frisbeescheiben sind von ihrer Beschaffenheit her völlig ungefährlich und können durch den Raum fliegen, am Boden Markierungen sein und sowohl um- als auch „überfahren" werden.

Einige Spielformen fördern den aufrechten Gang am Rollator, die Geschicklichkeit im Umgang mit dem Rollator und schulen die Orientierungs- und die Merkfähigkeit.

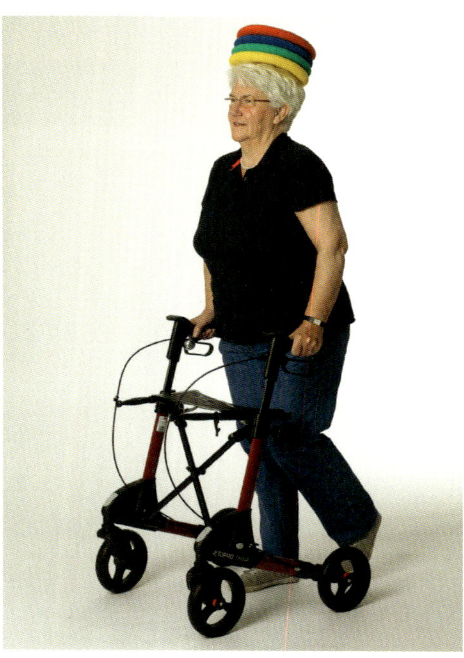

Auf dem Laufsteg

Beim Rollatieren durch den Raum trägt jeder Teilnehmer eine oder mehrere Frisbeescheiben auf dem Kopf.

Frisbeeslalom

Alle rollatieren um die auf dem Boden liegenden Frisbeescheiben herum.

Variation:
Sich im Sitzen auf dem Rollator rückwärts schieben oder vorwärts ziehen um die Frisbeescheiben herum.

Farbparcours

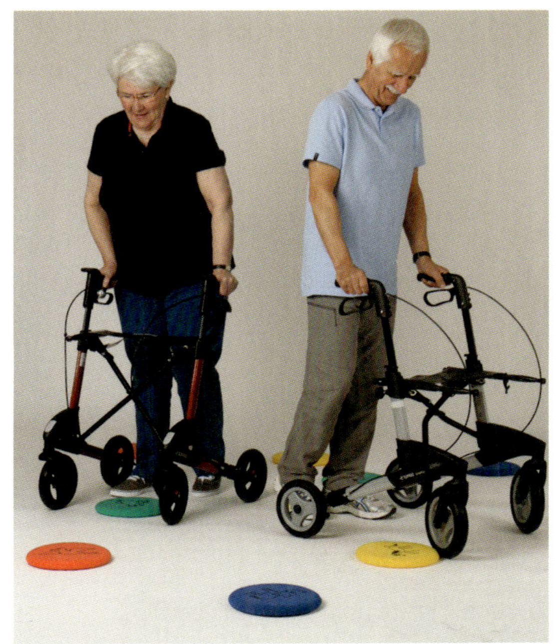

Mehrere verschiedenfarbige Frisbeescheiben werden hintereinander ausgelegt (2-2,5 m Abstand). Den jeweiligen Farben werden Aufgaben zugeordnet, z. B.:

Gelb – links oder rechts an der Scheibe vorbeirollatieren.

Grün – vorwärts über die Frisbeescheiben rollatieren.

Blau – rückwärts über die Frisbeescheiben rollatieren.

Rot – die Frisbeescheibe 1 x umrunden.

Farbparcours für Kenner

Ist der einfache „Farbparcours" geschafft, kommt eine neue Herausforderung:

Je nach der Raumgröße werden die unterschiedlichen Frisbeescheiben mit gutem Abstand im Raum verteilt. Nun rollatieren die Teilnehmer frei durch den Raum. Erreichen sie eine rote Frisbeescheibe, umrunden sie diese 1 x, erreichen sie eine blaue Scheibe, so drehen sie sich um und rollatieren rückwärts über die Scheibe usw.

Bevor es ein großes Chaos gibt, werden anfangs nur zwei verschiedene Farben ausgelegt und nach und nach wird mit einer weiteren Farbe ergänzt.

In kleinen Räumen rollatieren immer nur wenige Teilnehmer und die anderen haben Pause, singen oder klatschen den Takt.

Das ist mein Haus

Bei dieser Musik-Stopp-Spielidee ist Rollator-Geschicklichkeit, Ausdauer und Orientierung, vor allem aber die Konzentrationsfähigkeit und Gedächtnisleistung gefordert.

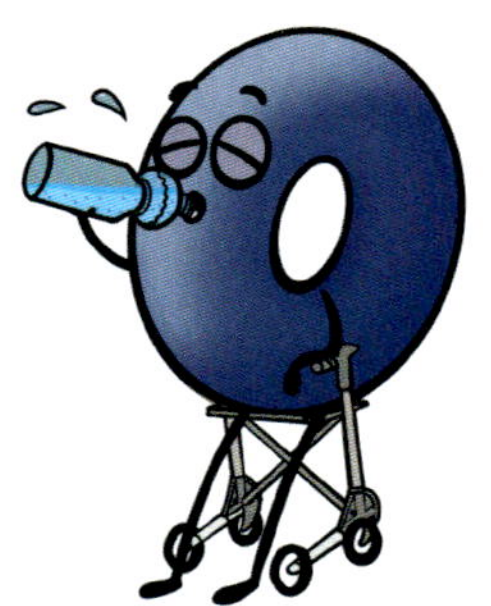

Musik: Musik zum Gehen, z. B. ADYA-Medley (s. S. 242)

Für jeden Teilnehmer liegt mindestens eine Frisbeescheibe am Boden, alle gut verteilt im Raum. Zur Musik rollatieren alle durcheinander um die Scheiben herum. Bei Musikstopp sucht sich jeder eine Scheibe aus und bleibt dort stehen.

Musikstopp – „Das ist **dein Haus!** Merke dir die Farbe und gut den Platz, an dem es ist, damit du es wiederfindest."

Zur Musik weiter rollatieren . . . bei . . .

Musikstopp – das eigene Haus wiederfinden . . .

Zur Musik weiter rollatieren . . . bei . . .

Musikstopp – eine andere Frisbeescheibe aussuchen und dort stehen bleiben.

„Das ist das **Haus der Großeltern!**"

Zur Musik weiter rollatieren . . . bei . . .

Musikstopp – das eigene oder ein anderes Haus auf Ansage wiederfinden . . . usw.

Das nächste neu ausgesuchte Haus könnte das Haus der **besten Freundin**, **der Kinder** oder **Enkelkinder** oder die **Schule** o. Ä. sein. Je mehr Merkposten hinzukommen, umso schwieriger wird das Suchen und Finden.

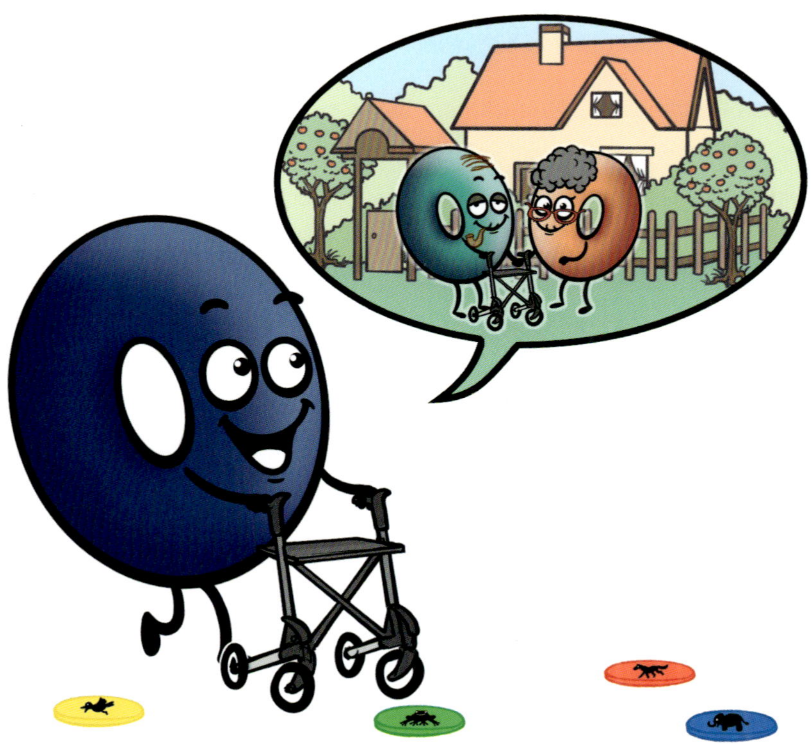

Handtücher

Handtücher oder andere Alltagsmaterialien finden ihren Einsatz in einer Rollator-Stunde auch unter dem Aspekt der Übertragbarkeit der Übungen für Aktivitäten zu Hause. Tägliche Wiederholung macht fit und hält mobil!

Mit normalen Handtüchern, die auch gern etwas größer sein dürfen (Duschhandtuch), geht es in „Die gute alte Waschküche". Die folgenden Übungen, die ein Thema haben bzw. in eine Geschichte verpackt sind, regen zu Gesprächen über die „gute alte Zeit" an. Bewegungsgeschichten schaffen immer eine besondere Atmosphäre, die Teilnehmer sind dabei gleichzeitig aktiv und merken oft gar nicht, wie viele Wiederholungen sie leisten und mit welcher Intensität sie dabei sind – der Übungseffekt ist größer.

Die nachfolgenden Übungen sind im Sitzen auf dem Rollator beschrieben, können je nach Leistungsfähigkeit der Teilnehmer z. T. auch im Stehen ausgeführt werden. Die Rollatoren stehen sich paarweise gegenüber, wenn der Raum es zulässt, in einer Gasse.

Wäsche vorbereiten

- Sichere Sitzposition – die Handtücher ausschütteln bzw. ausschlagen – mit beiden Händen; abwechselnd mit einer Hand; dabei an einer Ecke festhalten; an der kurzen oder langen Seite anfassen.
- Sichere Sitzposition – die Handtücher auf den Oberschenkeln ausbreiten (quer oder längs) und mit den Fingern/Händen zusammenraffen, im Wechsel mit einer Hand, mit beiden Händen parallel.

Vorwaschgang

- Sichere Sitzposition – das Handtuch vor dem Körper „durch das Wasser" ziehen/hin- und herschwenken; abwechselnd mit einer oder mit beiden Händen; das Handtuch tief unten – kurz über dem Boden ziehen/schwenken.

Hauptwaschgang

- Sichere Sitzposition – das Handtuch wie auf einem Waschbrett über die Oberschenkel „schrubbeln“, tief ins Wasser tauchen und wieder „schrubbeln“.
- Sichere Sitzposition – **paarweise** beide Handtücher (jeweils an einer Ecke) anfassen und dicht über dem Boden „durchs Wasser ziehen“, sie von links nach rechts bewegen.

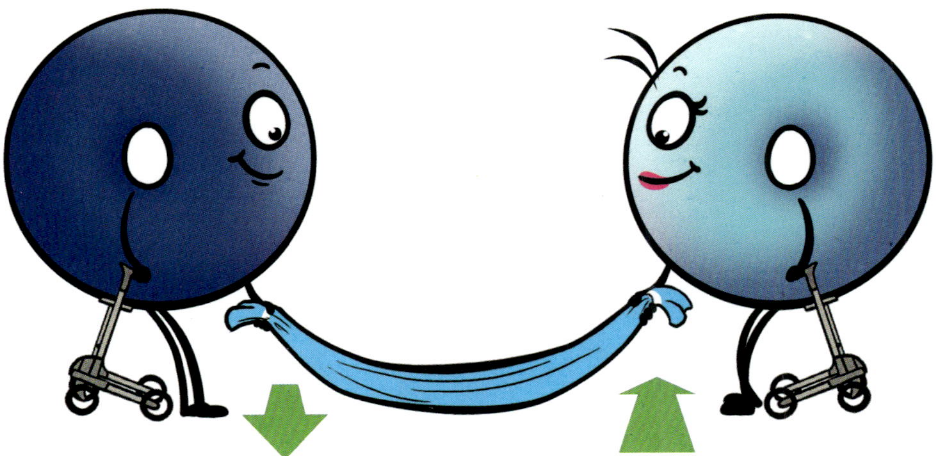

Spülen

- Sichere Sitzposition – das Handtuch in einer liegenden Acht „durchs Wasser“ ziehen; abwechselnd mit einer Hand oder mit beiden Händen.

Auswringen

- Sichere Sitzposition – das Handtuch zusammenrollen und mit beiden Händen auswringen; paarweise gegenüber ein oder beide Handtücher auswringen.

Schleudern

- Sichere Sitzposition – das Handtuch vor dem Körper abwechselnd mit einer Hand oder mit beiden Händen kreiseln lassen; dabei das Handtuch quer oder lang halten.

Trockenleine

- Sichere Sitzposition – **paarweise** beide Handtücher an den Ecken anfassen und so hoch wie möglich halten. Während die Gruppe die Wäsche in den Wind hält bzw. schwingt, rollatieren immer zwei Teilnehmer hintereinander „als Wind" durch die Gasse – rollatieren im Stehen, im Sitzen vor- oder rückwärts unter den Handtüchern hindurch.

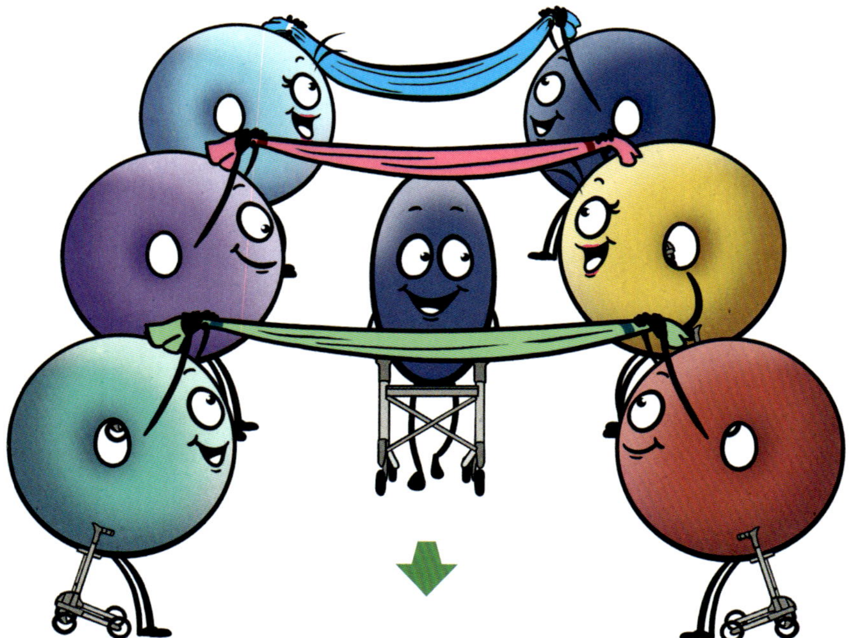

Wäschetrockner

- Sichere Sitzposition – die Handtücher mit wechselnden Händen wie ein Lasso hoch über dem Kopf schleudern.

Recken und strecken

- Sichere Sitzposition – **paarweise** ein Handtuch halten und auseinanderziehen/recken und strecken – abwechselnd links/rechts diagonal; das Handtuch mit beiden Händen zusammenraffen; das Handtuch zusammenlegen/falten.

Wäschetransport

- Rollatieren mit einem oder mehreren gefalteten Handtüchern auf dem Kopf; Übergabe an den Partner oder andere Gruppenmitglieder.
- Sichere Sitzposition – paarweise in der Gasse ein Handtuch an allen vier Ecken halten. Ein gefaltetes Handtuch (alternativ Zeitungspapierball, Luftballon, Bohnensäckchen, Kissen) wird von einem Handtuch zum nächsten weitergegeben oder geworfen.

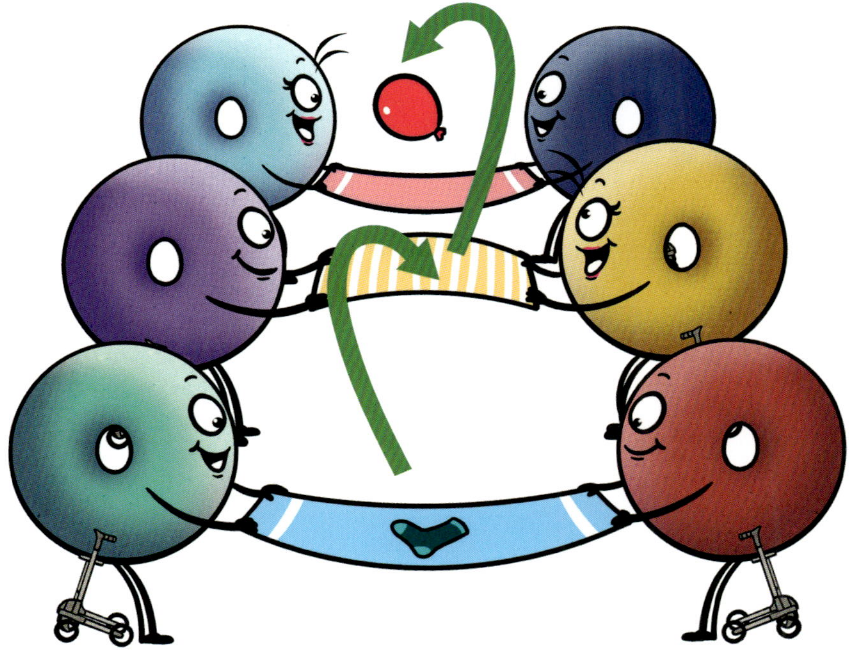

So wird die Wäsche wieder schmutzig . . .

- Sichere Sitzposition – das Handtuch auf den Boden legen und mit den Füßen vor- und zurück- oder seitwärts hin- und herwischen.
- Sichere Sitzposition – das Handtuch auf den Boden legen und barfuß mit den Zehen zusammenraffen oder anheben.

Zu einigen Aktivitäten in „Die gute alte Waschküche" erklingt das traditionelle Lied:

„Zeigt her Eure Füße, zeigt her Eure Schuh
und sehet den fleißigen Waschfrauen zu . . .
Sie waschen, sie waschen . . . immerzu."

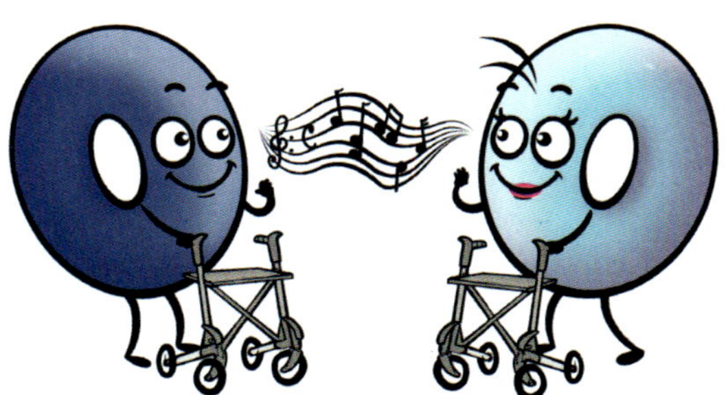

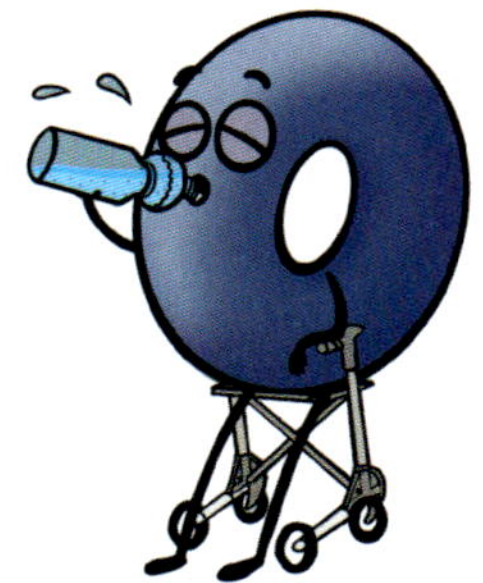

Sitzball

Eine nicht alltägliche Bewegungserfahrung sammelt der Rollator-Nutzer auf einem Sitzball. Weil das fröhliche Wippen auf dem Sitzball Spaß macht, entspannen sich hauptsächlich die Gesichtsmuskeln und der gesamte Körper wird gelockert.

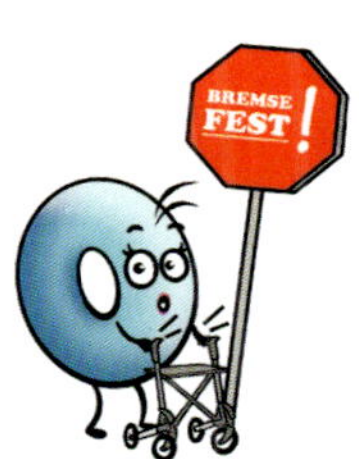

Der Sitzball (bitte die Größe des Balls dem jeweiligen Teilnehmer anpassen, d. h., im Sitzen müssen die Füße sicher auf dem Boden stehen können) liegt auf einer Ballschale **in einer Raumecke!!!**

Sitzballwippe

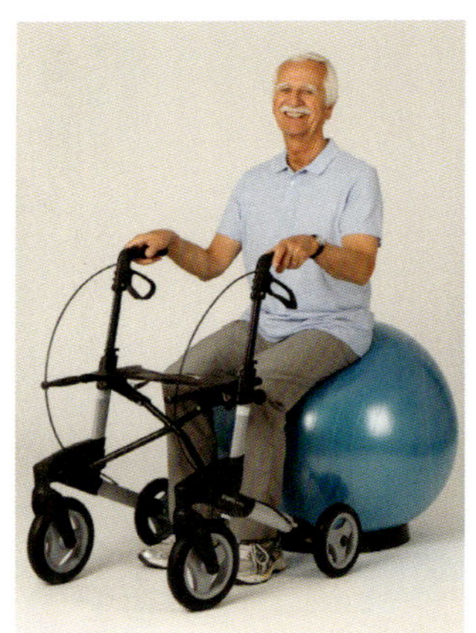

- Der Rollator-Nutzer rollatiert rückwärts an den Ball heran, arretiert die Feststellbremsen, setzt sich langsam auf den Sitzball, hält sich weiter an den Rollator-Griffen fest und beginnt, auf dem Ball zu wippen – beide Füße bleiben dabei fest auf dem Boden. Nur wer sich sicher fühlt, solle diese Übung probieren.

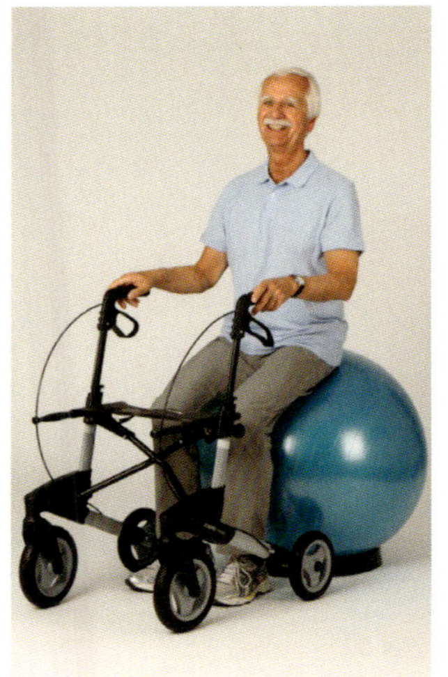

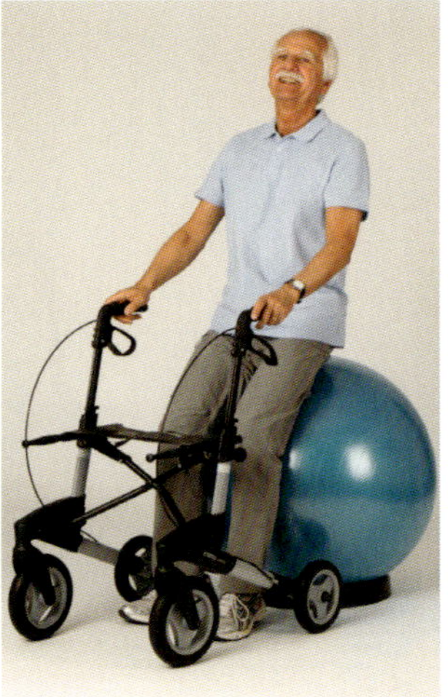

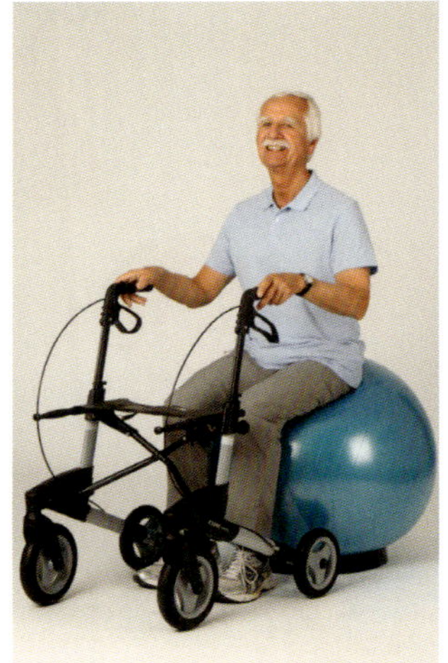

Auf dem Sitzball kreisen

- Der Rollator-Nutzer rollatiert rückwärts an den Ball heran, arretiert die Feststellbremsen, setzt sich langsam auf den Sitzball, hält sich weiter an den Rollator-Griffen fest und beginnt, mit dem Gesäß auf dem Ball zu kreisen. Beide Füße bleiben fest auf dem Boden.

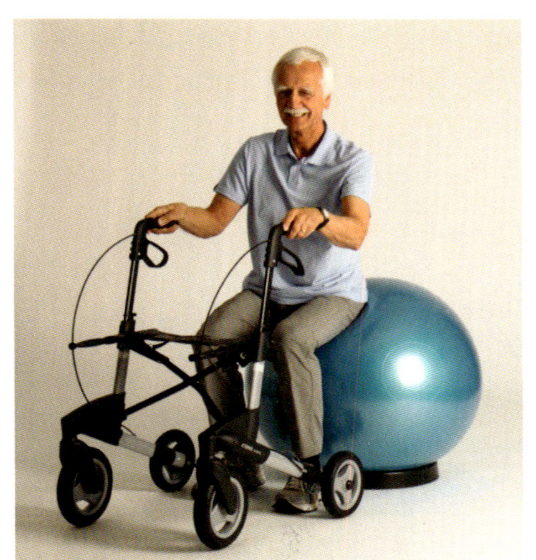

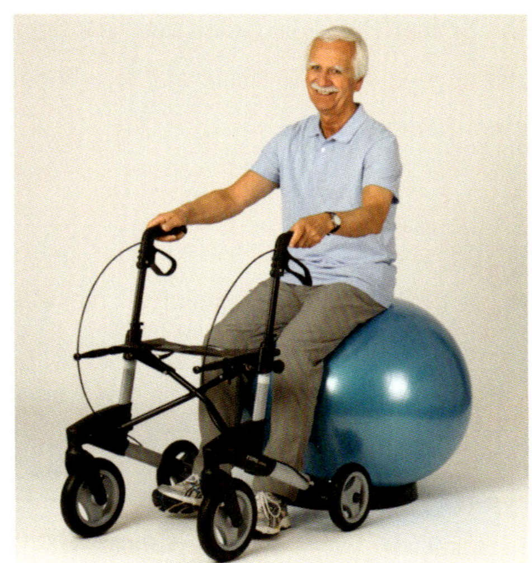

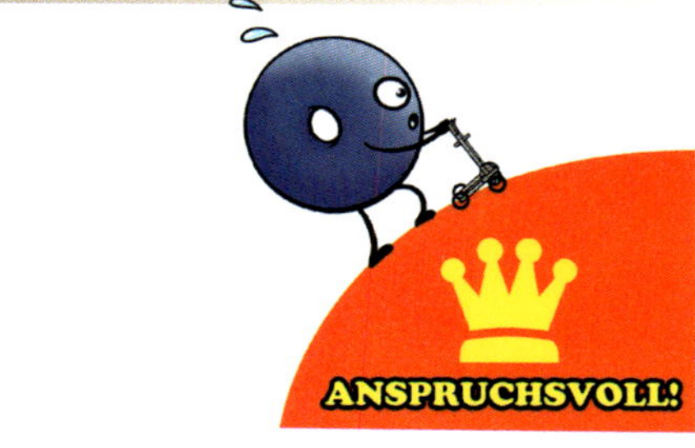

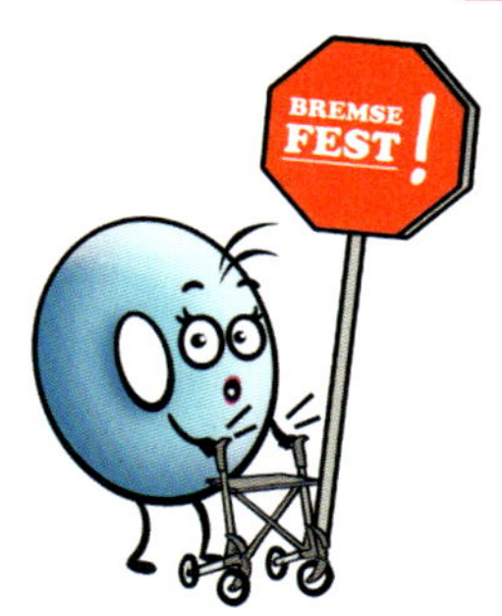

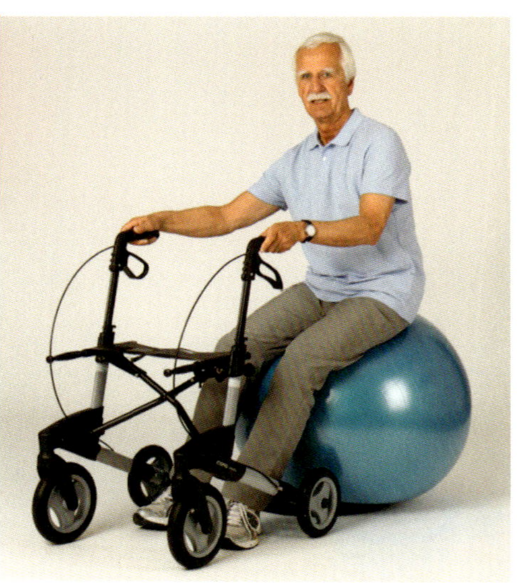

6.6 TANZFORMEN MIT DEM ROLLATOR

Tanzen macht Spaß! – Tanzen hält fit! – Das ist unumstritten.

„So lange meine Beine noch mitmachen," hört man von vielen älteren Menschen.

„Mit dem Rollator geht es noch länger und leichter," behaupten wir.

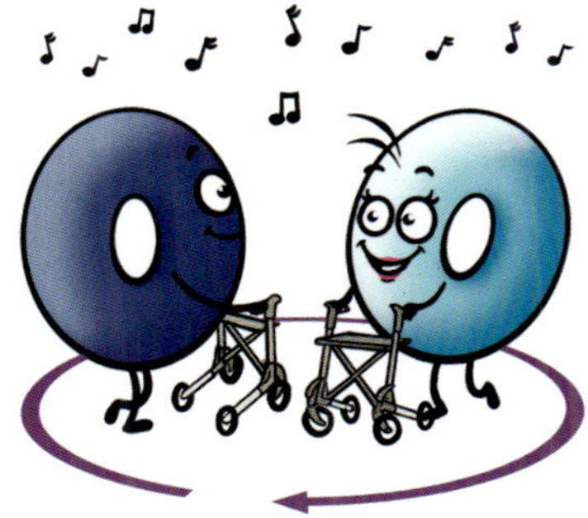

Viele Formen des Tanzes bieten sich auch für den Rollator-Nutzer an. Unterschiedliche Elemente aus dem weiten Feld des Tanzes bereichern das Bewegungsangebot jeder Rollator-Gruppe – angefangen mit freien, rhythmischen Bewegungsformen zur Musik, über Sitz- oder Kreistänze, funktionieren auch Linedance, Gruppentanz, Polonaise, Mixer, Squaredance und Paartanz. Ob im langsamen Walzerschritt oder flottem Rock 'n' Roll-Hüpfer getanzt wird, hängt von der Fitness, der Kondition und den Vorlieben der jeweiligen Gruppe ab. Zum Üben sollte die Musik langsamer sein, jede Temposteigerung belastet, aber trainiert auch das Herz-Kreislauf-System.

Der Rollator gibt den Teilnehmern dabei Halt und Sicherheit und führt bei entsprechender Musik zu eher leichtfüßigen und fließenden bis hin zu schwungvolleren Bewegungen. Musik geht eben ins Blut.

Vermutlich werden die nachfolgenden Praxisbeispiele aufgrund der Raumgröße nicht überall durchführbar sein, die Gruppe kann dann halbiert werden und abwechselnd tanzen. Während die eine Hälfte im Raum unterwegs ist, sitzen die anderen Teilnehmer auf dem Rollator, begleiten das Geschehen aktiv durch Singen, Klatschen oder mit anderen (Körper-)Instrumenten, bewegen sich im Rhythmus der Musik mit Zusatzmaterialien oder führen gleichzeitig Übungen im Sitzen aus.

Musik-Stopp-Spielideen

Musik: Musik zum Gehen (s. S. 242), „Leben ist schön"
Musik zum Mitsingen (s. S. 246) „Jetzt fahr'n wir über'n See"

Bewegungsaufgaben:
Alle Teilnehmer rollatieren kreuz und quer durch den Raum. Bei Musikstopp wird eine der folgenden Aufgaben gelöst, anschließend mit Musik weiter rollatiert:

Zur Begrüßung:

- Einem Gegenüber (allen Teilnehmern) zunicken; vor dem Gegenüber pantomimisch den Hut ziehen.
- Vor einem anderen stehen bleiben, sich per Handschlag (evtl. mit Namen) begrüßen; sich kurz vorstellen; sich über die schönste Glücksminute von gestern unterhalten.
- Vor einem Teilnehmer stehen bleiben, der die gleiche Farbe an seiner Kleidung hat.
- Vor einem Teilnehmer stehen bleiben, der einen gleichen Buchstaben in seinem Namen hat; der im gleichen Monat Geburtstag hat.
- Mit etwas Geschick begrüßen sich zwei Teilnehmer Schulter an Schulter oder Fuß an Fuß.
- Aus der Bewegung sofort stehen bleiben, Bremse ziehen und lächelnd „einfrieren".
- Zwei Teilnehmer stehen sich gegenüber und schieben zuerst die rechten Vorderräder zueinander und wechseln dann zu den linken Vorderrädern.

Bitte die einzelnen Aufgaben mehrmals hintereinander wiederholen. Sie fördern die Geschicklichkeit im Umgang mit dem Rollator und die Reaktionsfähigkeit der Teilnehmer. Jeder Einzelne kann Erfolgserlebnisse sammeln und Sicherheit gewinnen. Für das soziale Miteinander in der Gruppe geben diese Übungen Chancen zum Kennenlernen, zu mehr Kommunikation, zu neuen oder intensiveren Kontakten, zu mehr Aufmerksamkeit und Achtsamkeit füreinander.

Rollator-Polonaise

Musik: Volkslieder (s. S. 247f.), z. B. Wanderlieder-Medley

Die meisten bekannten Polonaisefiguren können auch mit dem Rollator ausgeführt werden, hier sind der Fantasie der Gruppenleiter keine Grenzen gesetzt.

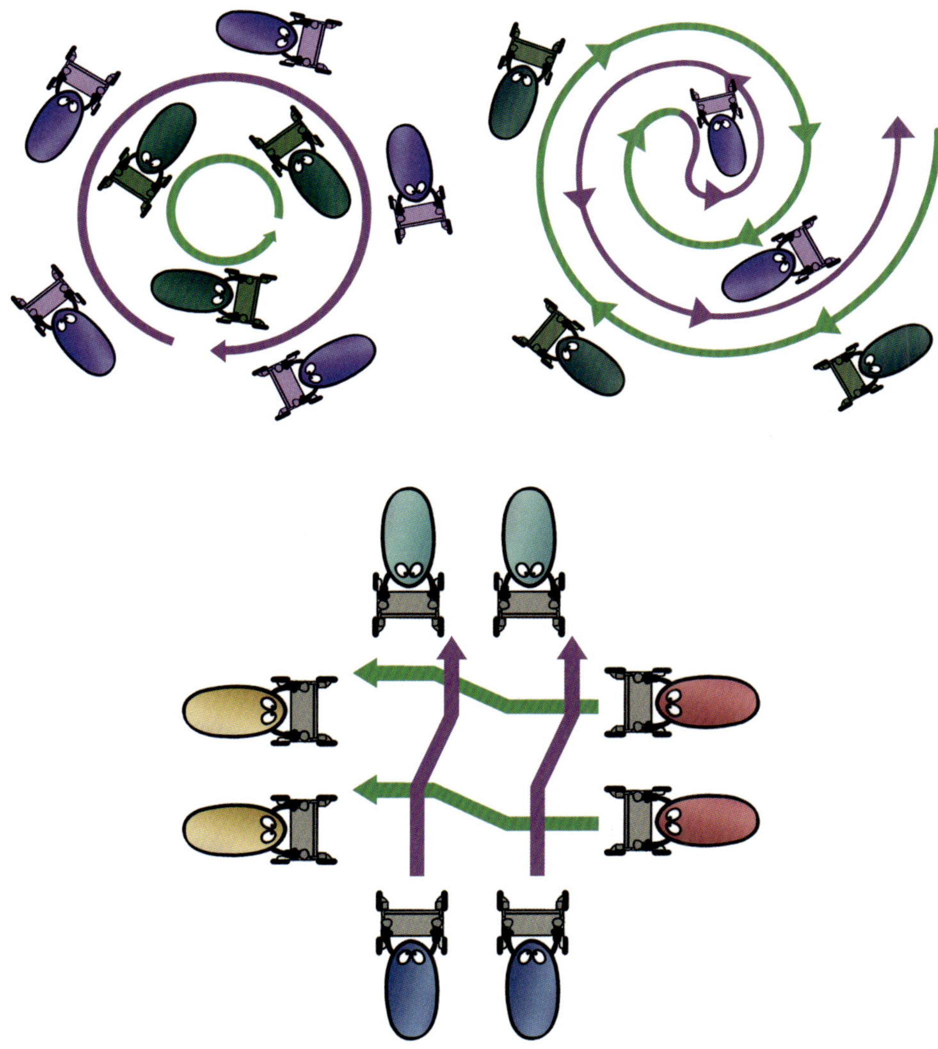

Leben ist schön

Kanon zu 4 Stimmen

Axel Pätz

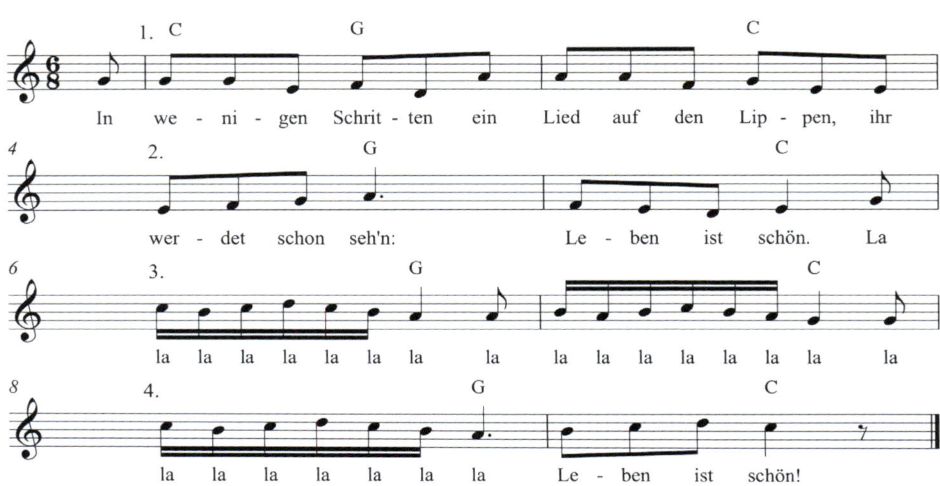

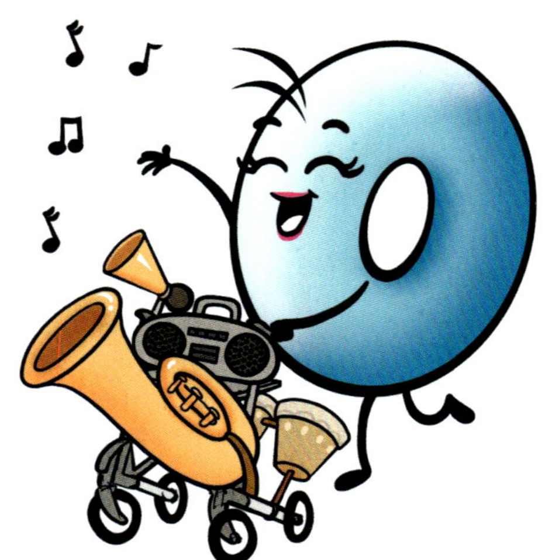

GEMA Werk Nr.: 101003374
www.axelpaetz.de

Leben ist schön! – ein Kanon in Bewegung

Ein neues Lied – im Sitzen oder Stehen am Rollator lernen alle das Lied, singen es einfach nur so oder schon als Kanon.

Text:

„In wenigen Schritten ein Lied auf den Lippen,
Ihr werdet schon seh'n, Leben ist schön.
La la la la la la la la, La la la la la la la la,
La la la la la la la la, Leben ist schön!"

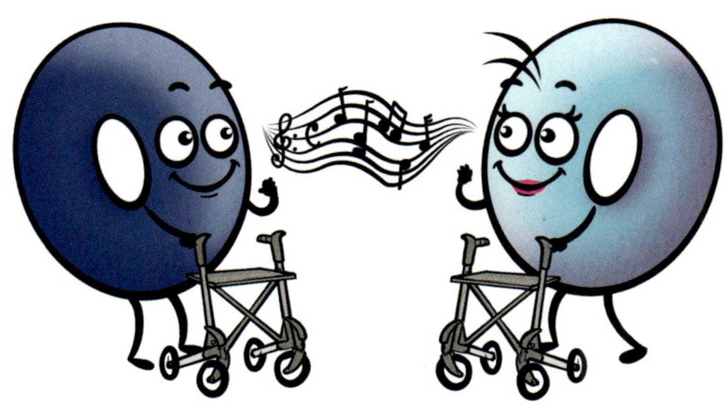

Das Lied in Bewegung:

Alle gehen auf der Kreisbahn vorwärts.

Zu Zeile 1 und 2: *Acht Schritte vorwärts rollatieren auf der Kreisbahn.*

Zu Zeile 3 und 4: *Mit acht Schritten eine ganze Drehung mit dem Rollator gehen – rechts- bzw. linksherum.*

Der Kanon in Bewegung

Alle Teilnehmer stehen mit ihrem Rollator und Blick zur Mitte im großen Kreis.

Zeile 1: Vier Schritte rückwärts rollatieren.

Text: In we - nigen Schrit - ten ein Lied auf den Lip- pen,

Füße: links rechts links rechts

Zeile 2: Vier Schritte vorwärts zum Ausgangspunkt zurück.

Text: ihr wer - det schon seh'n: Le - ben ist schön!

Füße: links rechts links rechts

Zeile 3: Vier Schritte vorwärts in die Kreismitte, bei jedem Schritt eine Achteldrehung mit dem Rolltor (links Schritt – eine Achteldrehung nach links mit dem Rollator . . .) und den Oberkörper bewusst mitschwingen lassen.

Text: La la la la la la la la, La la la la la la la la,

Füße: links rechts links rechts

Zeile 4: Zwei Schritte rückwärts und 4 x Stampfen am Ausgangspunkt.

Text: La la la la la la la la, Leben ist schön!"

Füße: links rechts links, rechts, links rechts

Zweierkanon – Die Gruppe wird halbiert, die zweite Gruppe beginnt, wenn die Ersten die dritte Zeile singen.

Viererkanon – Es werden vier Gruppen eingeteilt und in der zweiten, dritten und vierten Zeile setzt jeweils die neue Gruppe ein.

Betrachtet man diese Choreografie von außen bzw. von oben, so entsteht eine wunderschöne Wellenbewegung.

Tanzen am stehenden Rollator

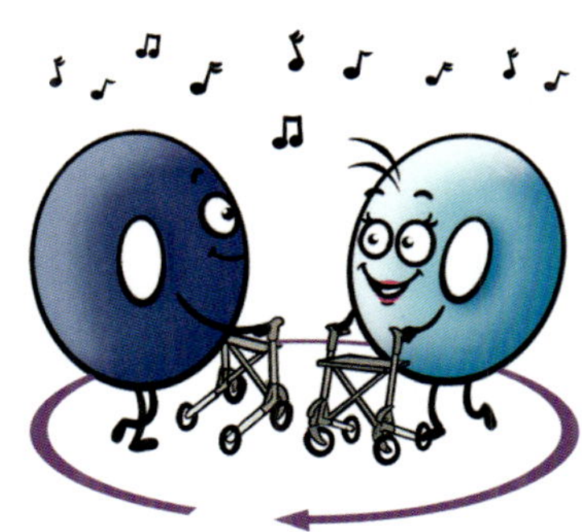

Musik: Musik für Rollator-Tanz (s. S. 244f.)

Alle Teilnehmer stehen im Kreis mit dem Blick zur Mitte. Die Feststellbremsen werden arretiert und alle halten sich an den Handgriffen fest. In dieser Position werden verschiedene Schrittformen ausprobiert:

Pendelschritt

Aus dem sicheren Stand 2 – mit dem rechten Fuß einen kleinen Schritt rechts seitwärts (belasten), den linken Fuß daneben auftippen (ein Pendelschritt), dann sofort links seitwärts setzen (belasten) und rechts auftippen usw.

Vorwärts-rückwärts

Aus dem sicheren Stand 1 – mit rechts einen Schritt vorgehen (belasten), linken Fuß neben dem rechten auftippen, dann links zurücksetzen (belasten) und den rechten daneben auftippen, wieder rechts vor usw.; anschließend beginnt der linke Fuß.

Hacke-Spitze

Aus dem sicheren Stand 1 – auf dem Standbein stehen und mit dem anderen Fuß abwechselnd Hacke und Spitze aufsetzen, Beinwechsel.

„Hacke-Spitze 1, 2, 3"

Aus dem sicheren Stand 1 – auf dem linken Fuß stehen, mit dem rechten Fuß 2 x Hacke-Spitze nach vorn, bei 1 den rechten Fuß aufstampfen, bei 2 den linken Fuß aufstampfen, bei 3 den rechten Fuß aufstampfen, dann mit links von vorn 2 x Hacke-Spitze usw.

Rumba

Aus dem sicheren Stand 2 – die Füße gehen immer abwechselnd wie auf einem Viereck zwischen den Rädern – rechts vor, links zur Seite, rechts ran, links zurück, rechts zur Seite, links ran und von vorn . . . das Ganze im Rumbarhythmus, d. h. lang, schnell, schnell, lang, schnell, schnell, lang . . .

Ein Rollator-Blues

Musik: Musik für Rollator-Tanz (s. S. 244f., Blues), z. B. „Sentimental Journey"

Während des Rollator-Blues stehen alle im Kreis mit dem Blick zur Mitte und die Rollatoren sind die ganze Zeit gebremst. Der Rollator-Blues setzt sich aus drei Grundschritten zusammen:

1. Ein **Nachstellschritt seitwärts** – links seit, rechts Schluss (= rechts ransetzen und belasten) oder rechts seit, links Schluss.
2. Ein **Seitschritt mit Tap** – links seit, rechts Tap (= rechts ransetzen ohne Belastung).
3. Ein **Pendelschritt** – links seit, rechts Tap oder rechts seit, links Tap.

Vorübung aus dem sicheren Stand 2

- Ein Nachstellschritt links seitwärts, dabei die rechte Hand lösen und zum linken Griff fassen, die linke Hand loslassen.
- Ein Seitschritt mit Tap und bei Bedarf mit der linken Hand den rechten Griff des Nachbarn ergreifen.
- Ein Nachstellschritt nach rechts.
- Ein Seitschritt mit Tap, beide Griffe des eigenen Rollators wieder anfassen.

Achtung, kleine Schritte! Anfangs sollte mehrmals die gleiche Seite wiederholt werden, bevor die andere Seite geübt wird.

Zu beiden Seiten mit Pendelschritten

Sind die Nachstellschritte zu beiden Seiten sicher, werden sie mit drei Pendelschritten kombiniert:

- Ein Nachstellschritt links und ein Seitschritt links mit Tap (Hände wie oben).
- Ein Nachstellschritt rechts und ein Seitschritt rechts mit Tap.
- Drei Pendelschritte in der Rollator-Mitte – links Tap, rechts Tap, links Tap.
- Ein Nachstellschritt rechts und ein Seitschritt rechts mit Tap.
- Ein Nachstellschritt links und ein Seitschritt links mit Tap (Hände wie oben).
- Drei Pendelschritte in der Rollator-Mitte – links Tap, rechts Tap, links Tap.

Diese Schrittkombination immer im Wechsel tanzen.

Im Kreis mit Blick zur Mitte

- Drei Nachstellschritte links und ein Seitschritt links mit Tap zum Nachbar-Rollator.
- Zwei Pendelschritte am Nachbar-Rollator.
- Drei Nachstellschritte rechts und ein Seitschritt rechts mit Tap zurück zum eigenen Rollator.
- Drei Pendelschritte am eigenen Rollator.
- Drei Nachstellschritte rechts und ein Seitschritt rechts mit Tap zum Nachbar-Rollator.
- Zwei Pendelschritte am Nachbar-Rollator.
- Drei Nachstellschritte links und ein Seitschritt links mit Tap zurück zum eigenen Rollator.

Diese Schrittkombination immer im Wechsel tanzen.

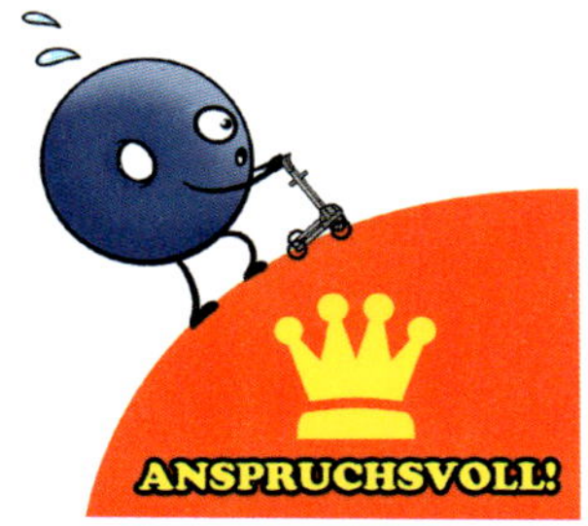

Mit „Köpfchen"

Alle stehen auf der Kreisbahn mit dem Blick zur Mitte und bewegen sich im Uhrzeigersinn.

Teil 1:

- Drei Nachstellschritte links und ein Seitschritt links mit Tap zum ersten Nachbarn.
- Zwei Pendelschritte am Rollator des ersten Nachbarn.
- Drei Nachstellschritte rechts und ein Seitschritt rechts mit Tap zurück.
- Zwei Pendelschritte am eigenen Rollator.

Teil 2:

- Sieben Nachstellschritte und ein Seitschritt links mit Tap zum zweiten linken Nachbarn.
- Zwei Pendelschritte am Rollator des zweiten Nachbarn.
- Sieben Nachstellschritte und ein Seitschritt rechts mit Tap zum eigenen Rollator zurück.
- Zwei Pendelschritte am eigenen Rollator.

Teil 3:

- 11 Nachstellschritte links und ein Seitschritt links mit Tap zum dritten linken Nachbarn.
- Zwei Pendelschritte am Rollator des dritten Nachbarn.
- 11 Nachstellschritte und ein Seitschritt rechts mit Tap zurück usw.

Mit ein bisschen Übung schafft man es vielleicht einmal im ganzen Kreis herum oder auch gegen den Uhrzeigersinn.

Rollator-Tanz im Kreis

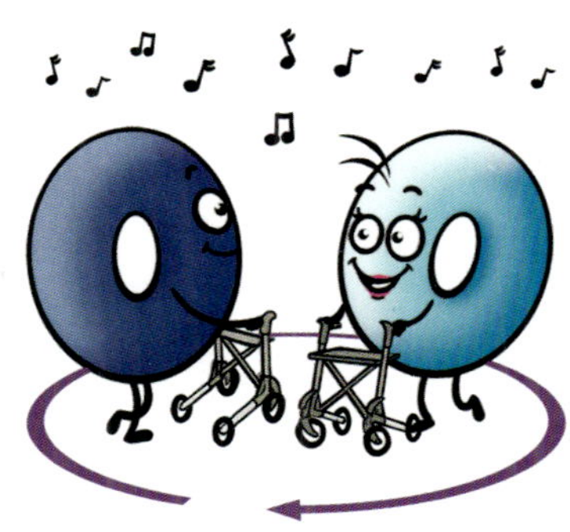

Alle Teilnehmer bewegen sich hintereinander auf der Kreisbahn im oder gegen den Uhrzeigersinn. Auf Ansage des Gruppenleiters werden je nach Übung und tänzerischen Vorkenntnissen der Gruppenmitglieder verschiedene Aufgaben ausprobiert:

Musik: Musik zum Gehen (s. S. 242)

- Mit einfachen Gehschritten vorwärts und rückwärts auf der Kreisbahn rollatieren; in die Gegenrichtung; in den Kreis hinein- und wieder herausgehen.
- Mit einfachen Gehschritten vorwärts rollatieren und auf Ansage eine halbe/kleine oder eine ganze/große Rollator-Pirouette gehen. Kleine Rollator-Pirouette = mit vier Schritten eine 180°-Drehung rollatieren, große Rollator-Pirouette = mit acht Schritten eine 360°-Drehung rollatieren.

Musik: Musik zum Schwingen (s. S. 241), z. B. „Ich tanze mit dir in den Himmel hinein".

Im Walzerschritt – die oben beschriebenen Aufgaben werden im Walzerschritt ausgeführt.

Rollator-Walzer

Im Walzerschritt den Rollator mittanzen lassen, d. h., jeweils beim ersten Schritt (rechts) den Rollator ca. eine Achteldrehung betont nach rechts vorn drehen, den zweiten und dritten Schritt fast am Platz tanzen, den vierten Schritt (links) mit dem Rollator nach links tanzen usw.

Musik: Rollator-Tanz (s. S. 244f.), z. B. „Tea for Two"

Rollator-Cha-Cha-Cha

Tanzbegeisterte Teilnehmer bewegen sich auf der Kreisbahn im Cha-Cha-Cha-Schritt – d. h., im stehenden Rollator links einen Schritt vor, rechts einen Schritt zurück, links einen Wechselschritt (Cha-Cha-Cha) mit dem Rollator vorwärts, dann rechts einen Schritt vor, links einen Schritt zurück, rechts einen Wechselschritt mit dem Rollator vorwärts usw.

Rollator-Tanz ‚Oh Susanna'

Ein Beispiel für eine einfache Choreografie

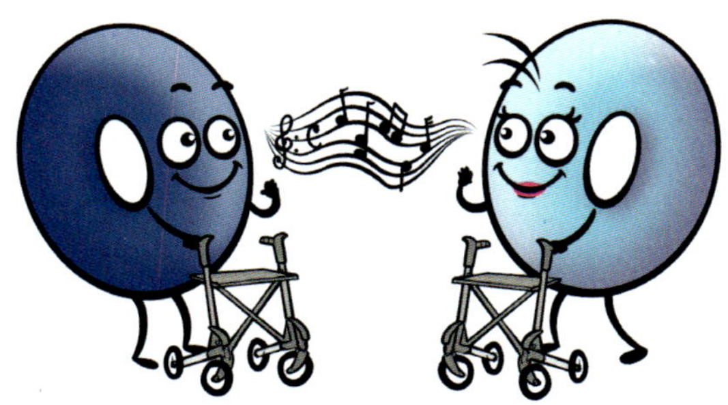

Musik: Volkslieder (s. S. 248) „Oh Susanna"

Musikabschnitte: Vorspiel, A1, B, A2, B, A3, B, A4, B, A5, B, A6, B

Alle Teilnehmer stehen mit ihrem Rollator auf der Kreisbahn, Blickrichtung zur Kreismitte.

Vorspiel: Alle stehen am Rollator.

Teil A1: Acht Schritte vorwärts in die Kreismitte rollatieren, acht Schritte rückwärts zum Ausgangsplatz zurück – 1 x wiederholen!

Teil B: Vier Schritte vorwärts in die Kreismitte, mit vier Schritten eine kleine Rollator-Pirouette rechtsherum, vier Schritte zurück zum Ausgangsplatz, mit vier Schritten eine kleine Pirouette linksherum – 1 x wiederholen!

Teil A2: Mit 16 Schritten rechts um die eigene Achse gehen, mit 16 Schritten linksherum gehen.

Teil B: Siehe oben.

Teil A3: 16 Schritte im Uhrzeigersinn auf der Kreisbahn gehen, 16 Schritte gegen den Uhrzeigersinn zurückgehen.

Teil B: Siehe oben.

Danach die ganze Folge noch einmal wiederholen.

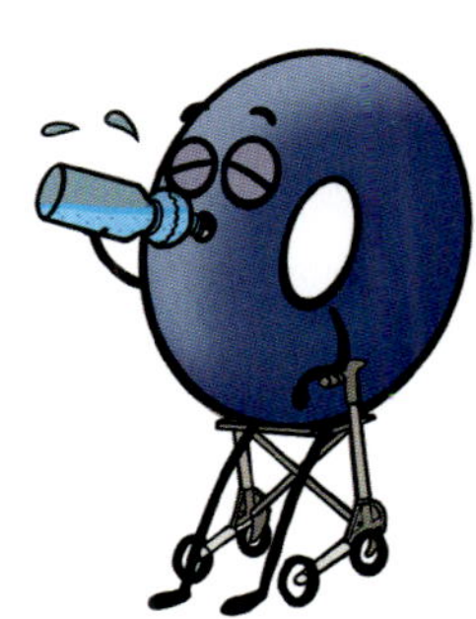

Für Teilnehmer, die kurzzeitig einige Schritte ohne Rollator gehen können, bieten sich einfache Choreografien an, die das Gehen mit dem Rollator und freihändige Schritte in die Kreismitte, um den eigenen Rollator herum oder zum Partner bzw. Nachbar-Rollator kombinieren.

Anregungen für abwechslungsreiche Tänze und Sitztänze aus aller Welt vermittelt der Bundesverband Seniorentanz e.V. (BVST).

Auch in Tanzschulen werden zunehmend Rollator-Tanz-Angebote gemacht. Hier werden viele andere Ideen aus den Standard- oder lateinamerikanischen Tänzen auf die Situation der Rollator-Nutzer übertragen.

Rollator-Sitztanz

Sitztänze sind in ihrer ursprünglichen Form zum größten Teil für die Rollator-Gruppe geeignet. Sie sprechen insbesondere die Konzentrations- und Koordinationsfähigkeit der Teilnehmer an und aktivieren das Gehirn.

Das nachfolgende Beispiel verbindet einen Sitztanz mit der besonderen Sitzsituation am Rollator, denn dieser lässt sich auch im Sitzen vor- und zurückbewegen. Voraussetzung ist allerdings, dass die Teilnehmer sich dabei sicher fühlen.

Musik: Musik zum langsamen Gehen (s. S. 240), z. B. „When a man loves a woman"

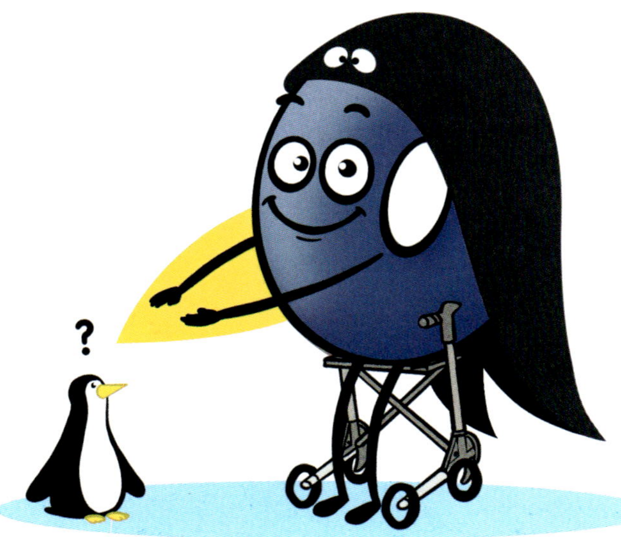

Pinguintanz in drei Schwierigkeitsstufen

1. Alle Teilnehmer sitzen auf dem gebremsten Rollator.

Teil 1:

(ZZ 1-8): „Schnäbeln" – die Unterarme anwinkeln, die Handflächen zeigen parallel zum Boden.
8 x die Hände von außen nach innen bewegen (beide gleichzeitig außen oder innen).

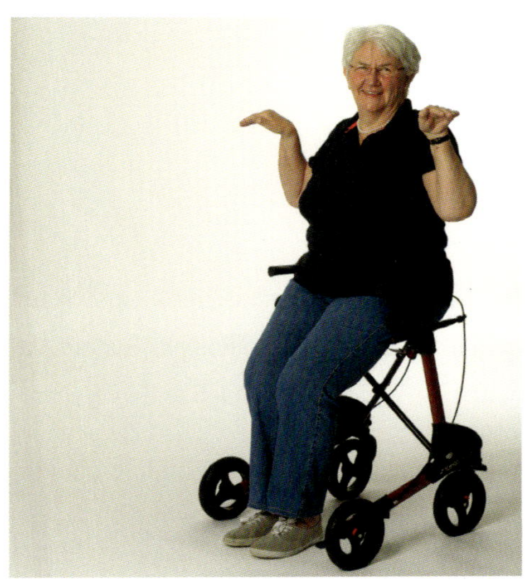

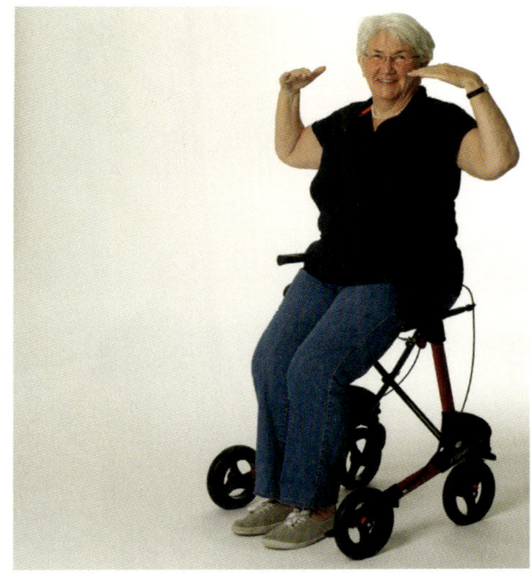

Teil 2:

(ZZ 1-2): „Tauchen" – den rechten Arm im großen Bogen lang nach vorn führen.

(ZZ 3-4): „Tauchen" – den linken Arm im großen Bogen lang nach vorn führen, eine Hand auf die andere legen, die Daumen abspreizen.

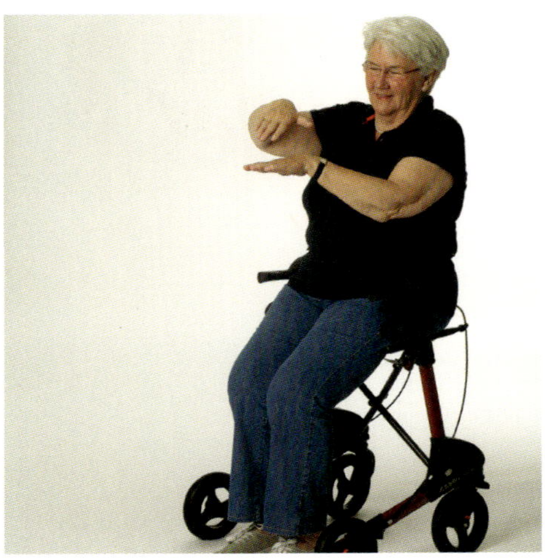

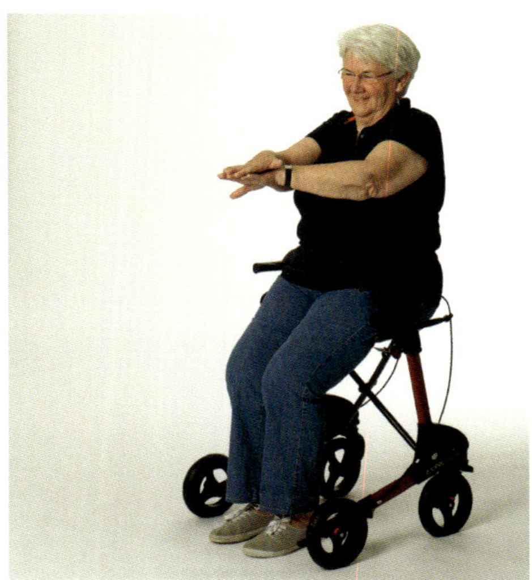

(ZZ 5-8): „Schwimmen" – die Daumen kreisen und dabei beide Arme vor- und zurückbewegen.

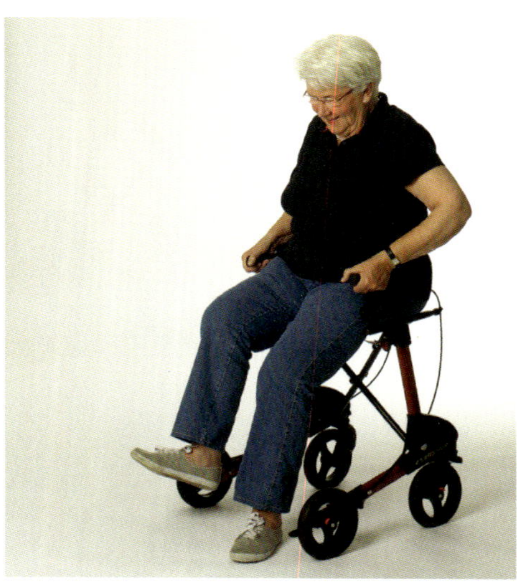

Teil 3:

(ZZ 1-8): Acht Pinguinschritte im Sitzen zwischen den Rollator-Rädern, dabei die Füße nach außen drehen.

Die Teile 1-3 wiederholen, solange die Musik spielt.

2. Für Teilnehmer, die freihändig gehen können. Alle beginnen im Sitzen.

Teil 1:

(ZZ 1-8): Wie oben.

Teil 2:

(ZZ 1-2): Wie oben

Teil 3:

(ZZ 1-8): Aufstehen, sechs kleine Schritte im Kreis rechtsherum gehen und sich wieder hinsetzen. Beim nächsten Mal linksherum gehen.

Die Teile 1-3 wiederholen, solange die Musik spielt.

3. Für Teilnehmer, die sich auf dem ungebremsten Rollator sicher genug fühlen. Alle setzen sich auf den fest gebremsten Rollator und lösen dann die Bremse.

Teil 1:

(ZZ 1-8): Wie oben.

Teil 2:

(ZZ 1-2): Wie oben

Teil 3:

(ZZ 1-8): Vier Schritte mit dem Rollator rückwärts rollatieren und vier Schritte vorwärts rollatieren.

Die Teile 1-3 wiederholen, solange die Musik spielt.

Rollator-Tanz in der Gasse

Die Teilnehmer bilden mit ihren Rollatoren eine Gasse, zwei Linien mit ca. 8-10 Schritten Abstand zueinander. Jeweils zwei Teilnehmer stehen sich gegenüber und agieren als Partner.

Musik: Musik zum Gehen (s. S. 242) ADYA-Medley oder James Last-Western-Party

Begrüßung 1

- Vier Schritte aufeinander zurollatieren – dem Partner zur Begrüßung zunicken.
- Mit vier Schritten eine kleine Rollator-Pirouette (180°-Drehung auf der Stelle).
- Vier Schritte zum Ausgangspunkt zurück.
- Mit vier Schritten eine kleine Rollator-Pirouette beenden.
- Wiederholung!

Begrüßung 2

- Vier Schritte aufeinander zurollatieren – kurzes Kopfnicken zur Begrüßung.
- Vier Schritte rückwärts zurückrollatieren.
- Wiederholung!

Auf die andere Seite

- Mit acht Schritten rechtsschultrig aneinander vorbeirollatieren auf die andere Seite der Gasse.
- Mit vier Schritten eine kleine Rollator-Pirouette.
- Mit acht Schritten wieder zurück rechtsschultrig aneinander vorbei.
- Mit vier Schritten eine kleine Rollator-Pirouette am Platz. Wiederholung!

Dos à dos

- Mit vier Schritten auf den Partner zurollatieren.
- Mit vier Schritten rechtsschultrig aneinander vorbei.
- Mit acht Schritten vorsichtig rückwärts an den Ausgangspunkt zurück.
- Wiederholung!

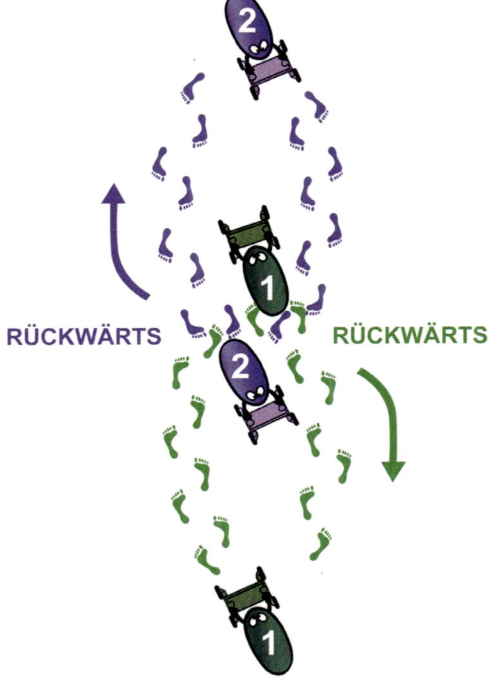

Durch die Gasse

- Die ersten beiden Partner rollatieren neben- oder hintereinander durch die Gasse bis ans Ende und stellen sich dort wieder in ihre Linien. Das nächste Paar folgt usw., bis alle einen neuen Platz haben. Wer noch steht, klatscht dazu.

Alle Vorschläge können auch mit anderen Tanzschritten durchgeführt werden, z. B. Nachstellschritten, Tippschritten, Wechselschritten oder Walzerschritten.

6.7 EIN STUNDENBEISPIEL FÜR EINE ROLLATOR-FIT®-GRUPPE

An einem Beispiel aus der Praxis wird der Aufbau und Ablauf einer ROLLATOR-FIT®-Stunde beschrieben. Jeder Gruppenleiter sollte sich entsprechend der Voraussetzungen der Gruppenteilnehmer, der Rundumbedingungen und den persönlichen Kenntnissen und Erfahrungen sowie seiner Vorlieben sein eigenes Stundenprogramm zusammenstellen.

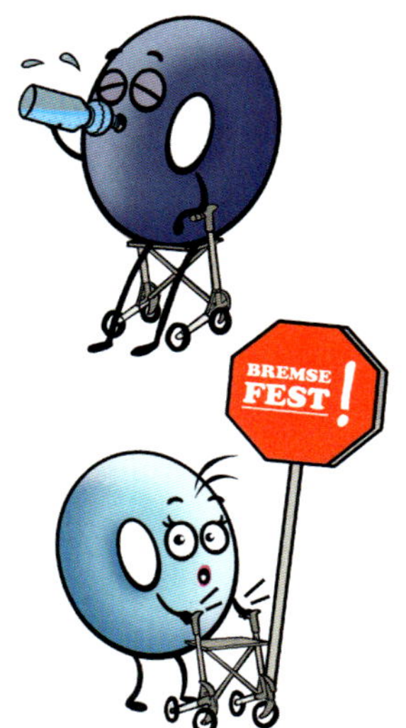

Die ROLLATOR-FIT®-Stunde umfasst 60 Minuten mit einer ca. 10-minütigen Pause. An das Trinken wird auch zwischendurch erinnert.

Zu Beginn jeder Stunde wird auf die Handhabung der Bremsen hingewiesen und die Funktion der Feststellbremsen kontrolliert.

Wie in jeder anderen Sportstunde gilt auch bei einer ROLLATOR-FIT®-Stunde das Prinzip:

Beginn/Aufwärmphase – Hauptteil – Schluss/Ausklang

Am Anfang ist nicht zu unterschätzen, dass kaum jemand vorher mit einem Rollator gezielt „Sport getrieben hat". Alles ist neu – evtl. der Gruppenleiter, die anderen Teilnehmer, die Aufgabenstellungen, die Handhabung des Rollators, die Bewegung mit dem Rollator in einer Gruppe und in einem Raum. Wenn z. B. alle gleichzeitig auf Kommando rollatieren, werden Konzentrations- und räumliche Orientierungsfähigkeit stark gefordert. Dies kann den Teilnehmern im Einzelfall die ersten Male schwerfallen. Durch Wiederholungen und Übung werden die Teilnehmer im Laufe der Zeit sicherer und geschickter.

PHASE/ZEIT	ZIELE UND INHALTE	ORGANISATIONS-FORM
Begrüßung/ Ankommen	**Eröffnung der Stunde** Begrüßung ◎ Fragen nach Befindlichkeit ◎ Evtl. Rückblick auf die letzte Stunde ◎ Überprüfung der Rollatoren ◎ Evtl. gemeinsames Lied	Alle im Kreis oder Halbkreis
Aufwärmphase Einführung in die Thematik	**Transparenz für die Teilnehmer/ psychophysische Aktivierung** ◎ Im Stehen auf der Stelle mit den Füßen wippen (rechts/links/beide Füße) ◎ Am Platz gehen, Knie anziehen, Fersen nach hinten, das Gleiche mit geschlossenen Augen ◎ Rollatieren: vorwärts gehen, auf den Zehenspitzen, Wechselschritte . . .	Alle im Kreis
Hauptteil: Schwerpunkt 1 – Balancetraining	**Schulung des Gleichgewichts und der Wahrnehmung** ◎ Gleichgewichtsübungen im Stehen ◎ Gleichgewichtsübungen beim Rollatieren, Slalom, Rollatieren über Hindernisse, beim Rollatieren ausweichen . . .	Alle im Kreis Im Raum kreuz und quer
Schwerpunkt 2 – Krafttraining und Beweglichkeit	**Kräftigung der Muskulatur/ Erhaltung der Selbstständigkeit** ◎ Übungen im Sitzen und Stehen für Kopf, Schultern, Arme, Hüfte und Oberschenkel, Gesäß, Waden . . .	Alle im Kreis
Schwerpunkt 3 – Spielformen	**Schulung der Körperwahrnehmung, der Reaktions- und kognitiven Fähigkeiten** ◎ Beim Rollatieren Frisbees balancieren, Musik-Stopp-Spielideen, Schattengehen, „Wo ist mein Haus?", paarweise rollatieren und abwechselnd dabei (rückwärts) zählen . . .	Einzeln und paarweise im Raum
Ausklang	Entspannung, Sitztanz, ein Lied singen Reflexion Ausblick	Alle im Kreis oder Halbkreis
	Anregungen aufnehmen und evtl. für die folgende Stunde einplanen	

KAPITEL 7

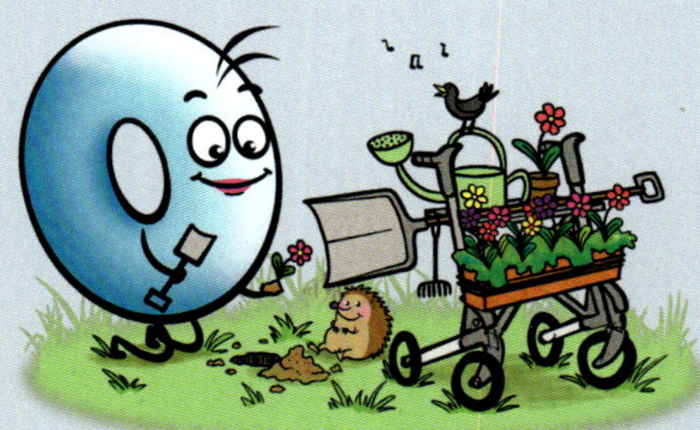

Der Garten-Rollator

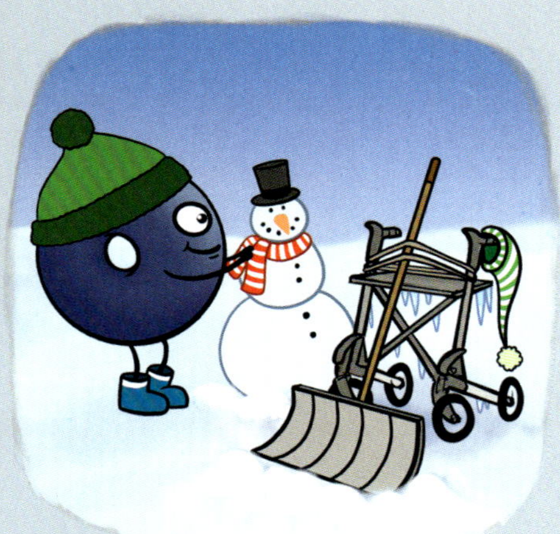

Der Schneeschieber-Rollator

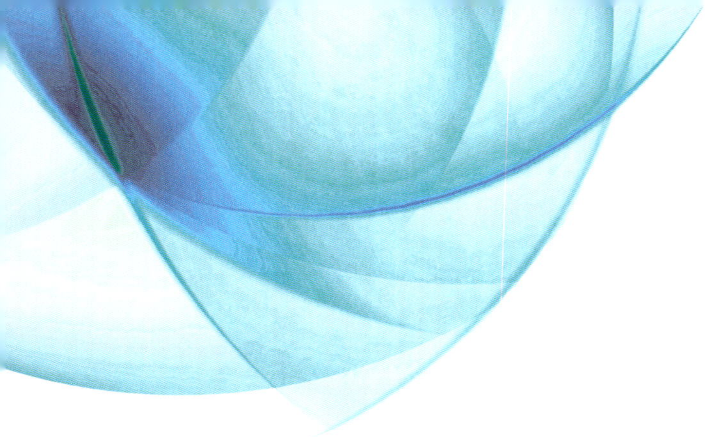

7 ROLLATOR-FIT® IM ALLTAG – ZU HAUSE UND UNTERWEGS

Ziel des Rollators ist es, den Alltag zu erleichtern und möglichst viel Mobilität und Selbstständigkeit zu erhalten. Viele Übungen im Buch machen die Nutzer für nötige Bewegungsabläufe fit und helfen, den Rollator in seinen unterschiedlichen Möglichkeiten einzusetzen. Manchmal ist es hilfreich, diese Zusammenhänge genauer zu beleuchten, um die Übungen anzuleiten oder auch die Rollator-Nutzer dafür zu motivieren. Hier folgt eine – sicher nicht vollständige – Schilderung von Alltagssituationen zu entsprechenden Übungen, die in einer ROLLATOR-FIT®-Gruppe spielerisch und mit viel Spaß geübt werden.

Spezielle Rollator-Symbole im Praxisteil helfen dabei, Übungen zu finden/zu erkennen, die für die Anforderungen des Alltags mit dem Rollator nützlich sind.

Bremsen

- Hand- und Armkraftübungen zum Einsatz der Feststellbremsen – im Alltag fürs Hinsetzen auf einen Stuhl, das Sitzen und Aufstehen vom Rollator-Sitz (s. S. 83, 97, 103, 120ff.)
- Handkraftübungen und Reaktionstraining zur Bedienung der Bewegungs- bzw. Fahrbremse – im Alltag für abschüssige oder ansteigende Wege, für Rampen, kurzfristige Bewegungspausen oder Bewegungsverlangsamung, z. B. im Verkehr oder/ und in größeren Gruppen draußen oder drinnen (s. S. 96ff., 103, 113, 146).

Hinsetzen und Aufstehen

- Sich auf den Rollator-Sitz absetzen und wieder aufstehen – im Alltag für die Pausen auf längeren Strecken (s. S. 45ff.).
- Sich mit dem Rollator auf einen Stuhl/Hocker hinsetzen und wieder aufstehen – im Alltag sich auf die Toilette setzen bzw. davon aufstehen, sich im Bus auf einen Sitz setzen und aufstehen, beim Spaziergang auf eine Parkbank usw. (s. S. 48 und S. 70).

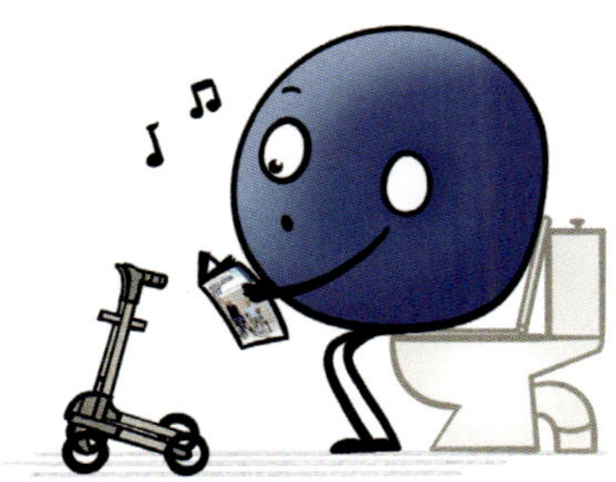

Manövrieren auf engem Raum

- Drehen mit dem Rollator, rückwärts gehen, Hindernisse umfahren – im Alltag in kleinen Wohnungen, beim Einkaufen, in Restaurants, Begegnung zweier Rollatoren auf engen Wegen (s. S. 96ff.).

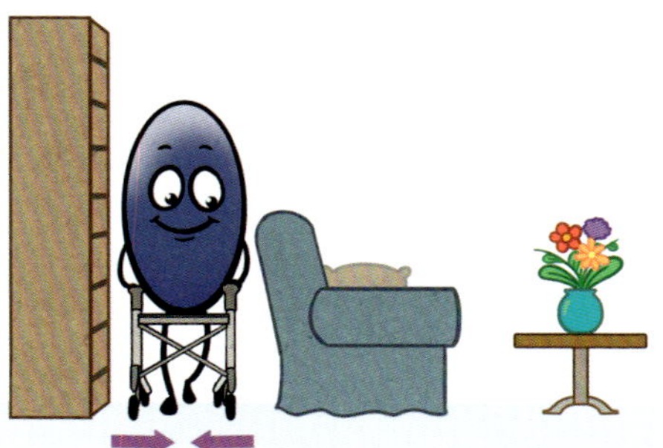

- Den Rollator neben sich abstellen – im Alltag, in Restaurants, auf Sitzbänken, bei öffentlichen Veranstaltungen usw. (s. S. 83).
- Einhändig am Rollator stehen und sich bewegen, neben den Rollator treten – bei Hausarbeiten, wie Kochen, Aufräumen, Putzen, evtl. beim Waschen und Anziehen (s. S. 58ff., 83, 153).

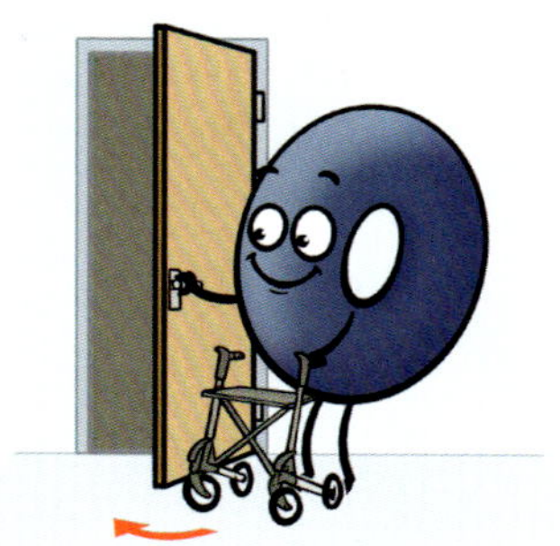

Schwellen/einzelne Stufen überwinden

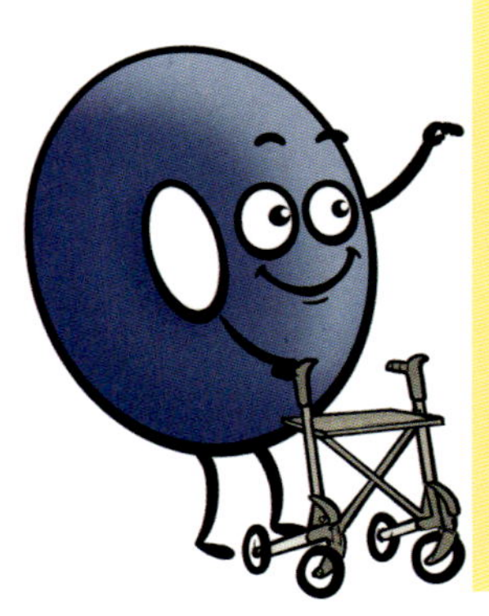

Bitte die Teilnehmer eindringlich darauf hinweisen, dass der Ausstieg aus Bus und Bahn sowie das Herabsteigen von einer hohen Stufe immer rückwärts erfolgen soll. Ein schwer beladener Rollator lässt sich ebenfalls leichter rückwärts über kleine Hindernisse ziehen.

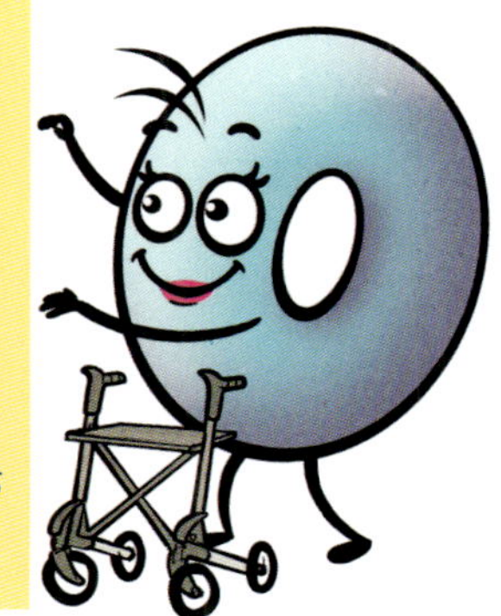

- Mit dem Rollator niedrige Hindernisse vorwärts überwinden (günstig ist eine Ankipphilfe) – im Alltag Türschwellen, Bordsteinkanten, in einen Bus oder eine Bahn (wenn es dort möglich ist) einsteigen (s. S. 69).

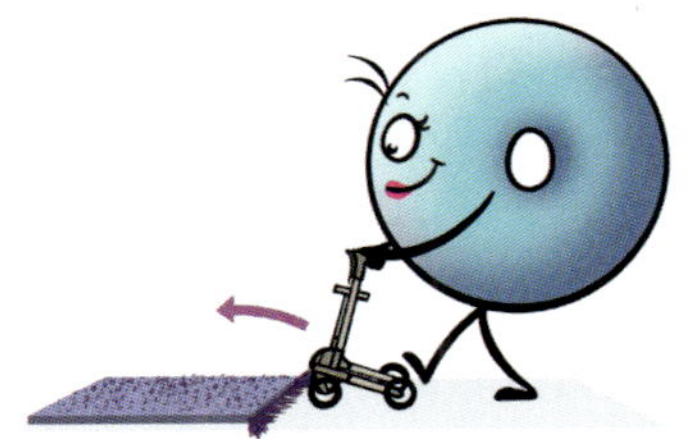

- Mit dem Rollator niedrige Hindernisse rückwärts überwinden (Blick über die Schulter und kleiner Ausfallschritt nach hinten) – im Alltag Aussteigen aus Bus oder Bahn (wenn es dort möglich ist), eine höhere Stufe herabsteigen (s. S. 72).

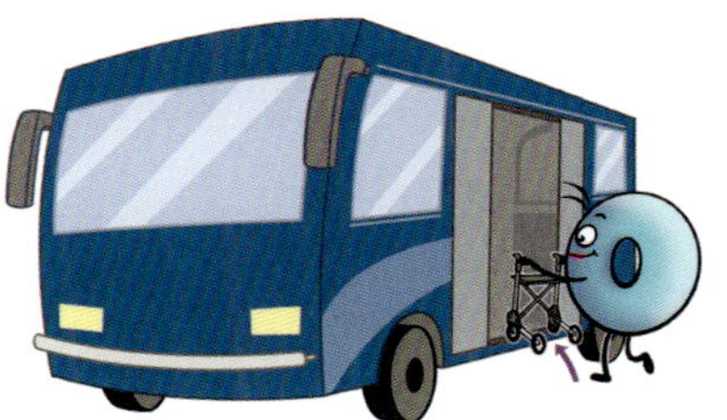

- Beinkraft und Gleichgewichtstraining, Rollator abstellen/zusammenklappen – im Alltag, wenn es keine Rampen gibt, wenige Stufen ohne Rollator bewältigen (s. S. 66ff., 89, 130-133).

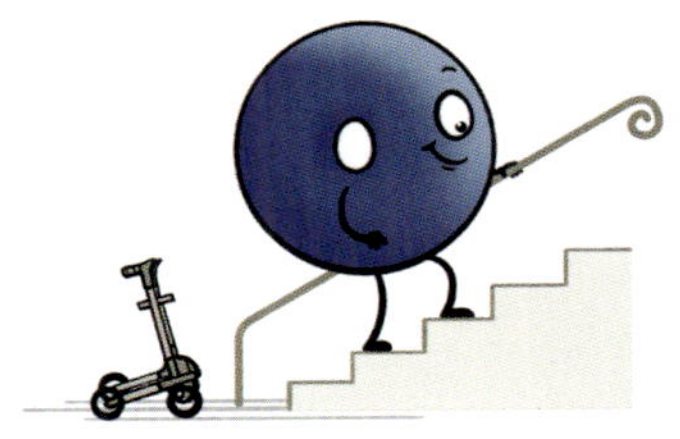

Gehen auf unebenem Grund – Sturzprophylaxe

- Gleichgewicht, Stärkung der Fuß- und Beinmuskulatur und Reaktionsfähigkeit – im Alltag bei unerwarteten Rollator-Bewegungen oder „Fehltritten".
- Drinnen – Teppichkanten/Fußmatten, kleine Schwellen, Wechsel unterschiedlicher Fußbodenbeläge.

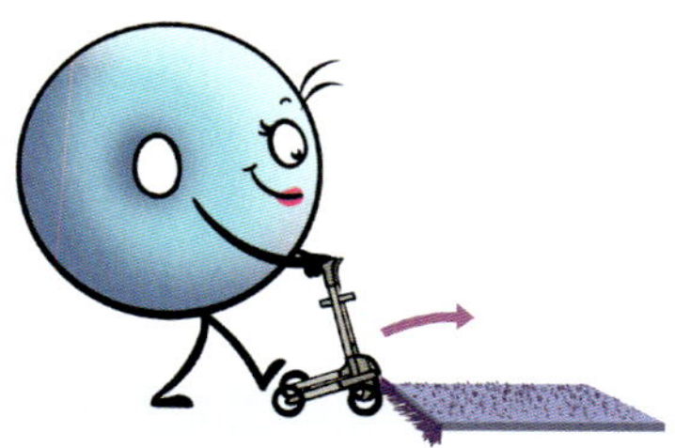

- Draußen – Kopfsteinpflaster, auf Sand- und Kieswegen (sehr schwierig mit dem Rollator), auf Rasenflächen, Waldwegen, über Wurzeln, nasse Untergründe, Pfützen, bei Schnee und Eis usw. (s. S. 59, 79, 135).

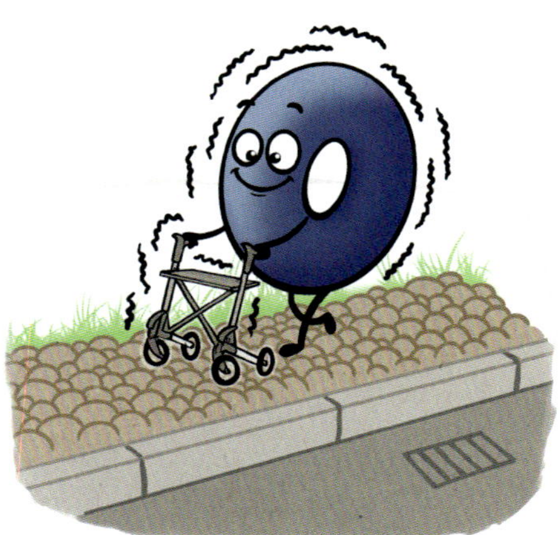

Bewegungsgeschicklichkeit am Rollator

- Hindernisse erkennen, umgehen, bewältigen – im Alltag bei Spaziergängen, beim Einkauf, beim Stadtbummel, in unbekannten Räumen oder Gelände (s. S. 135, 147).
- Hand- und Armkraft, Rückenbeweglichkeit und Gleichgewicht – im Alltag den Rollator be- und entladen (s. S. 58ff., 116ff., 120ff.).
- Mit dem beladenen Rollator rollatieren auf engem Raum, drinnen und draußen und um Hindernisse herum (s. S. 145ff.), im Alltag Dinge transportieren (z. B. Tablett mit Geschirr oder Einkäufe in Korb oder Tasche) (s. S. 97).

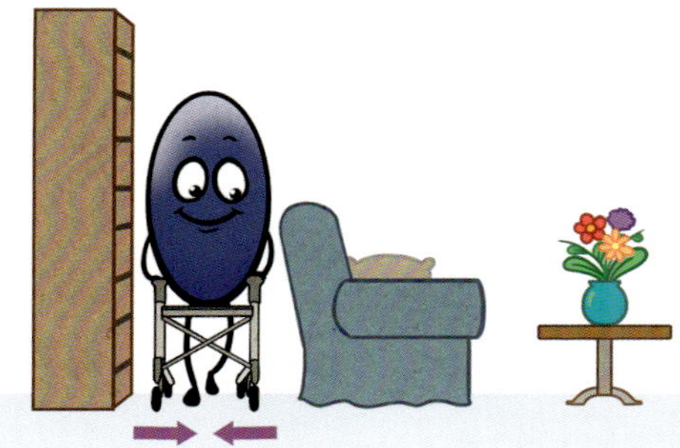

- Hand- und Armkraft, Rumpfbeuge, Gleichgewicht, Koordination – im Alltag am Rollator Einstellungen verändern, Zubehör anbringen oder lösen, auf- und zusammenklappen (s. S. 75ff.).
- Zum Schluss ein Tipp zum Zeitsparen – Fernsehen erhält einen anderen Sinn, wenn man dabei ROLLATOR-FIT®-Übungen macht.

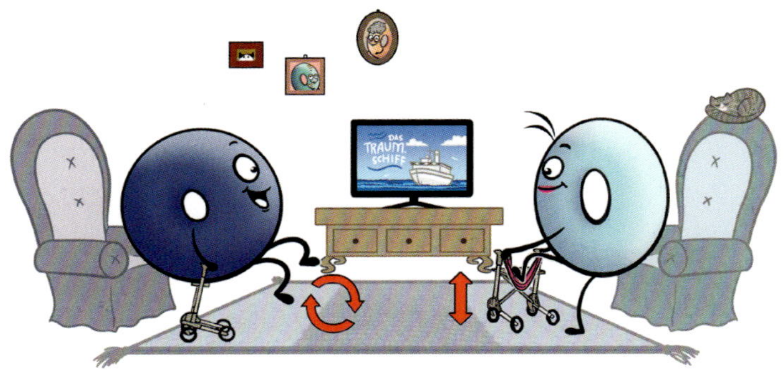

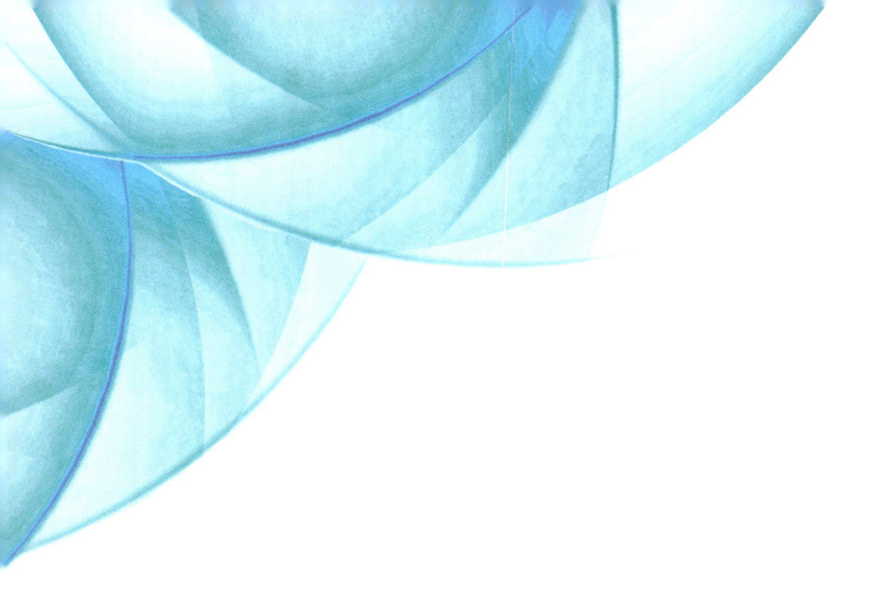

KAPITEL 8

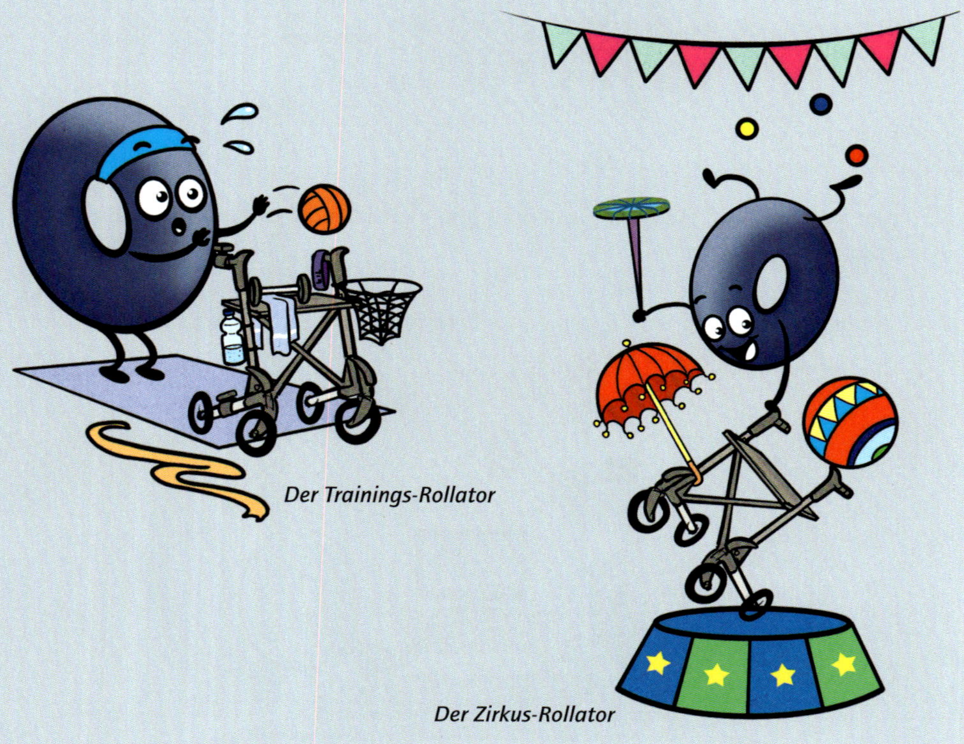

Der Trainings-Rollator

Der Zirkus-Rollator

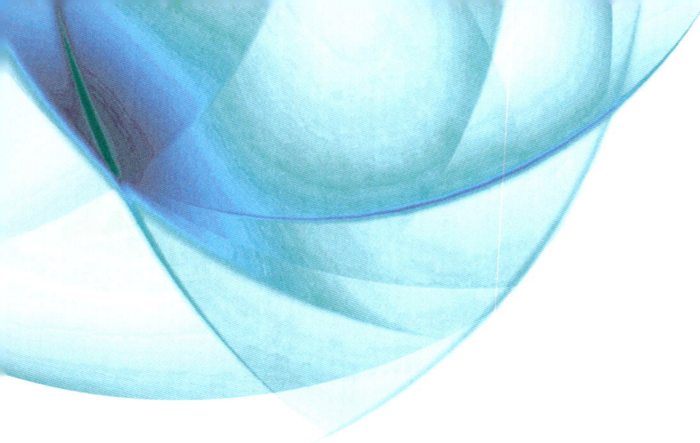

8 ROLLATOR-FIT® IM SPORTVEREIN

Sportvereine sind die erste Adresse für die Bewegungsförderung und sportliche Betreuung der älteren Generation. Sie übernehmen gesellschaftliche Verantwortung und leisten einen wertvollen Beitrag zur Gesundheitsförderung, aktiven Lebensführung und für mehr Lebensqualität im Alter. Im Segment „Ältere" liegt für die Sportvereine ein enormes Entwicklungspotenzial und diejenigen, die sich hier engagieren, erfüllen damit gleichzeitig eine gesellschaftlich wichtige Aufgabe.

Neben den bisher erfolgreichen Angeboten für Ältere ergibt sich nun eine neue Möglichkeit, die Angebotspalette des Sportvereins zu erweitern. Mit dem ROLLATOR-FIT®-Programm wird sowohl die Gruppe der Vereinsmitglieder als auch eine neue Zielgruppe angesprochen. Irgendwann kann schließlich jeder, aus Alters- oder Krankheitsgründen, in die Situation kommen, einen Rollator zu nutzen.

In diesem Buch betrachten wir den Rollator nicht als „Gebrechlichkeitssymbol", sondern als ein neues Trainings- und Fitnessgerät. Seniorensport-Übungsleiter und -Funktionäre möchten wir einladen, die vielfältigen Ideen zur Bewegungsförderung mit dem Rollator kennenzulernen und über entsprechende Umsetzungsmöglichkeiten im Verein bzw. dem örtlichen Umfeld nachzudenken.

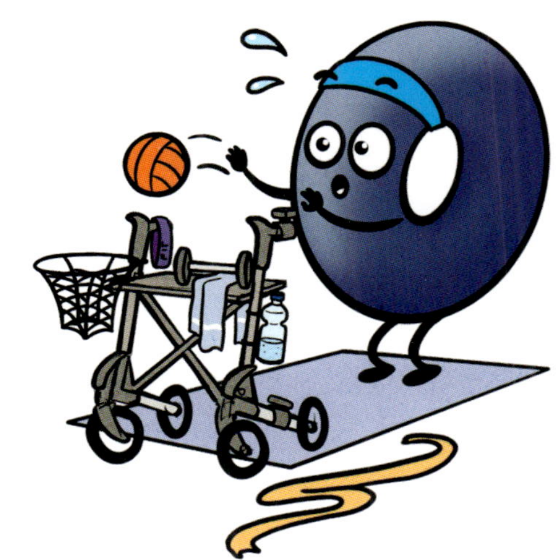

8.1 CHANCEN FÜR DIE SPORTVEREINE

ROLLATOR-FIT®-Gruppen neu initiieren

Gerade wenn durch langsame Abbauprozesse oder plötzliche Krankheiten der Rollator zur notwendigen Bewegungshilfe wird, profitieren die Rollator-Nutzer von Übungsangeboten im Sportverein. In ROLLATOR-FIT®-Gruppen können sie Ausdauer, Kraft und Beweglichkeit weiter trainieren und damit aktiv den Teufelskreis von mangelnden Bewegungsmöglichkeiten, nachlassenden Kräften und abnehmender Leistungsfähigkeit durchbrechen. Das Training mit dem Rollator hält sie insgesamt körperlich leistungsfähiger, es macht sie fit im Umgang mit dem Rollator, sie können ihn sinnvoller nutzen, ihre Bewegungsgeschicklichkeit verbessern und damit auch den Alltag leichter meistern.

Kurz gesagt – ROLLATOR-FIT® macht körperlich fit und fit am Rollator.

Rollator-Nutzer in bestehende Gruppen für Ältere integrieren

Viele ältere Vereinsmitglieder sind seit ihrer Kindheit im Verein aktiv. Um es ihnen bei nachlassenden Kräften zu ermöglichen, in ihrem sozialen Kontext, also mit ihren Sportkameraden, in ihrer alten Sportgruppe zu bleiben, ist es wünschenswert, dass sich möglichst viele Seniorensport-Übungsleiter mit dem Thema Rollator vertraut machen. Die Möglichkeiten sind sehr vielfältig, Übungen aus dem bisherigen „normalen" Programm auf die Situation am Rollator anzupassen ggf. leicht zu verändern. Der einzelne Rollator-Nutzer kann die Übungen so während der Übungsstunde, je nach aktuellem Sicherheitsbedürfnis oder Schwierigkeitsgrad, neben oder am Rollator mitmachen.

Schnupperkurse/-events für Noch-Nicht-Rollator-Nutzer

In verschiedenen Gruppen, auf Veranstaltungen und in Seminaren, hat es sich gezeigt, dass auch jüngere Menschen, die den Rollator noch nicht wirklich brauchen, diesen mit großer Freude als Trainings- oder Fitnessgerät kennenlernen und ausprobieren. Sollten später die eigenen Kräfte nachlassen oder auch im näheren Umfeld ein Rollator aus gesundheitlichen Gründen erforderlich werden, wird er von vornherein positiv angenommen, geschätzt und als bewegungsmotivierend empfunden.

Kooperationen von Sportvereinen mit Senioreneinrichtungen

Für die Neuinitiierung einer ROLLATOR-FIT®-Gruppe sind Kooperationen mit örtlichen Seniorenbüros, Seniorenheimen und Pflegeanbietern sowie anderen Anbietern (Wohlfahrtsverbänden, Kirchen o. Ä.) oft sinnvoll.

Die Übungsstätte sollte für Rollator-Nutzer gut erreichbar sein. Sporthallen betonen den sportlichen Charakter des ROLLATOR-FIT®-Angebots und bieten gute räumliche Voraussetzungen, können sportliche Interessenten anlocken, andere aber vielleicht auch abschrecken. (vergl. S. 31).

Ein zunächst begrenztes Kursangebot von z. B. 8-10 Terminen erleichtert den Teilnehmern häufig den Einstieg.

Besondere Sportvereinsaktionen

Auch mit dem Rollator können durchaus vertraute Formen des Sports wiederentdeckt werden, z. B. Wetteifern (mit sich selbst oder anderen), Wettkämpfe wie Rollator-Staffelspiele oder das „Rollator-Sportabzeichen".

Rollator-Walking

Ähnlich dem Nordic Walking etablieren sich Rollator-Walking-Gruppen im Freien. Ortsübliche Veranstaltungen, wie z. B. Volksläufe o. Ä., können durch Rollator-Walking-Strecken ergänzt werden.

Der Rollator-Führerschein

In einer ROLLATOR-FIT®-Gruppe oder im Rahmen einer öffentlichen Mitmach-Aktion kann jeder einen Rollator-Führerschein erwerben (s. Kap. 9.2).

Das Rollator-Abzeichen (Rollator-Sportabzeichen)

Betrachtet man ROLLATOR-FIT® als eine neue Sportangebot, so liegt der Gedanke nah, sich mit einem speziellen „Rollator-Sportabzeichen" zu befassen. Gerade ehemals sportliche Teilnehmer haben Spaß daran, sich mit der eigenen Leistungsfähigkeit oder auch mit anderen Rollator-Nutzern zu messen. Wie beim Deutschen Sportabzeichen-Wettbewerb werden vier Aufgaben aus den vier Kategorien – Ausdauer, Kraft, Schnelligkeit und Koordination – absolviert. Das Rollator-Sportabzeichen unterliegt aber keinen DOSB-Richtlinien und kann daher in der Auswahl der Übungen den jeweiligen Möglichkeiten und Gegebenheiten angepasst und verändert werden (s. S. 183ff.).

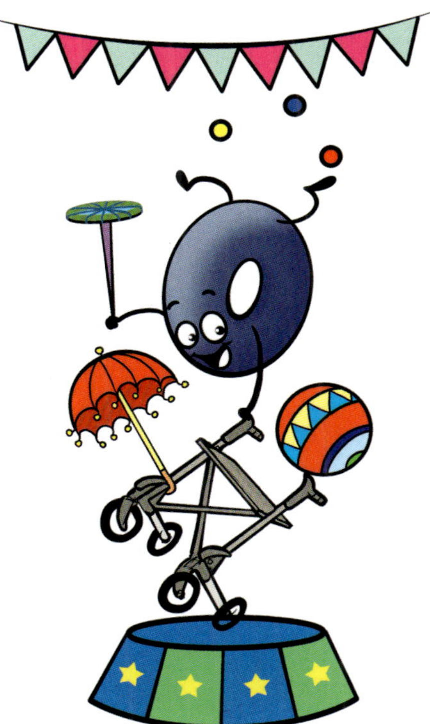

Zur Übungsleiterqualifikation

Sport und Bewegung mit älteren Menschen ist eine ganz besondere Aufgabe für Übungsleiter im Sportverein. Die vom Deutschen Olympischen Sportbund (DOSB), den Landessportbünden sowie dem Deutschen Turner-Bund mit seinen Landesverbänden angebotenen Lizenzausbildungen qualifizieren die Übungsleiter dazu, gesundheitliche Bewegungsangebote anzubieten, z. B.:

DOSB C-Lizenz – Schwerpunkt: „Ältere"
2. Lizenzstufe mit dem Schwerpunkt: „Allgemeine Prävention im Alter"

Fortbildungslehrgänge für die Gruppe:
„Aktiv 70 Plus"
„Alter in Bewegung für Menschen mit und ohne Demenz"
„Aktiv bis 100"

Rehabilitations- und Behindertensportverband – Lizenz „Rehabilitation"

8.2 „ROLLATOR-WALKING"

„Rollator-Walking" ist das Gehen mit dem Rollator in freier Natur und an frischer Luft, das Körper und Geist stärkt!

Die Rollator-Nutzer treffen sich an einem von allen gut zu erreichenden Ort, z. B. auf dem Marktplatz, am Parkeingang o. Ä. Eine neue Rollator-Walking-Gruppe beginnt mit der Kontrolle der Rollator-Einstellung und der Bremsen und leichten Aufwärm- und Lockerungsübungen am fest stehenden und gebremsten Rollator, gefolgt von mehreren kurzen Walking-Abschnitten im Wechsel mit Erholungsphasen im Sitzen. Ob die Sitzphasen zum „Klönschnack" (für ein Schwätzchen) für die Flexibilität der Mundmotorik und der Lachmuskeln genutzt werden oder durch Übungen im Sitzen (s. S. 84ff.) ergänzt werden, hängt sicherlich von den Gruppenteilnehmern selbst und der Gruppenleitung ab. Wichtig, bitte immer auch an das Trinken denken! Langsam und stetig werden die reinen Walking-Zeiten (im Sinne eines Ausdauertrainings) verlängert, bis es möglich ist, 30 Minuten oder mehr in einem Stück ohne große Mühe durchzuhalten. Lockere Dehnungsübungen können die Rollator-Walking-Runde abschließen.

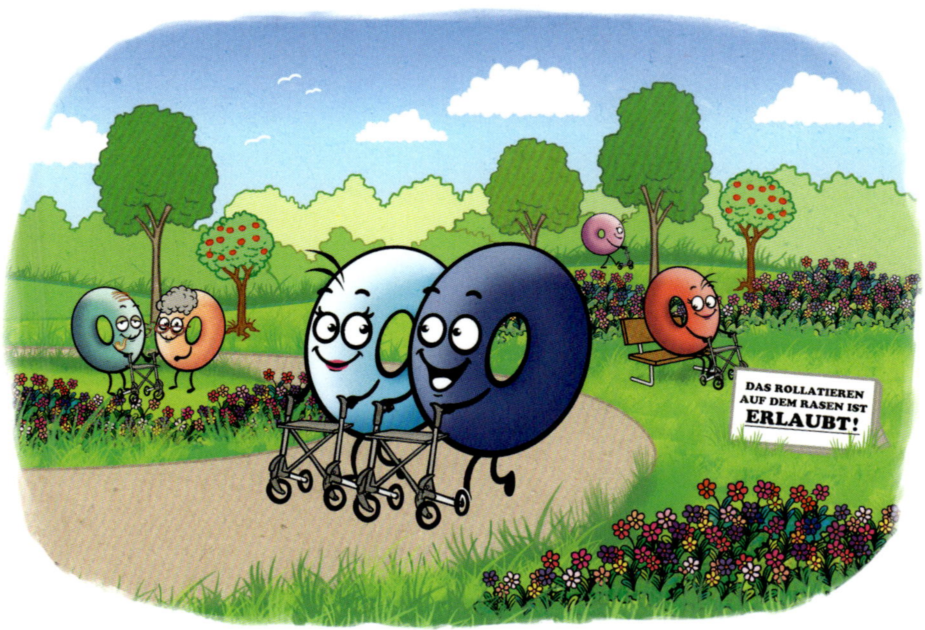

Kenntnisse, die die Teilnehmer vorher in einer ROLLATOR-FIT®-Stunde im Umgang mit dem Rollator erworben haben, können sie jetzt an der frischen Luft praktizieren. Diese Bewegungsgeschicklichkeit am, im und mit dem Rollator erproben sie im Außengelände mit unterschiedlichsten Bodenbeschaffenheiten und Untergründen neu.

Zum Abschluss einer „Rollator-Walking-Stunde" kann man gemeinsam Kaffee trinken.

Für ein Rollator-Walking-Angebot mit älteren Teilnehmern spielt auch das Wetter eine wichtige Rolle. Frühlingswetter lockt jeden nach draußen, leichter Regen verprellt niemanden, der entsprechende Kleidung trägt oder einen Schirm am Rollator montiert hat. Sonnenschein macht gute Laune, eine Wegstrecke, die auch schattige Stellen hat, schont bei zu großer Hitze das Herz-Kreislauf-System. Bei großer Kälte mit Schnee und Eis verbietet es sich aus Sicherheitsgründen von selbst. In der Praxis bestehender Rollator-Gruppen hat es sich sehr bewährt, wenn der Treffpunkt in der Nähe einer Einrichtung ist, in der bei zu schlechtem Wetter alternativ eine ROLLATOR-FIT®-Stunde drinnen angeboten werden kann (z. B. Rathausfoyer, Turnhalle, Gemeindehaus, Senioreneinrichtung o. Ä.).

Nach dem anfänglich gezielten Rollator-Walking unter Anleitung können die Teilnehmer auch selbstständig aktiv bleiben. 2-3 Rollator-Walking-Runden pro Woche sind zu empfehlen.

8.3 „DAS ROLLATOR-ABZEICHEN" (ROLLATOR-SPORTABZEICHEN)

Das Deutsche Sportabzeichen des DOSB (Deutscher Olympischer Sportbund) erfreut sich seit vielen Jahrzehnten gleichbleibender Beliebtheit. Jung und Alt messen sich an ihren persönlichen Leistungen und erwerben es, teilweise regelmäßig 1 x jährlich, in Bronze, Silber oder Gold.

Betrachtet man ROLLATOR-FIT® als eine neue Sportangebot, so liegt der Gedanke nah, sich mit einem speziellen „Rollator-Sportabzeichen" zu befassen. Gerade ehemals sportliche Teilnehmer haben sicherlich Spaß daran, sich mit der eigenen Leistungsfähigkeit oder auch anderen Rollator-Nutzern zu messen und den Bronze-, Silber- oder Gold-Rollati zu erwerben.

Für das nachfolgend beschriebene „Rollati-Abzeichen" müssen, wie auch beim Deutschen Sportabzeichen-Wettbewerb, vier Aufgaben aus den vier Kategorien – Ausdauer, Kraft, Schnelligkeit und Koordination – erfolgreich bestanden werden. Das Rollati-Abzeichen unterliegt aber keinen DOSB-Richtlinien und kann daher in der Auswahl der Übungen den jeweiligen Möglichkeiten und Gegebenheiten angepasst und verändert werden.

Jeder Teilnehmer erhält am Ende natürlich ein „echtes Rollati-Abzeichen". Die entsprechenden Vorlagen (s. S. 193f.) kann man einfach kopieren, ausschneiden, auf eine Pappe kleben und ein Schleifenband hindurchziehen und dann fehlt nur noch die feierliche Siegerehrung.

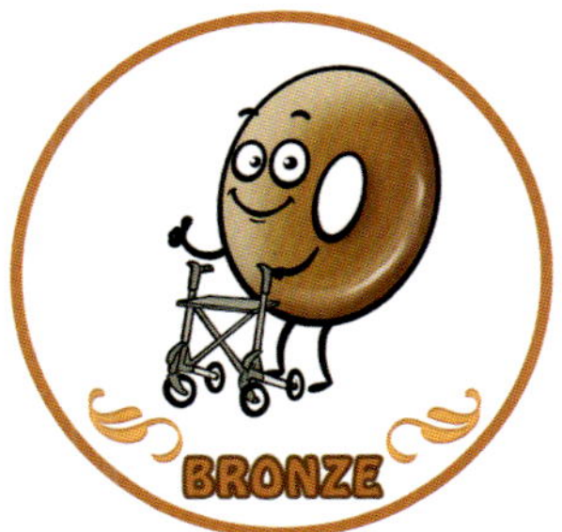

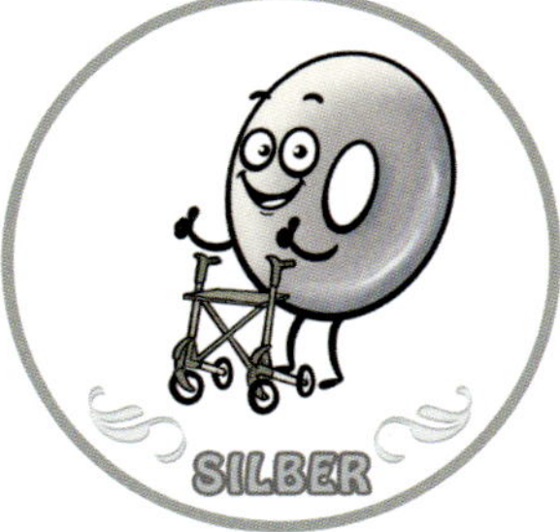

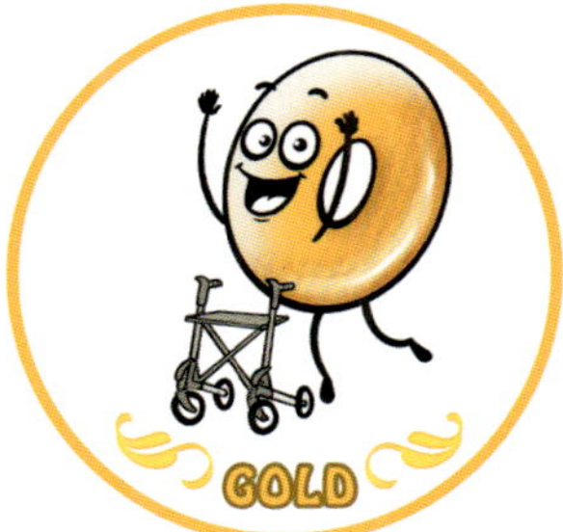

Die Aufgaben

AUSDAUER	BRONZE	SILBER	GOLD
Hacke-Spitze	3 min	6 min	9 min
Radfahren	1 min	3 min	6 min
Rollator-Schieber	3 min	6 min	9 min
Rollator-Walking auf der Stelle	10 min		
Rollator-Walking		1,5 km	2 km

KRAFT	BRONZE	SILBER	GOLD
Leichtgewicht	10 x		
Leichtgewichtheber		10 x	
Gewichtheber			10 x
Stehaufmännchen vom Rollator	10 x		
Stehaufmännchen vom Stuhl		10 x	
Einbeiniges Stehaufmännchen			10 x je Seite
Armbeuge	10 x je Seite		
Unterarmstütz		10 s	
Einarmstütz			10 s je Seite

SCHNELLIGKEIT	BRONZE	SILBER	GOLD
Rollator flott	15 m in 30 s	25 m in 30 s	50 m in 30 s
Aufstehen vom Sitz	5 x in 15 s	10 x in 15 s	15 x in 15 s
Wheel-Walking	8 m in 30 s	10 m in 30 s	12 m in 30 s

KOORDINATION	BRONZE	SILBER	GOLD
Slalom-Rollatieren	Hin und zurück		
Liegende-Acht-Rollatieren		4 x	
Sitz-Rollatieren			1 x
Rückwärts rollatieren nur im Innenbereich! Draußen Gefahr!			
Rollatieren rückwärts 1	8 m		
Rolltieren rückwärts 2		1 x hin und zurück	
Rollatieren rückwärts 3			4 x um die liegende Acht
Rollator-Dreh	5 x		
Rollator-Dreh im Stehen		5 x	
Rollator-Karussell			4 x

Die Aufgabenbeschreibungen

Ausdauer

Hacke-Spitze (vgl. auch S. 90)

Im sicheren Sitz auf dem Rollator mit oder ohne Halt an den Griffen – abwechselnd die Fußspitzen und die Fersen auf den Boden tippen – parallel oder wechselseitig.

Bronze – Dauer: 3 Minuten
Silber – Dauer: 6 Minuten
Gold – Dauer: 9 Minuten

Radfahren (vgl. auch S. 90)

Im sicheren Sitz auf dem Rollator mit oder ohne Halt an den Griffen – mit den Beinen Radfahren.

Bronze – Dauer: 1 Minute
Silber – Dauer: 3 Minuten
Gold – Dauer: 6 Minuten

Rollator-Schieber (vgl. auch S. 82)

Aufbau: Ein Stuhl ohne Armlehne

Sicherer Sitz auf einem Stuhl ohne Lehne – den Rollator mit beiden Armen wegschieben und wieder heranziehen.

Bronze – Dauer: 3 Minuten
Silber – Dauer: 6 Minuten
Gold – Dauer: 9 Minuten

Rollator-Walking auf der Stelle (vgl. auch S. 60)

Aus dem sicheren Stand 1 oder 2 (Bremse fest!) auf der Stelle gehen.
Bronze – Dauer: 10 Minuten

Rollator-Walking im Freien

Silber – 1,5 km
Gold – 2 km

Kraft

Leichtgewicht (vgl. auch S. 113)

Material: Zwei Wasserflaschen (je 0,5 l) und zwei Wasserflaschen (je 1 l)

Im sicheren Sitz auf dem Rollator – zwei 0,5-l-Wasserflaschen auf die Handflächen legen, die Oberarme dicht am Körper, die Unterarme beugen und somit die Flaschen Richtung Schulter anheben.
Bronze – 10 x wiederholen

Leichtgewichtheber (vgl. auch S. 113)

Im sicheren Sitz auf dem Rollator – zwei 0,5-l-Wasserflaschen wie beim Gewichtheben über den Kopf heben und zurückbewegen.
Silber – 10 x wiederholen

Gewichtheber (vgl. auch S. 113)

Im sicheren Sitz auf dem Rollator – zwei 1-l-Wasserflaschen mit beiden Händen über den Kopf heben und zurückbewegen.
Gold – 10 x wiederholen

Stehaufmännchen vom Rollator (vgl. auch S. 89)

Aus dem sicheren Sitz auf dem Rollator – aufstehen und sich wieder hinsetzen.
Bronze – 10 x wiederholen

Stehaufmännchen vom Stuhl (vgl. auch S. 89)
Aufbau: Ein Stuhl (ohne Armlehne) oder eine Sitzbank

Aus dem Sitz auf dem Stuhl/Bank – den Rollator dicht heranziehen, beide Hände oben hinter die Handgriffe legen, aufstehen und sich wieder hinsetzen.
Silber – 10 x wiederholen

Einbeiniges Stehaufmännchen (vgl. auch S. 89)
Aus dem Sitz auf dem Stuhl/Bank – den Rollator dicht heranziehen, beide Hände oben hinter die Handgriffe legen, mit einem Bein aufstehen und sich wieder hinsetzen. Seitenwechsel!
Gold – je Seite 10 x wiederholen

Armbeuge (vgl. auch S. 78)
Aus dem sicheren Stand 2 – ein Bein nach hinten abspreizen und hochhalten, 10 x den Oberkörper nach vorn beugen und sich mit den Armen wieder nach oben drücken. Beinwechsel!
Bronze – je 10 x wiederholen

Unterarmstütz (vgl. auch S. 75)
Aus dem sicheren Stand 2 (Rollator vor die Wand stellen!) – beide Unterarme auf den Rollator-Sitz ablegen, mit kleinen Schritten, soweit es geht, nach hinten laufen und 10 Sekunden halten.
Silber – 10 Sekunden halten

Einarmstütz (vgl. auch S. 77)
Aus dem sicheren Stand 2 (Rollator vor die Wand stellen!) – beide Hände an den Handgriffen, eine Vierteldrehung links (seitwärts im Rollator stehen), die rechte Hand auf den Rollator-Sitz stützen und den Arm strecken – wie ein schräges Brett – den linken Arm seitlich abspreizen und die Position 10 Sekunden halten. Seitenwechsel!
Gold – je Seite 10 Sekunden halten

Schnelligkeit

Rollator flott (vgl. auch S. 96ff.)

Schnell rollatieren

Bronze – 15 m in 30 Sekunden
Silber – 25 m in 30 Sekunden
Gold – 50 m in 30 Sekunden

Aufstehen vom Sitz (vgl. auch S. 47)

Aus der sicheren Sitzposition – beide Hände an den Griffen – aufstehen vom Rollator und sich wieder hinsetzen.

Bronze – 5 x in 15 Sekunden
Silber – 10 x in 15 Sekunden
Gold – 15 x in 15 Sekunden

Wheel-Walking (vgl. auch S. 94)

Sicherer Sitz mit den Händen an den Griffen – die Füße auf die Hinterräder stellen und durch „Laufen" auf den Rädern den Rollator vorwärts bewegen.

Bronze – 8 m in 30 Sekunden
Silber – 10 m in 30 Sekunden
Gold – 12 m in 30 Sekunden

Koordination

Slalom-Rollatieren (vgl. auch S. 98)

Aufbau: Eine Slalomstrecke aus acht Hütchen/Pylonen aufstellen, im Abstand von 2,5-3 m.

Im Slalom vorwärts um die acht Hütchen herumrollatieren, ohne sie zu berühren – hin und wieder zurück.
Bronze – 1 x hin und zurück

Liegende-Acht-Rollatieren (vgl. auch S. 135)

Aufbau: Zwei Hütchen/Pylonen im Abstand 3-4 m

4 x eine liegende Acht um die zwei Hütchen herumrollatieren.
Silber – 4 x um die liegende Acht

Sitz-Rollatieren (vgl. auch S. 92ff.)

Achtung: Gefahr bei Outdoor!

Aufbau: Eine Slalomstrecke aus acht Hütchen/Pylonen aufstellen, im Abstand von 2,5-3 m.

Im Sitz rückwärts um die acht Hütchen herumrollatieren, ohne sie zu berühren – hin und wieder zurück.
Gold – 1 x hin und zurück

Rollatieren rückwärts 1 (vgl. auch S. 92ff.)

Achtung: Gefahr bei Outdoor!

Eine gerade Strecke rückwärts rollatieren.
Bronze – 8 m

Rollatieren rückwärts 2 (vgl. auch S. 92ff.)

Achtung: Gefahr bei Outdoor!

Aufbau: Eine Slalomstrecke aus acht Hütchen/Pylonen aufstellen, im Abstand von 2,5-3 m.

Im Slalom rückwärts um die acht Hütchen herumrollatieren, ohne sie zu berühren – hin und wieder zurück.
Silber – 1 x hin und zurück

Rollatieren rückwärts 3 (vgl. auch S. 92ff.)

Achtung: Gefahr bei Outdoor!

Aufbau: Zwei Hütchen/Pylonen im Abstand 3-4 m.

4 x rückwärts eine liegende Acht um die zwei Hütchen herumrollatieren.
Gold – 4 x um die liegende Acht

Rollator-Dreh (vgl. auch S. 83)

Aufbau: Ein Stuhl (ohne Armlehne)

Im Sitz auf dem Stuhl – der Rollator steht davor, die linke Hand umgreift den linken Griff und den Rollator (mit einem leichten Anschwung der rechten Hand) auf die linke Seite rollen lassen, die linke Bremse arretieren, wieder lösen und den Rollator zurückrollen lassen. Das Gleiche zur rechten Seite.
Bronze – 5 x wiederholen

Rollator-Dreh im Stehen (vgl. auch S. 83)

Im Stehen den Rollator vor dem Körper von links nach rechts drehen. Die linke Hand greift den linken Griff und den Rollator nach links neben den Körper rollen lassen (mit einem leichten Anschwung der rechten Hand). Die linke Bremse arretieren, wieder lösen und den Rollator zurückdrehen. Das Gleiche zur rechten Seite.
Silber – 5 x wiederholen

Rollator-Karussell (vgl. auch S. 83)

Im Stehen den Rolltor vorwärts um den Körper kreisen lassen. Abwechselnd den Rollator im Uhrzeigersinn und gegen den Uhrzeigersinn kreisen lassen.
Gold – 5 x kreisen

– Kopiervorlage –

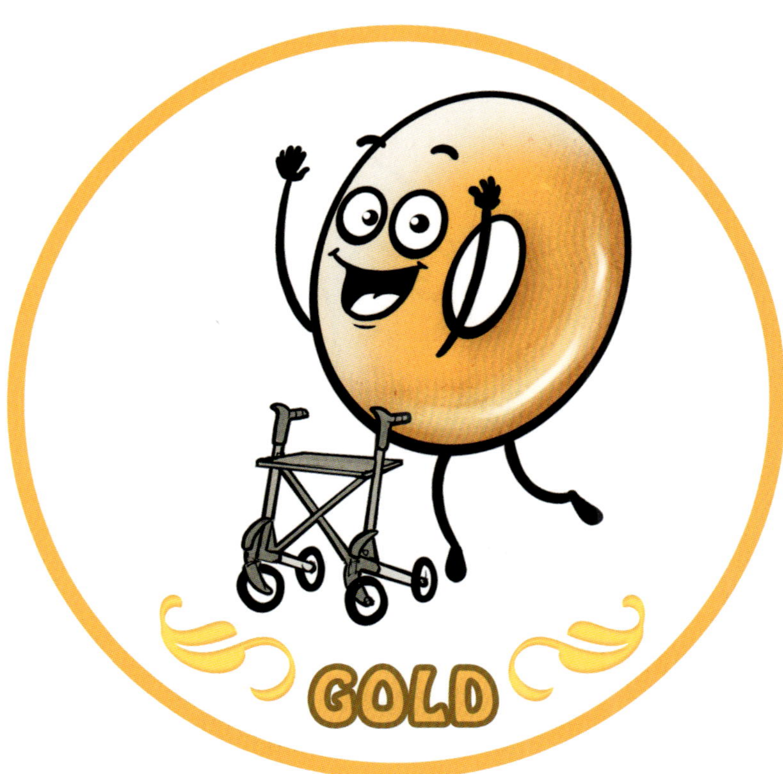

– Kopiervorlage –

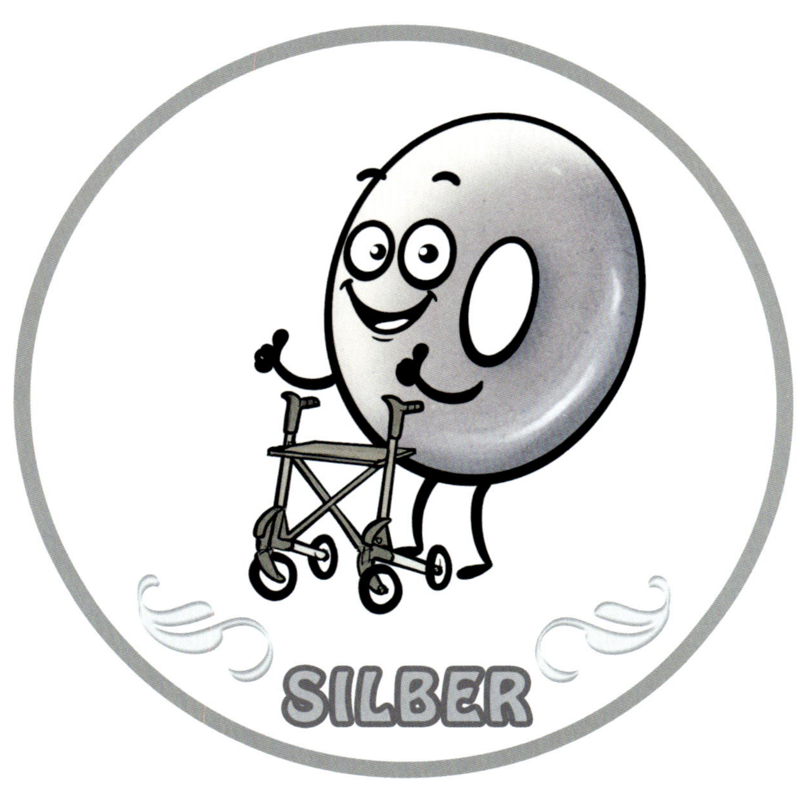

– Kopiervorlage –

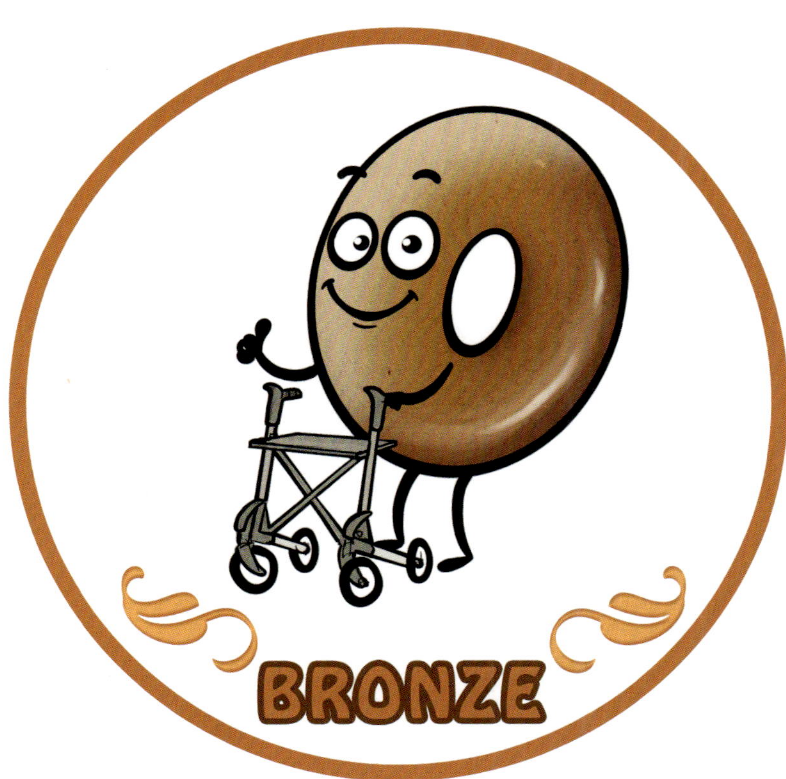

KAPITEL 9

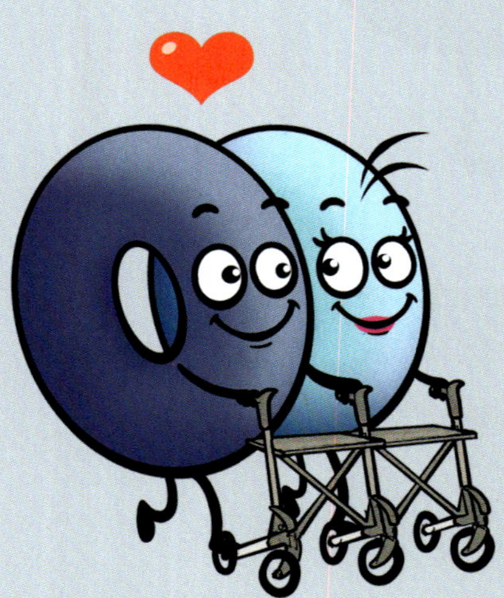

Der Tandem-Rollator

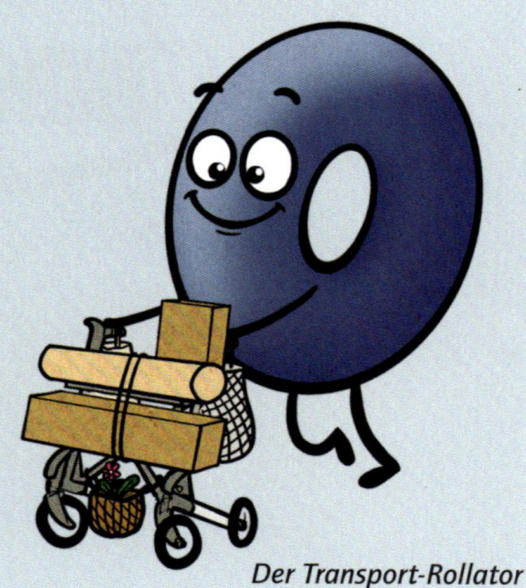

Der Transport-Rollator

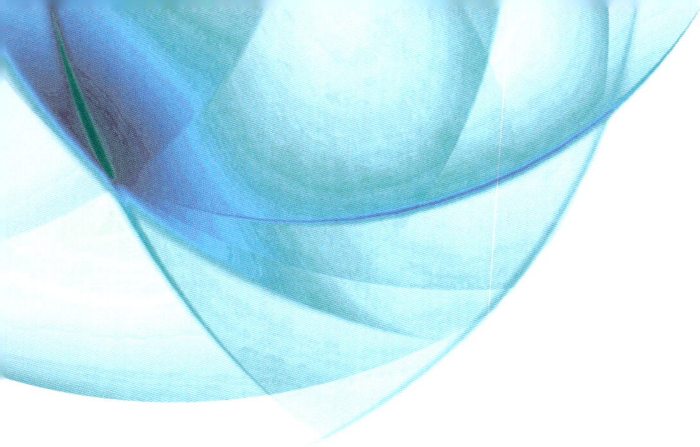

9 ROLLATOR-FIT® IN DER ÖFFENTLICHKEIT

Um das Image des Rollators in der Öffentlichkeit zu verbessern oder für ROLLATOR-FIT®-Gruppen zu werben, bieten sich verschiedene Anlässe, die natürlich örtlich sehr unterschiedlich zu betrachten sind.

9.1 ANLÄSSE UND AKTIONSFORMEN

Die Zielgruppe erreicht man z. B. am Rande von Wochen- und Flohmärkten, auf Stadt- und Stadtteilfesten oder anderen örtlichen Veranstaltungen. In Senioren- oder Pflegeeinrichtungen finden „Tage der offenen Tür" oder jahreszeitliche Feste statt, deren Programme durch ROLLATOR-FIT®-Aktionen bereichert werden. Auf Informationsveranstaltungen in Krankenhäusern oder auf Gesundheitsmessen dürfen ROLLATOR-FIT®-Angebote zukünftig nicht mehr fehlen.

Bei solchen Anlässen wird der Rollator in verschiedensten Aktionsformen präsentiert:

Rollator-TÜV

Rollatoren werden technisch begutachtet, auf Verkehrssicherheit überprüft und gegebenenfalls vor Ort eingestellt und repariert. Die Zusammenarbeit mit Sanitätshäusern hat sich bewährt.

Rollator-Schau

Verschiedene Rollator-Typen stehen zum Ansehen und Ausprobieren zur Verfügung (Kooperation mit Sanitätshäusern).

Rollator-Sicher in Bus und Bahn

Mitarbeiter des öffentlichen Personennahverkehrs geben Tipps für Rollator-Nutzer – wenn möglich, mit praktischer Übung vor Ort (Kooperation mit örtlichen ÖPNV-Anbietern).

Rollator-Vorführung

Mitglieder einer ROLLATOR-FIT®-Gruppe zeigen ihr Können. Sowohl Einblicke in die Gruppenarbeit als auch choreografierte Darstellungen oder Tänze können gezeigt werden. Die Show sollte möglichst in einer Mitmach-Aktion münden.

Deutscher Rollator-Tag

Deutscher Rollator-Tag ist eine bundesweite Initiative, um das Thema Rollator-Nutzung zu entstigmatisieren (s. S. 256).

SOMMERFEST MIT KAFFEE UND KUCHEN,
TOMBOLA, ROLLATOR FÜHRERSCHEIN,
ROLLATOR-TÜV + ROLLATOR-FIT

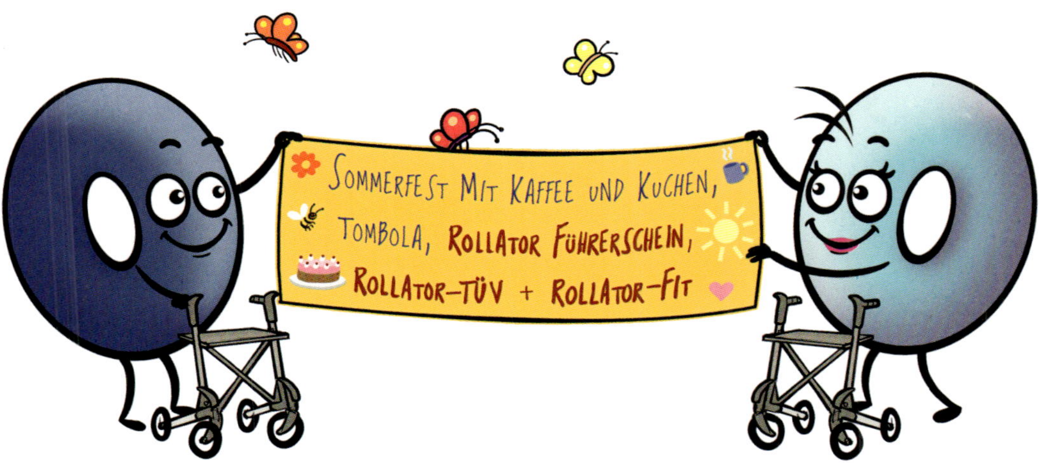

9.2 DER ROLLATOR-FÜHRERSCHEIN

Vorgeschrieben ist ein echter Rollator-Führerschein natürlich nicht. Veranstaltungen zu diesem Thema haben vielerorts Rollator-Nutzer zufrieden und stolz und vor allem sicherer im Umgang mit ihrem Rollator gemacht. Mit viel Spaß können auch diejenigen, die noch keinen Rollator besitzen, die unterschiedlichen Bewegungsaufgaben ausprobieren.

Im Rahmen einer öffentlichen Mitmach-Aktion kann jeder Mann und jede Frau einen Rollator-Führerschein erwerben, dabei werden die folgenden Grundfertigkeiten im Umgang mit dem Rollator getestet:

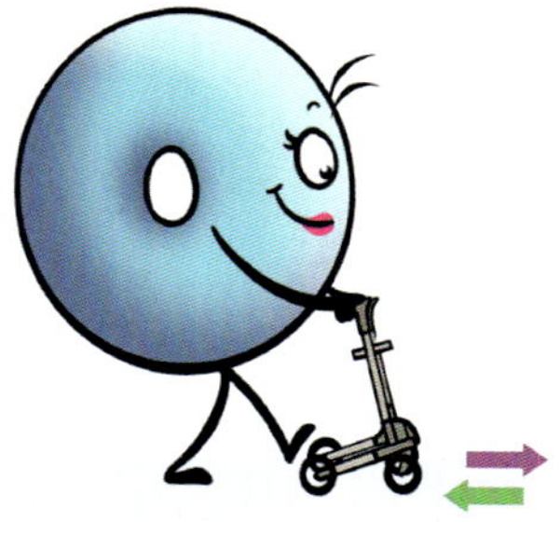

- **Rollatieren** – gehen mit dem Rollator – vorwärts und rückwärts

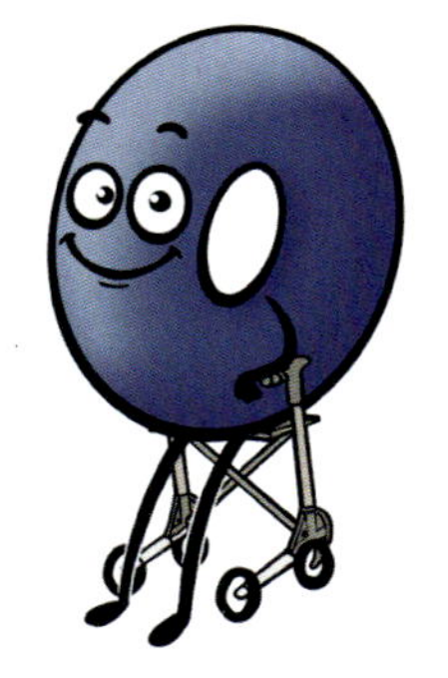

- **Sich-Hinsetzen auf den gebremsten Rollator** (evtl. zusätzlich im Sitzen rollatieren)

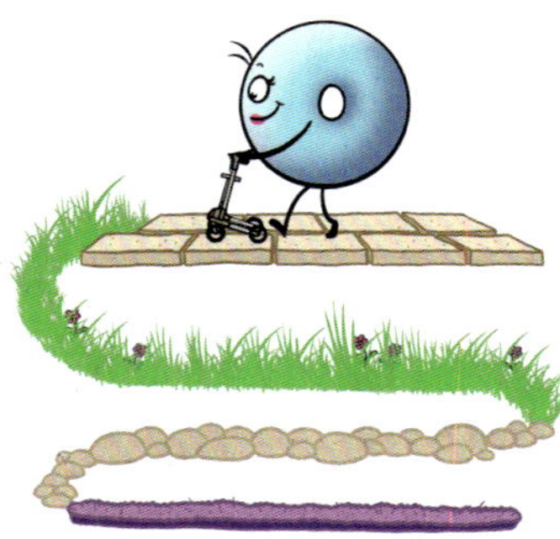

- **Rollatieren auf unterschiedlichen Untergründen**

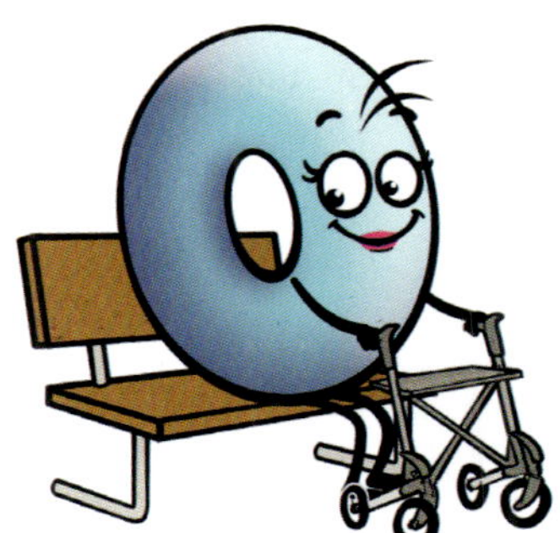

- **Sich-Absetzen** (z. B. auf eine Parkbank)

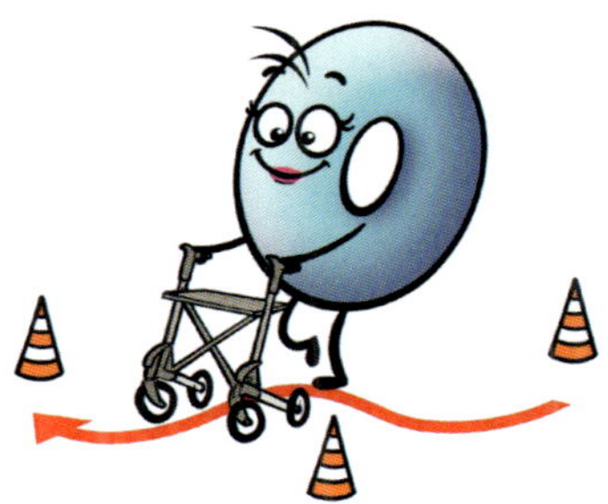

- **Rollatieren in Kurven und im Slalom**

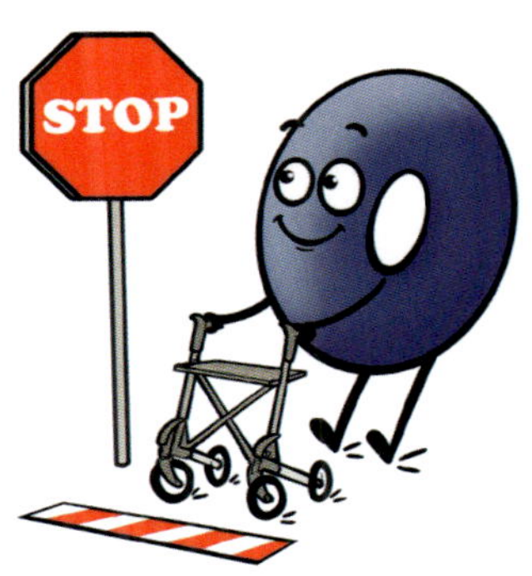

- **Abbremsen mit dem Rollator aus der Bewegung**

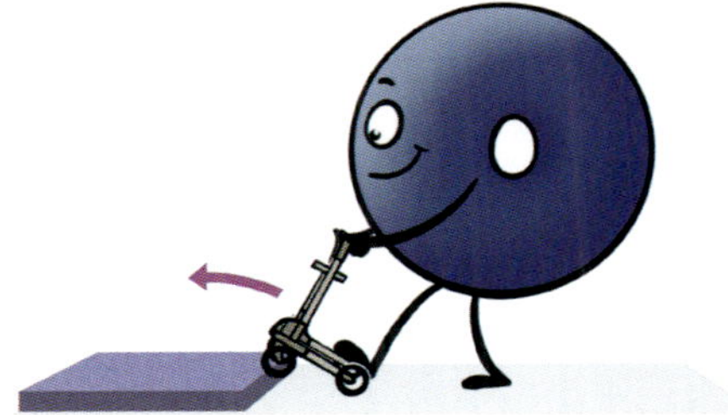

- **Ankippen des Rollators** (z. B. am Bordstein)

- **Bergauf- und Bergabrollatieren mit gehaltener Bremse** (z. B. über eine schiefe Ebene)

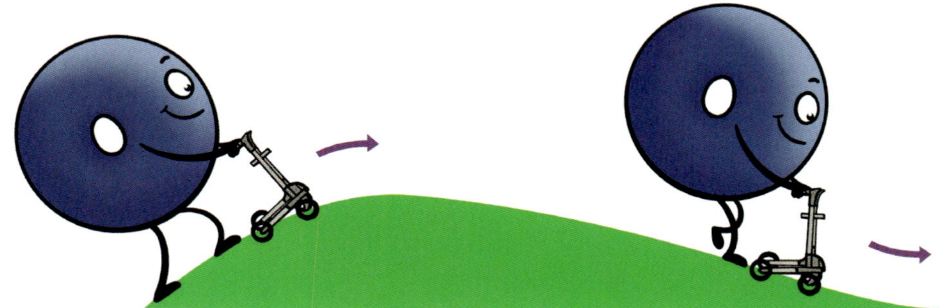

- **Transportieren mit dem Rollator** (z. B. ein schwerer Gegenstand im Korb/Tasche, Getränk auf dem Tablett)

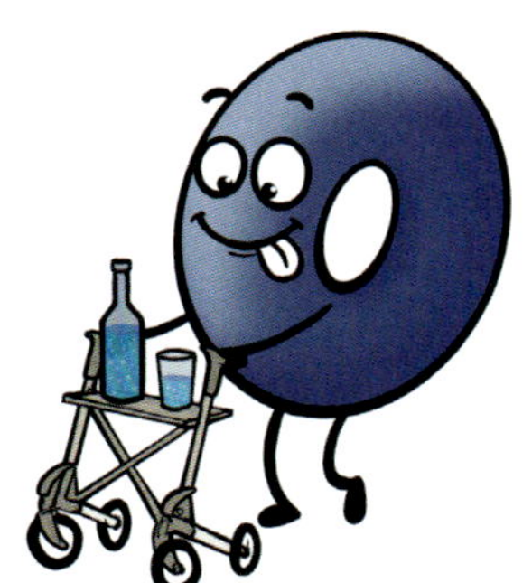

- **Zusammenklappen und sicheres Abstellen des Rollators**

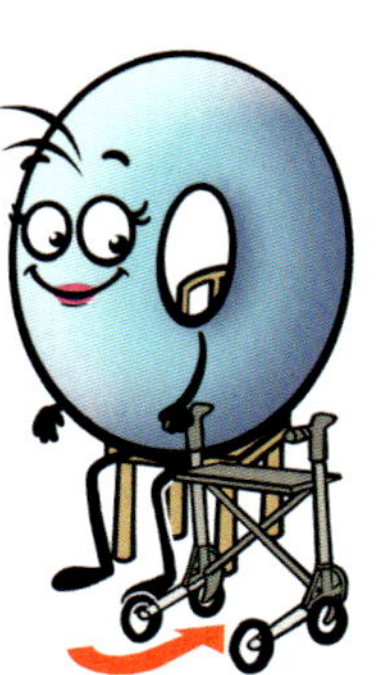

Die dargestellten Stationen sind in der Praxis erprobt und dienen lediglich als Beispiel. Der Fantasie sind keine Grenzen gesetzt.

Rollator-Parcours

Die Rollator-Nutzer rollatieren über den mit Pylonen und/oder Flatterband vorbereiteten Parcours, der neben einem asphaltierten/mit Gehplatten ausgelegten Fußweg auch über unebene Untergründe führen kann. Ferner sollte der Parcours möglichst Steigungen und Gefälle beinhalten. An Bordsteinen und Absätzen übt man das korrekte Ankippen des Rollators mit oder ohne Ankipphilfe. Eine kurze Slalomstrecke und Rückwärtsgehen, eine 360°-Drehung mit dem Rollator und richtiges Hinsetzen und Aufstehen von einer Parkbank/Stuhl runden den Parcours ab.

Für verschiedene Aspekte bei der Planung, Vorbereitung und Durchführung so einer Rollator-Veranstaltung ist ein Netzwerk derer, die lokal in der Seniorenarbeit aktiv sind, hilfreich.

In der Praxis haben sich folgende Kooperationen bereits bewährt:

Örtliche Sanitätshäuser – stellen Rollatoren zur Verfügung, übernehmen z. B. den Rollator-TÜV (technische Überprüfung der Räder und Bremsen), die individuelle Einstellung auf den Rollator-Nutzer und die Anleitung der Interessenten.

Krankenhäuser und Kliniken – bieten fachliche, personelle oder räumliche Unterstützung und informieren potenzielle Rollator-Nutzer oder -Neulinge.

Örtliche Seniorenbüros – unterstützen durch Information und als Verbindungsstelle zu Seniorengruppen.

Örtliche Polizei – betreut die Aktion unter Sicherheitsaspekten des jeweiligen Ortes.

Gruppenleiter/Mitarbeiter/Helfer – aus Vereinen und Senioreneinrichtungen betreuen die Stationen und/oder begleiten die Teilnehmer auf dem Parcours mit Rat und Tat.

Örtliche Presse – unterstützt die Werbung und Öffentlichkeitsarbeit und sollte frühzeitig informiert werden.

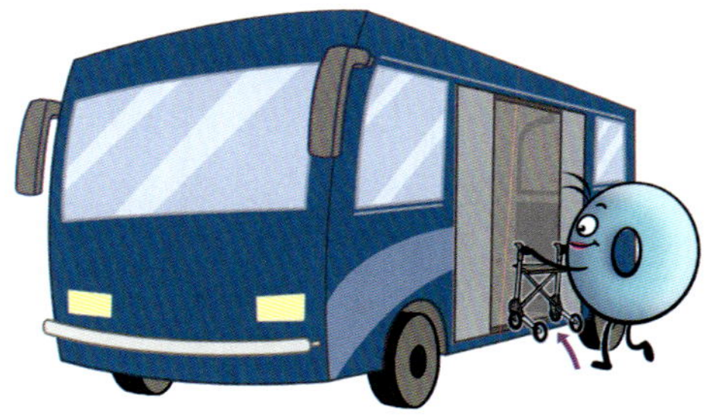

Örtlicher Busunternehmer – stellt einen Bus und erläutert das Ein- und Aussteigen sowie das Abstellen des Rollators im Bus/ je nach öffentlichem Nahverkehr auch in die Bahn. Das Einsteigen erfolgt vorwärts unter Benutzung der Ankipphilfe, während das Aussteigen rückwärts geübt werden sollte.

Termine und Veranstaltungsorte

Besonders geeignet sind z. B. Markttage, an denen Rollator-Nutzer ohnehin unterwegs sind, auch lokale Veranstaltungen, wie verkaufsoffene Sonntage, Gesundheitstage, Sommer- oder Parkfeste o. Ä., bieten sich an. In der wärmeren Jahreszeit kann alles im Freien stattfinden.

Marktplätze, öffentliche Parkanlagen oder Gärten von Senioreneinrichtungen eignen sich genauso wie zentral gelegene Schulhöfe, Sportplätze oder Parkplätze.

Große Gemeinschaftssäle, Sporthallen, Eingangsbereiche von öffentlichen Gebäuden, Aktionsflächen in Einkaufszentren, ja sogar freie Flächen in Museen können genutzt werden. Ausschlaggebend für die Auswahl des Ortes sollte die gute Erreichbarkeit für Rollator-Nutzer sein.

Sind Veranstaltungen im öffentlichen Raum geplant, sollte man sich frühzeitig mit der örtlichen Ordnungsbehörde in Verbindung setzen.

Erfolgreicher Abschluss

Wer die Stationen bzw. den Parcours eventuell mithilfe einer Laufkarte erfolgreich gemeistert hat, erhält den Rollator-Führerschein.

Stolze Rollator-Führerscheinbesitzer freuen sich natürlich auch über ein kleines, nützliches Geschenk, wie z. B. einen Schlüsselanhänger, Reflektoren für den Rollator, eine Trinkflasche o. Ä., gesponsert von einem Kooperationspartner.

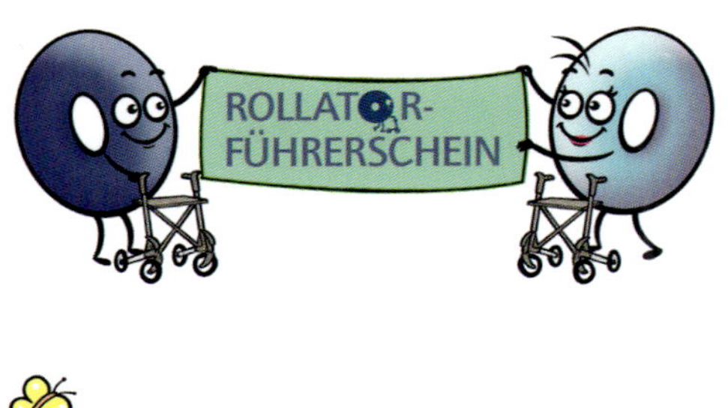

Vorname, Name

ist

ROLLATOR-Fit®

und hat heute den Rollator-Führerschein erfolgreich bestanden.

Alles Gute auf dem weiteren Weg!

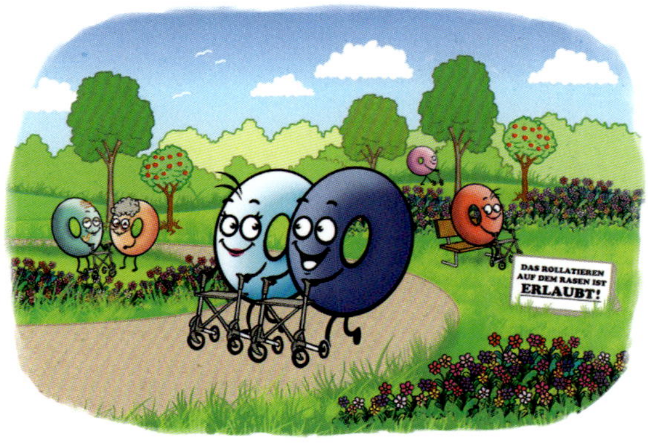

Ort, Datum Unterschrift

– Kopiervorlage –

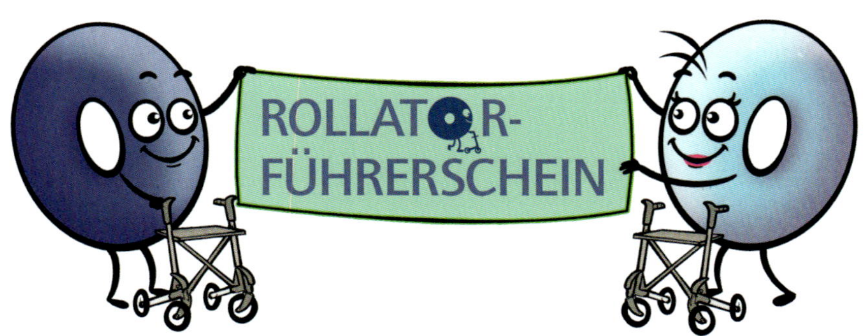

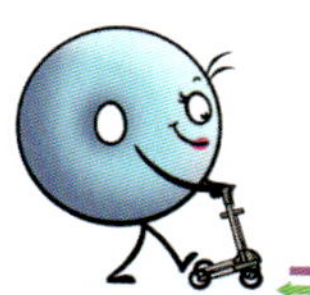

Rollatieren:
Gehen mit dem Rollator – vorwärts und rückwärts.

☐ **Erledigt!**

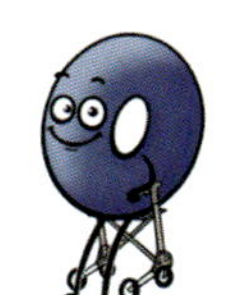

Sich hinsetzen auf den gebremsten Rollator.

☐ **Erledigt!**

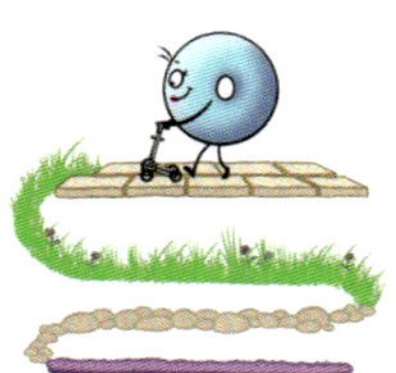

Rollatieren auf unterschiedlichen Untergründen.

☐ **Erledigt!**

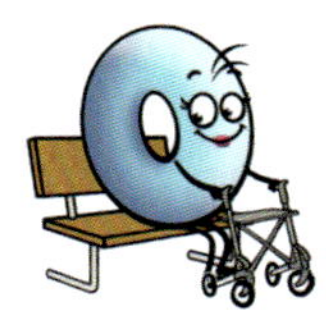

Sich-Absetzen:
z. B. auf eine Parkbank.

☐ **Erledigt!**

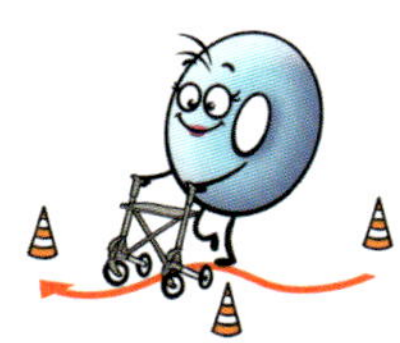

Rollatieren in **Kurven** und im **Slalom**.

☐ **Erledigt!**

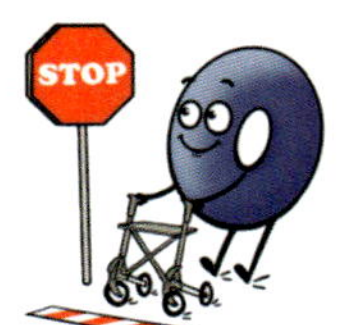

Abbremsen
mit dem Rollator aus der Bewegung.

☐ **Erledigt!**

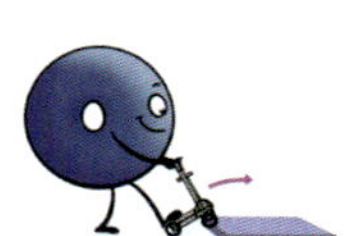

Ankippen des Rollators:
z. B. am Bordstein.

☐ **Erledigt!**

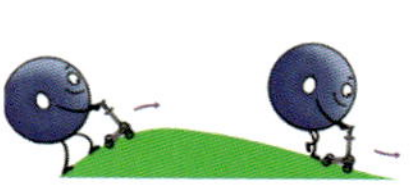

Bergauf- und Bergabrollatieren
mit gehaltener Bremse über eine schiefe Ebene.

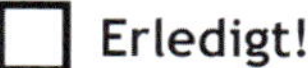

☐ **Erledigt!**

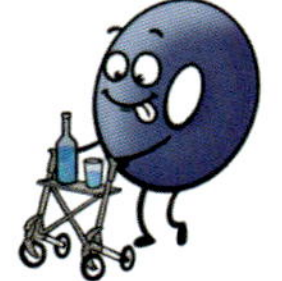

Transportieren mit dem Rollator:
z. B. ein Getränk auf dem Tablett.

☐ **Erledigt!**

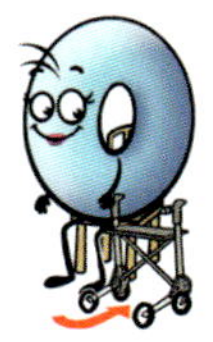

Zusammenklappen und **sicheres Abstellen** des Rollators

☐ **Erledigt!**

– Kopiervorlage –

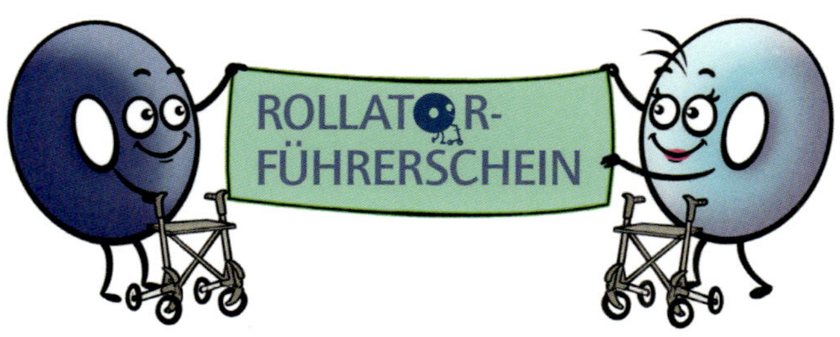

Vorname, Name

ist

ROLLATOR-Fit®

und hat heute den Rollator-Führerschein erfolgreich bestanden.

Alles Gute auf dem weiteren Weg!

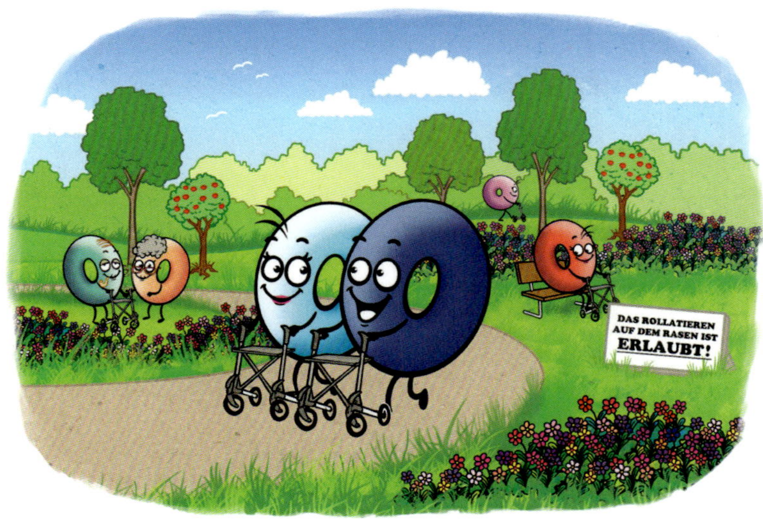

Ort, Datum Unterschrift

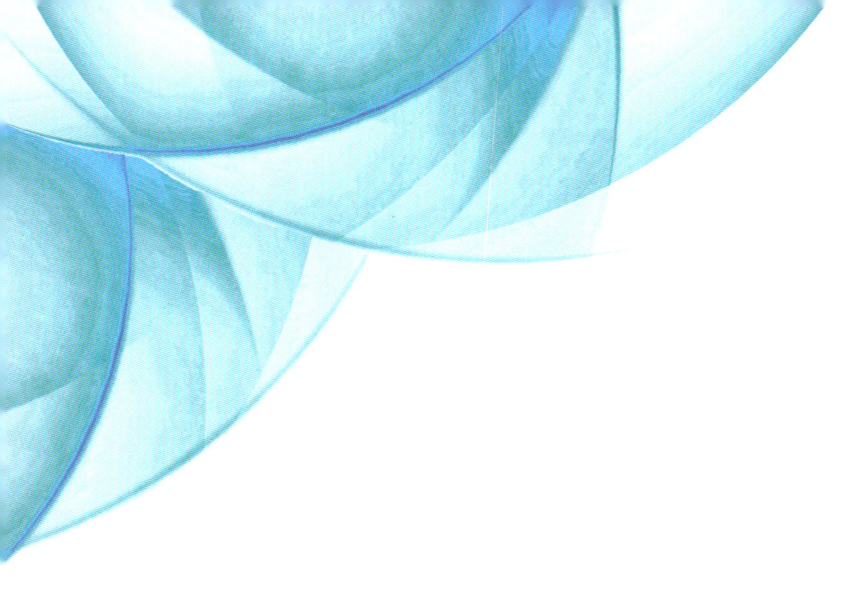

KAPITEL 10

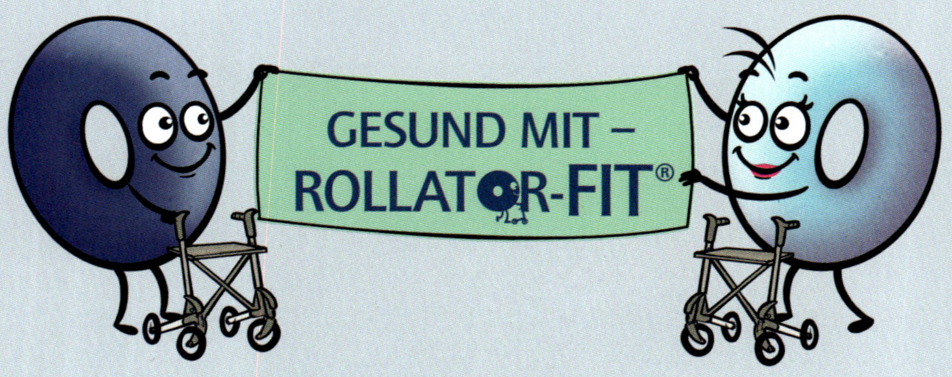

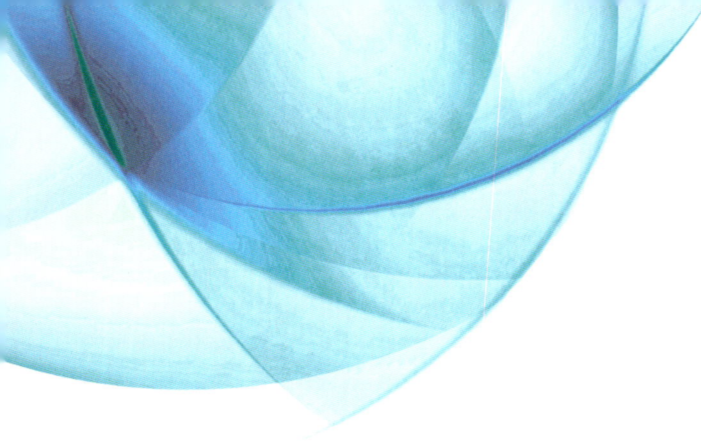

10 DIE GESUNDHEITLICHEN ASPEKTE RUND UM DEN ROLLATOR

Ein sinnvoll genutzter Rollator kann nicht nur die Mobilität erhalten, sondern in vielerlei Weise die Gesundheit fördern und Krankheiten verhindern, bessern oder Einschränkungen kompensieren. So kann er zu mehr Selbstbestimmung und Freiheit führen und damit zu einer Steigerung der Lebensqualität.

Werden die Fertigkeiten im geschickten Umgang mit dem Rollator und seine Nutzung als Sportgerät für die körperliche und geistige Fitness in einer Gruppe geübt, treten Spaß und Gemeinsamkeit in den Mittelpunkt. Diese Erfahrungen können der Vereinsamung entgegenwirken, in die Ältere durch Verlust von Partnern und Freunden geraten. Der Erhalt der Unabhängigkeit und die Förderung sozialer Kontakte sind wesentliche Faktoren zur Vermeidung der häufigen Altersdepression.

Da sehr unterschiedliche Einschränkungen die Menschen dazu bringen, den Rollator zu nutzen, sollen hier einige Krankheitsbilder kurz erläutert werden, die in Gruppen von Rollator-Nutzern häufig auftreten. Neben den wesentlichen Symptomen und Folgen solcher Krankheiten werden nachfolgend die besonderen Vorteile und gesundheitlichen Ziele dargestellt, die mit ROLLATOR-FIT®-Übungen verfolgt werden. Mithilfe der Seitenhinweise findet man jeweils geeignete Übungsbeispiele.

Dazu gehört auch in einigen Fällen, dass Übungen mit dem Rollator als Prophylaxe angesehen werden, die das Auftreten oder das Risiko einer Krankheit im Vorfeld verhindern (z. B: Thrombose- oder Sturzprophylaxe).

Zusätzlich wird auf evtl. mögliche Risiken bei einigen Übungen für die betroffenen Nutzer hingewiesen.

Wer wirklich gesundheitlichen Nutzen von den Übungsaufgaben haben möchte, sollte diese unter Anleitung erlernen und zu Hause wiederholen, möglichst 2 x in der Woche eine halbe Stunde.

Auch wenn die Übungen in verschiedener Weise gesundheitsfördernd sind, sollte immer klar sein, dass es in den ROLLATOR-FIT®-Stunden nicht um therapeutische Maßnahmen geht, sondern hier immer der Spaß und die gemeinsame Bewegungsfreude im Mittelpunkt stehen!

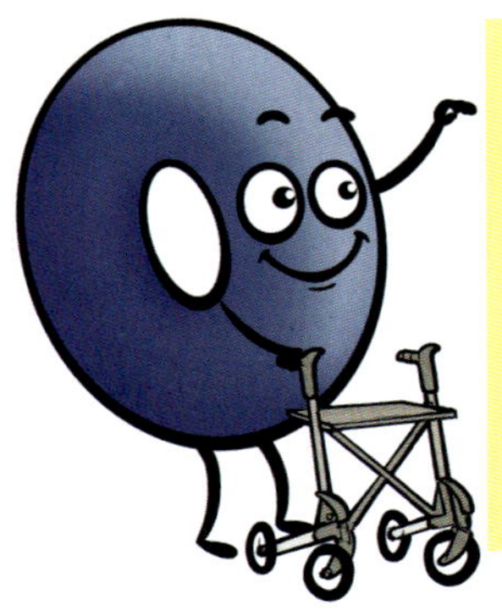

Prävention *umfasst Maßnahmen, die das Auftreten, die Verschlimmerung von Krankheiten und ihre Folgen verhindern sollen. Man unterscheidet:*

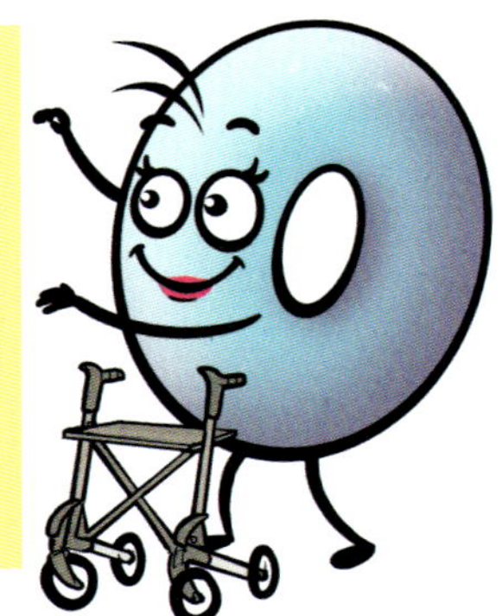

Die **Primärprävention**: Erkennen und Vermeiden von Risikofaktoren, sodass es gar nicht erst zur Krankheit kommt, z. B. senkt Bewegung das Herzinfarktrisiko.

Die **Sekundärprävention**: Das frühzeitige Erkennen von Krankheitszeichen, die, sofort behandelt, einen leichteren Verlauf ermöglichen und zur Vermeidung von Folgeschäden oder Rückfällen beitragen, z. B. kann Bewegung den Verlauf einer Osteoporose günstig beeinflussen und das Knochenbruchrisiko mindern.

Die **Tertiärprävention**: Es handelt sich um Rehabilitationsmaßnahmen, die durch Krankheit verloren gegangene Funktionen wiederherstellen oder Einbußen der Funktionen kompensieren, z. B. nach einer Gelenkoperation die Wiedergewinnung von Beweglichkeit.

Die Unterscheidung dieser drei Präventionsformen kann hilfreich sein, wenn es um die Finanzierung einer ROLLATOR-FIT®-Gruppe oder für einzelne Teilnehmer geht, da verschiedene Kostenträger zuständig sind.

10.1 GESUNDHEITLICHE ZIELE DER ÜBUNGEN

Bei vielen einzelnen Übungen weisen wir unter den Rollator-Wegen auf die gesundheitsfördernden Aspekte für Ältere hin. Jeder weiß, dass jede Bewegung verschiedene Fähigkeiten fördert. Man kann sich nicht bewegen ohne Kraft, Koordination oder ohne Aktivierung des Gehirns, dennoch liegt der Schwerpunkt bei bestimmten Übungen besonders auf der einen oder anderen Fähigkeit oder Aktivität.

- **Atmung** – die Lungenfunktion lässt im Alter bei allen Menschen nach. Chronisch Lungenkranke benötigen oft einen Rollator als Pausensitz und/oder zum Transport der Sauerstoffflasche. Für alle ist die Beweglichkeit und die Ausdehnung des Brustkorbs mit möglichst guter Belüftung der gesamten Lunge, mit Dehnung der Brust- und Rückenmuskulatur und die Stärkung der Atemhilfsmuskulatur (Nacken-, Rücken-, Schulter-, Brustmuskeln) ein sinnvolles Ziel. Außerdem kann das bewusste, tiefe (nicht schnelle) Ein- und Ausatmen der Entspannung dienen.

  Grundsätzlich gilt: Einatmen durch die Nase, ausatmen durch den Mund.

- **Ausdauer** ist im Alter durch Bewegung zu erhalten oder auch zu verbessern, sie ist eine Voraussetzung für Teilhabe am gesellschaftlichen Leben und ein wichtiger Aspekt in der Prävention vor allem von Krankheiten des Herz-Kreislauf-Systems. Der Rollator ermöglicht auch den Menschen ein Ausdauertraining, die z. B. durch Krankheiten des Bewegungsapparats oder bei Schwindel sonst allenfalls drinnen ihre Ausdauer auf besonderen Geräten trainieren können. Die frische Luft beim Rollator-Walking hat durch Stimulation des Abwehrsystems einen zusätzlich positiven Effekt. Die Möglichkeit, sich zwischendurch auszuruhen, erleichtert solche Unternehmungen auch für Menschen mit eingeschränkter Belastbarkeit des Herz-Kreislauf- und des Atmungssystems.

- **Beweglichkeit** – die Erhaltung der Beweglichkeit im Alter ist ein wichtiger Baustein für die Selbstständigkeit und Unabhängigkeit von fremder Hilfe – besonders für viele, gerade intime Handlungen, wie Waschen, Körperpflege und Anziehen. Auch für die eigenständige Haushaltsführung ist es wichtig, sich bücken zu können und Dinge zu erreichen, die nicht einfach zugänglich sind. Die Beweglichkeit der Halswirbelsäule ist zudem wichtig für den Blick über die Schulter, der z. B. beim Aussteigen aus dem Bus und bei der Orientierung nach hinten wichtig ist. Zur Förderung der Beweglichkeit gehören Dehnübungen und die Anregung, das Bewegungsausmaß der verschiedenen Gelenke möglichst voll zu nutzen.
- **Bewegungsgeschicklichkeit** – darunter ist nicht nur die feinmotorische Geschicklichkeit zu verstehen. Ein hohes Maß an Bewegungsgeschicklichkeit erleichtert vieles, im Umgang mit dem Rollator benötigt man **grob-** oder **großmotorische Geschicklichkeit**, wie z. B. beim Rollatieren zwischen und um Hindernisse herum (Möbel, Schwellen & Co.), beim Manövrieren mit beladenem Rollator nach dem Einkauf und bei den zahlreichen anderen, alltäglichen Herausforderungen.
- **Dehnen** – Dehnübungen sind bei älteren Menschen vor allem für die Beweglichkeit (s. o.) von Bedeutung. Das gilt besonders für die Wadenmuskulatur mit der Achillessehne und die Hüftbeuger, da sie zu Verkürzungen neigen. Dehnübungen der Brustmuskulatur und der Rumpfseiten sind sinnvoll mit Atemübungen zu verknüpfen und verbessern die Belüftung der Lungen. Für die Beweglichkeit der Halswirbelsäule („Rückwärtsblick"), manchmal auch bei Kopfschmerzen, die durch Nackenverspannungen hervorgerufen werden, helfen Dehnübungen der Nackenmuskulatur. Alle Dehnübungen eignen sich auch am Ende von Bewegungseinheiten zur Entspannung.

- **Entspannung** – für ein gesundes Leben ist der Wechsel von Aktivität und Ruhe nötig und natürlich brauchen gerade die Ungeübten Pausen zur Erholung. Für Entspannungsphasen eignen sich Eigen- oder gegenseitige Massagen mit Igelbällen, Isorohren oder mit den Händen. Der Wechsel von Anspannung und Entspannung verschiedener Muskelgruppen (im Sinne der progressiven Muskelentspannung) sowie Atem- und Dehnübungen, die auch miteinander gut kombiniert werden können, bietet sich ebenfalls an.

- **Gefäßtraining** – sowohl die arterielle wie die venöse Durchblutung profitiert von Bewegung – vor allem der Wadenmuskulatur. Die Muskelaktivität kann bei arteriellen Durchblutungsstörungen sogar Gefäßbildung anregen, bei venösen Durchblutungsstörungen den Blutrückstrom zum Herzen fördern und ist somit ein wesentlicher Faktor der Thromboseprophylaxe.

- **Gleichgewicht** – kann nur gehalten werden kann, wenn verschiedene motorische Fähigkeiten zusammenspielen (vor allem Koordination und Kraft) und die Informationen aus den verschiedenen Sinnesorganen verarbeitet werden können. Dabei spielt das Gleichgewichtsorgan im Innenohr eine wesentliche Rolle, es „erdet" uns durch die Wahrnehmung der Schwerkraft und die Empfindung von Bewegung und Veränderung der Bewegungsgeschwindigkeit im Raum. Besondere Bedeutung haben auch die „Bewegungsmelder" (Propriozeptoren). Sie geben Informationen über die Spannung und Spannungsänderung der Muskulatur und über die Gelenkstellung – also über die Haltung und die Bewegung aus der „Innensicht". Das Sehen ist nötig, um sich im Raum zu orientieren und Hindernisse zu entdecken, die uns aus dem Gleichgewicht bringen könnten. Nicht nur Muskeln, sondern auch die Sinnesorgane brauchen Anregung und Nutzung, damit ihre Fähigkeiten nicht verkümmern.

- **Körperschema** – darunter wird hier das räumliche Vorstellungsbild vom eigenen Körper verstanden, das aus Sinnes- und Bewegungserfahrungen entsteht. Ein intaktes, möglichst harmonisch-symmetrisches Körperschema ist die Voraussetzung für koordinierte und sichere Bewegungen. Das Körperschema kann auch von Gefühlen, Vorstellungen der Umwelt und der Beurteilung durch andere beeinflusst sein und von der Realität abweichen.

- **Körperwahrnehmung** – die Schulung der Eigenwahrnehmung des Körpers hilft bei der Entwicklung des Körperschemas, ist notwendig für die Orientierung im Raum, schützt vor Über- und Fehlbelastung und letztlich auch vor Stürzen.

- **Kognitive Fähigkeiten und Konzentrationsfähigkeit.** Die Furcht vor Gedächtnisschwäche und nachlassender Konzentration belastet viele Ältere fast mehr, als die Angst vor der Abnahme körperlicher Fähigkeiten. Bewegung, besonders in Kombination mit kognitiven Aufgaben, aber auch viele Koordinationsübungen allein, stellen eine Herausforderung für das Gehirn dar und trainieren es mehr als rein verbales Gedächtnistraining (wie Kreuzworträtsel oder übliche „Denksportaufgaben").

- **Koordination** – beschreibt das sinnvolle Zusammenspiel der vielen, an einer Bewegung beteiligten Muskelgruppen, um die Bewegungen flüssig, ökonomisch und sicher zu machen und den Umweltbedingungen anzupassen. Dazu gehört auch das Zusammenspiel von Sinnesorganen, Nerven und Muskeln.

- **Kraft** – dem altersbedingten Kraftabbau kann man entgegenwirken, ja auch im Alter noch Muskelkraft wieder gewinnen. Muskelkraft ist nicht nur für viele Tätigkeiten im Alltag (Treppensteigen, Gegenstände/Lebensmittel tragen), sondern auch für die Sturzprophylaxe wichtig. Für Rollator-Nutzer ist die Bein- und Rückenmuskulatur zum Gehen und Aufstehen, die Armmuskulatur für das Stützen und Manövrieren und die Handmuskulatur für das Bremsen besonders zu stärken.

- **Prophylaxen** sind Maßnahmen – im Zusammenhang mit dem Praxisteil – Übungen, um bestimmten Krankheiten vorzubeugen (z. B. Thrombose, Kontraktur = Versteifungs- und Sturzprophylaxe).
- **Reaktionsfähigkeit** – diese umfasst sowohl die für Haltung und sichere Bewegung notwendige Reaktion der Muskeln auf Dehnreize als auch die geistige Reaktion auf plötzlich geänderte Umweltbedingungen. Die Förderung der Reaktionsfähigkeit ist sehr wichtig zur Vermeidung von Stürzen und anderen Unfällen.
- **Sturzprophylaxe** – um Stürze zu verhindern, müssen, neben der Vermeidung von äußeren Sturzursachen (Stolperfallen, schlechte Beleuchtung usw.), die bereits unter „Gleichgewicht" beschriebenen motorischen und sensorischen Fähigkeiten geübt werden. Dazu gehört vor allem das sogenannte *propriozeptive Training* zur Verbesserung von Kraft und Reaktionsfähigkeit der Muskulatur, damit Stolpern oder „Geschubstwerden" abgefangen werden kann, bevor es zum Sturz kommt.
- **Stützfähigkeit der Arme** – beinhaltet das Zusammenspiel aus Muskelkraft, Koordination und Reaktionsfähigkeit, das notwendig ist, wenn der Rollator als Entlastung für die Beine genutzt wird. Kommt es ohne den Rollator zum Sturz, können vorgestreckte Arme den Sturz abfangen und besonders den Kopf vor Verletzungen schützen.

10.2 KRANKHEITSBILDER ODER EINSCHRÄNKUNGEN BEI ROLLATOR-NUTZERN

Arthrose (Gelenkverschleiß)

Besonders betroffen von Arthrosen sind Knie und Hüften. Durch Übergewicht, Fehlstellungen oder nach Verletzungen kommt es zur Knorpelabnutzung mit Bewegungseinschränkung und Schmerzen.

Da hilft der Rollator

Bewegung der betroffenen Gelenke fördert die Bildung von Gelenkflüssigkeit, die für die Ernährung des Knorpels nötig ist. Allerdings ist wegen der Schmerzen längeres Gehen oft nicht mehr möglich. Die Bewegung mit verminderter Belastung, wie z. B. beim Fahrradfahren, kommt für viele Betroffene auch nicht mehr infrage, sie können aber mit der Unterstützung des Rollators ihre Gelenke etwas entlasten und die Länge der Gehstrecken bestimmen durch Pausen auf dem Rollator-Sitz.

So beugt der Rollator vor

Der Rollator erleichtert Bewegung und verbessert somit die Beinkraft, fördert die Knorpelernährung und kann durch ein Mehr an Bewegung dem Übergewicht entgegenwirken – so schützt er vor Arthrose.

Das kann man am Rollator üben

Bei Arthrosen besteht wegen der schmerzbedingten Schonung eine besondere Gefahr des Muskelabbaus und der Muskel- und Sehnenverkürzung mit zunehmender Bewegungseinschränkung und vermehrten Schmerzen. Daher sollten die Übungen am Rollator sowohl die Kraft der Beinmuskulatur (Beuger und Strecker von Knie und Hüfte) stärken als auch die Beweglichkeit üben (Beugen und Strecken im Knie, Drehen, An- und Abspreizen, Beugen und Strecken in der Hüfte) (s. S. 56ff.).

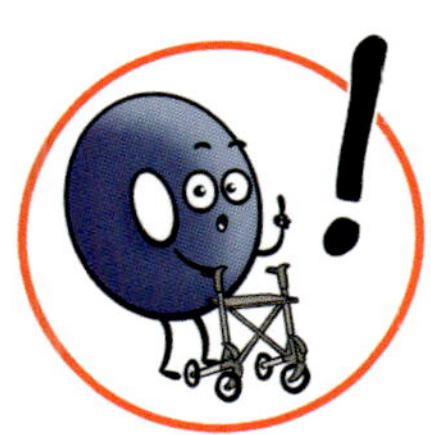

Achtung

Vermieden werden sollten gerade bei den oben beschriebenen Arthrosen Überbelastungen, ruckhafte Belastungen (wie Hüpfen ohne Abfedern).

Demenz

Demenz ist nicht gleich Demenz – es gibt verschiedene Formen und Stadien und vor allem verschiedene Menschen, die ihre Persönlichkeit meist auch in der Demenz bewahren. Für die meisten ist Bewegung gut und sinnvoll, sie entdecken alte Fähigkeiten wieder, z. B. beim Fußball und beim Tanz. Für sie, fast mehr als für andere Menschen, ist Lob und Anerkennung wichtig. Probleme können entstehen, wenn sie sich bloßgestellt fühlen, dafür sind sie gerade in der Frühdemenz empfindlich. Oft merken sie früher als ihr Umfeld, dass etwas mit ihnen nicht stimmt und sie möchten das verbergen. Auf ihre Schwächen hingewiesen, reagieren sie mit Rückzug, manchmal auch mit Aggressivität.

Es gehört viel Fingerspitzengefühl dazu, Demenzerkrankte in die Gruppe zu integrieren, zu fordern, aber auch zu beschützen. Viele haben Schwierigkeiten bei der Orientierung und häufig mit dem Kurzzeitgedächtnis. Die eigene Kindheit und Jugend ist oft viel näher als die Gegenwart und dabei überschätzen sie sich und ihre Kräfte manchmal.

Da hilft der Rollator

Demenz allein macht einen Rollator eigentlich nicht nötig. Bestehen gleichzeitig andere Krankheiten, kann der Rollator hilfreich sein (z. B. bei Schlaganfall und Parkinson, vgl. entsprechende Beschreibungen in diesem Kapitel). Bewegung aktiviert das Gehirn und verbessert oft sogar direkt nach dem Angebot die kognitiven Leistungen.

So beugt der Rollator vor

Eine wirkliche Demenzprophylaxe gibt es nicht, aber man geht davon aus, dass Bewegung das Auftreten der Krankheit hinauszögert und längerfristig den Krankheitsverlauf verlangsamt. Wer sich ohne Rollator nicht ausreichend bewegen kann, sollte ihn auch aus diesen Gründen rechtzeitig und oft nutzen.

Das kann man am Rollator üben

Alle Koordinationsaufgaben, besonders wenn sie spielerisch mit Konzentrations- und kognitiven Aufgaben verknüpft werden, fördern die geistige Leistungsfähigkeit. Die Bedeutung von Spiel und Spaß im jeweiligen Augenblick und möglichst die Vermittlung von Erfolgserlebnissen ist ein wesentlicher Faktor in der Lebensqualität von an Demenz erkrankten Menschen.

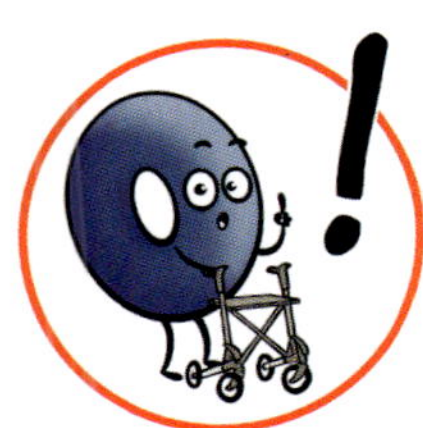

Achtung

Die Orientierungsfähigkeit und das Gedächtnis ist eingeschränkt, Reaktionen sind manchmal weder voraussehbar noch für das Umfeld verstehbar. Eine zusätzliche Betreuungsperson kann sehr hilfreich und manchmal notwendig sein.

Diabetes Typ II

Die Zuckerkrankheit stellt ein erhebliches Risiko für die Entwicklung einer Arteriosklerose und damit für Herzinfarkt und Schlaganfall dar. In der Entstehung des Diabetes Typ II (früher Altersdiabetes) sind meist eine familiäre Anlage, falsche Ernährung (fett und süß) und Bewegungsmangel entscheidend. Die Maßnahmen zur Senkung des Blutzuckers und die Verminderung des Übergewichts sind entscheidend für die Vermeidung vieler Zivilisationskrankheiten.

Da hilft der Rollator

Ausdauernde Bewegung am und mit dem Rollator senkt den Blutzuckerspiegel und das Risiko für diabetische Spätschäden (Herzinfarkt, Schlaganfall, Nieren- und Sehschwäche, Bluthochdruck und Durchblutungsstörungen der Füße).

So beugt der Rollator vor

Als intensiv genutzte Bewegungshilfe kann er das Auftreten des Diabetes Typ II verzögern und den Verlauf positiv beeinflussen.

Das kann man am Rollator üben

Alle Ausdauerübungen sind besonders sinnvoll – dazu gehören auch Rollator-Tanz und Rollator-Walking.

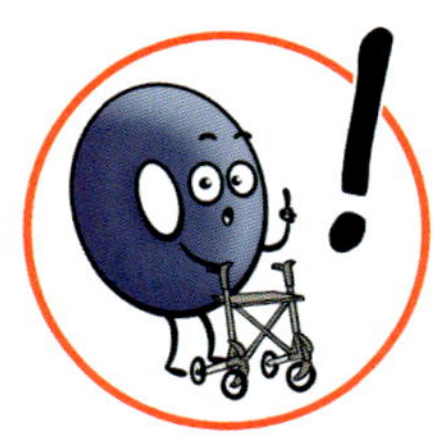

Achtung

Vor allem ist die Kenntnis der Symptome einer Unterzuckerung wichtig: Heißhunger, Zittern, kalter Schweiß. In so einem Fall schadet eine möglichst frühzeitige Gabe von gesüßter Flüssigkeit oder Traubenzucker auch bei zu hohem Blutzucker nicht, kann aber die Bewusstlosigkeit bei Unterzuckerung verhindern. Einige Diabetiker haben eine verminderte Schmerzwahrnehmung an den Füßen, daher werden Verletzungen dort manchmal nicht bemerkt.

Herz- und/oder Kreislaufschwäche

Die Schwäche des Herz-Kreislauf-Systems schränkt die körperliche Leistungsfähigkeit ein.

Da hilft der Rollator

Der Rollator ermöglicht vielen Betroffenen überhaupt erst wieder das eigenständige Verlassen der Wohnung und die Teilnahme am sozialen Leben, da er jederzeit für eine Sitzpause zur Verfügung steht. So kann durch die Bewegung auch die Ausdauer und Kraft, langsam und individuell angepasst, wieder gesteigert werden. Damit wird der Teufelskreis von Bewegungsmangel und Leistungsverlust durchbrochen.

So beugt der Rollator vor

Zur Vermeidung der wichtigsten Risikofaktoren für Krankheiten des Herz-Kreislauf-Systems ist Bewegung von größter Bedeutung – zur Normalisierung des Blutdrucks, zum Stressabbau, zur Vermeidung von Übergewicht. Mit dem Rollator können auch sonst bewegungseingeschränkte Menschen in diesem Sinne die Risiken der Bewegungsarmut senken und damit den Krankheiten des Herz-Kreislauf-Systems vorbeugen.

Das kann man am Rollator üben

Sich steigernde Ausdauerübungen sind am Rollator möglich, weil man sich auf dem Rollator-Sitz zwischendurch erholen kann. Ausdauer wird bei Übungen im Sitzen und Stehen und beim Rollatieren geübt. Besonders geeignet sind Aktivitäten wie Rollator-Walking und Rollator-Tanz.

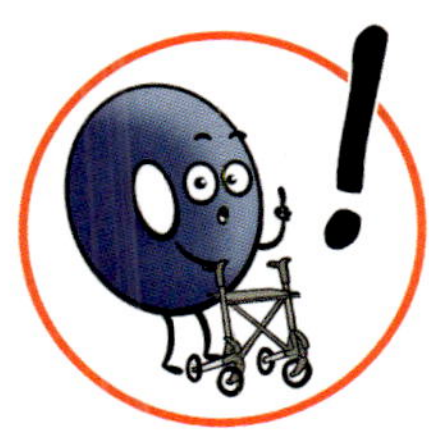

Achtung

Wichtig ist die Beachtung von Belastungsgrenzen: Pulsanstieg, zunehmende Atemnot mit erhöhter Atemfrequenz, veränderte Hautfarbe – rot, blass, bläulich. Bei den Übungen sollte man darauf achten, dass die Teilnehmer ruhig und gleichmäßig atmen und Pressatmung vermeiden. Immer wieder sollte man die Teilnehmer auf ihre Eigenverantwortung hinweisen, Überehrgeizige bremsen und zu Bequeme aufmunternd motivieren.

Ist eine Vorerkrankung des Herz-Kreislauf-Systems bekannt, sollten Belastungsempfehlungen vom behandelnden Arzt vorab eingeholt werden.

Künstliche Gelenke – Endoprothesen an Hüfte oder Knie

Bei schweren Arthrosen, nach Brüchen vor allem des Oberschenkelhalses bzw. des Schienbeins, können künstliche Gelenke die Funktion der geschädigten Gelenke wesentlich verbessern und vor allem von den quälenden Schmerzen befreien.

Da hilft der Rollator

Nach der Operation kann der Rollator zur Entlastung und Unterstützung notwendig sein, obwohl eine wirkliche Gewichtsentlastung durch das Stützen auf die Handgriffe nur schwer zu erreichen und vor allem schwer zu dosieren ist. Dennoch ist der Rollator wichtig für die Erhaltung oder Wiedergewinnung von Ausdauer, Kraft und Beweglichkeit und ermöglicht relativ früh wieder eine selbstständige Alltagsbewältigung.

Grundsätzlich gilt, dass auch für Menschen mit künstlichen Gelenken regelmäßige Bewegung vorteilhaft ist, weil durch die Aktivierung ein vermehrter Knochenumbau stattfindet und damit die Verbindung zwischen Prothese und Knochen an Stabilität gewinnt.

So beugt der Rollator vor

Die Bewegung am Rollator mindert das Arthrose- und Sturzrisiko und fördert die Knochenfestigkeit. Für bewegungseingeschränkte Personen kann man daher die rechtzeitige und ausreichende Nutzung des Rollators als vorbeugende Maßnahme sehen, die ggf. den Einsatz eines künstlichen Gelenks hinauszögert oder gar unnötig macht.

Das kann man am Rollator üben

Sinnvoll sind alle Übungen zur Stärkung der Beinkraft und zur Sturzprophylaxe. Dazu gehören Gleichgewichtsübungen, koordinative Übungen, Förderung der Reaktions- und Orientierungsfähigkeit und propriozeptives Training. Auch die Beweglichkeit sollte geübt und erhalten werden.

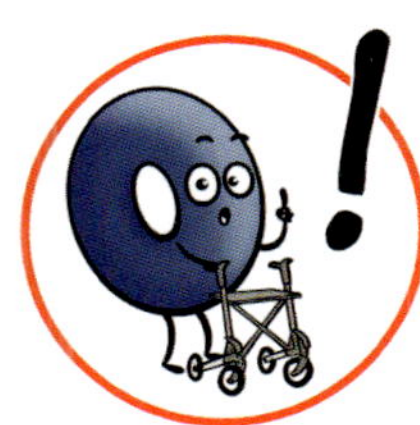

Achtung

Zu vermeiden sind Extrembewegungen, vor allem Dreh- und Stoßbewegungen (Sprünge), bei künstlichen Hüften insbesondere Einwärtsdrehungen und Überkreuzen der Beine. Im Allgemeinen sind operierte Patienten gut darüber aufgeklärt, was sie tun und lassen sollen – allerdings gibt es auch unter ihnen die ehrgeizigen „Helden", die manchmal eine äußere Bremse brauchen.

Lungenkrankheiten

(chronisch – vor allem COPD = chronisch-obstruktive Lungenerkrankung)

Ähnlich wie eine verminderte Herz-Kreislauf-Funktion bedeutet auch die eingeschränkte Lungenfunktion eine Minderung der allgemeinen Leistungsfähigkeit und Belastbarkeit. Die ausreichende Sauerstoffversorgung, notwendig für die Energiegewinnung und Arbeit aller Organe, ist nicht mehr gewährleistet. Bei vielen chronischen Lungenkrankheiten ist vor allem die Ausatmung erschwert.

Da hilft der Rollator

Zusätzlich zu der Möglichkeit, bei Bedarf Pausen einzulegen, kann am Rollator auch die Sauerstoffflasche angebracht sein und muss nicht getragen werden. Gerade unterwegs bei Bewegung und Belastung ist die zusätzliche Versorgung mit Sauerstoff für viele Betroffene nötig und sinnvoll und verbessert den Trainingserfolg.

So beugt der Rollator vor

Das Auftreten einer chronischen Lungenerkrankung kann der Rollator nicht beeinflussen. Wenn die Trainingsmöglichkeiten am und mit dem Rollator genutzt werden, kann der Krankheitsverlauf positiv beeinflusst werden. Außerdem stärkt die Bewegung an frischer Luft das Immunsystem.

Das kann man am Rollator üben

Atemübungen im Sitzen und Stehen, Dehnung des Brustkorbs, Stärkung der Atemhilfsmuskulatur (vor allem Rücken-, Brust- und Schultermuskulatur) steigern die Atemkapazität. Allgemeines Kraft- und Ausdauertraining verbessert die Leistungsfähigkeit.

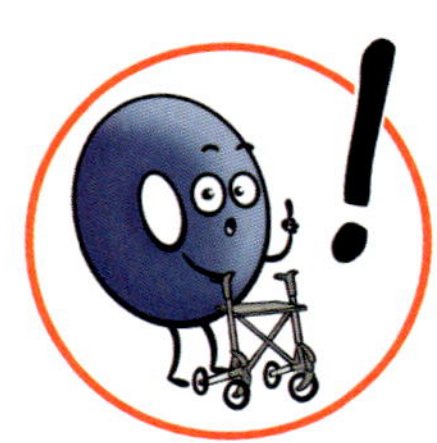

Achtung

Die Teilnehmer müssen individuell auf ihre Belastungsgrenzen achten. Bei erschwerter Ausatmung kann der Hinweis auf die Lippenbremse und den „Kutschersitz" sinnvoll sein.

Osteoporose

Osteoporose ist Folge eines vermehrten Knochenabbaus und geht häufig mit Schmerzen und einem erhöhten Risiko für Knochenbrüche einher. Neben Hormonveränderungen in den Wechseljahren und einer kalziumarmen und phosphatreichen Ernährung, Vitamin-D-Mangel und Rauchen spielt in der Entstehung vor allem der Bewegungsmangel eine Rolle.

Da hilft der Rollator

Da die Angst vor Stürzen – besonders, wenn dabei schon einmal ein Knochen gebrochen war – oft dazu führt, dass die Betroffenen sich nicht mehr bewegen, ist der Rollator ein wichtiger Gefährte. Er kann diese Angst jedenfalls zum Teil nehmen und damit den Teufelskreis von Osteoporose als Folge und Ursache für Bewegungsmangel durchbrechen.

So beugt der Rollator vor

Rechtzeitig und ausreichend genutzt, kann der Rollator der Osteoporose vorbeugen, bei Menschen, die sich ohne ihn aus Unsicherheit nicht mehr ausreichend bewegen.

Das kann man am Rollator üben

Besonders die Kraftübungen stimulieren den Knochenaufbau und wirken somit ursächlich gegen die Osteoporose. Alle Gleichgewichts- und Koordinationsübungen sind im Sinne der Sturzprophylaxe bei Osteoporosekranken wichtig, da bei ihnen durch die erhöhte Knochenbruchgefahr Stürze gefährlicher sind. Außerdem sorgen trainierte Muskeln für einen besseren Schutz der Knochen, da sie quasi wie ein Korsett wirken.

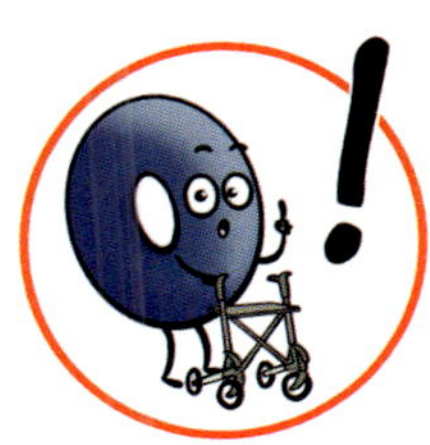

Achtung

Übungen mit erhöhter Sturzgefahr und/oder mit heftigen Stößen, wie z. B. beim Springen, sollten vermieden werden.

Parkinsonsche Krankheit (Schüttellähmung)

Für Parkinson-Patienten sind besondere Rollatoren im Handel (z. B. siehe Seite 37).
Diese im Alter zunehmend häufige, aber nicht auf das Alter beschränkte Bewegungsstörung zeigt sich durch Zittern, Bewegungsarmut und erhöhten Muskelwiderstand. Der Gang ist kleinschrittig, vorgebeugt und die Mitbewegung der Arme fehlt. Besonders schwer fällt den Erkrankten das Losgehen, das Abbremsen aus der Bewegung und der Richtungswechsel. Die verlangsamte Bewegung und die gestörte Koordination bedeuten ein erhöhtes Sturzrisiko.

Da hilft der Rollator

Der Rollator vermindert das Sturzrisiko durch den Halt, den er gibt. Er ermöglicht Bewegungen und die Überwindung von Entfernungen, die ohne ihn nicht möglich wären. Damit erhält er die Bewegungsmöglichkeiten länger und ermöglicht auch Parkinsonkranken die positiven Effekte auf Herz-Kreislauf- und Atmungssystem, die durch Bewegung hervorgerufen werden.

So beugt der Rollator vor

Rollator-Nutzung kann keinen Einfluss auf die Krankheitsentstehung haben, aber die Lebensqualität und den Krankheitsverlauf positiv beeinflussen.

Das kann man am Rollator üben

Alle Koordinationsübungen sind sinnvolles Training für Parkinsonkranke. Da die Armbewegungen beim Gehen am Rollator nicht geübt werden können, sollten diese bei Übungen im Sitzen und/oder bei Über-Kreuz-Übungen besonders trainiert werden. Außerdem können mit dem Rollator auch möglichst große Schritte geübt werden, durch Anleitung oder Kennzeichnungen auf dem Boden. Das Rollatieren um Hindernisse herum, mit Richtungsänderungen oder bei den Musik-Stopp-Spielideen fördert das Gehen und richtet sich gezielt gegen die besonderen Funktionseinschränkungen. Diese Teilnehmergruppe profitiert besonders vom zusätzlichen Einsatz von Musik, wie beim Rollator-Tanz.

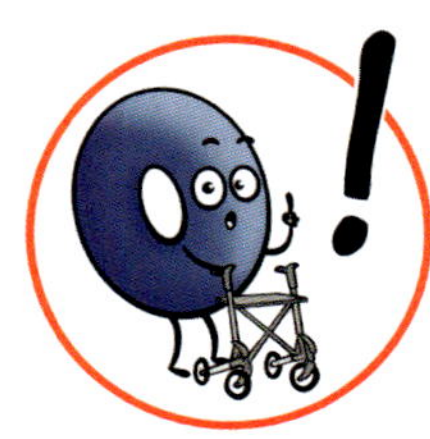

Achtung

Zwischenzeitlich sollten die Teilnehmer immer wieder gebeten werden, sich aufzurichten und gerade zu stehen. Da die motorischen Reaktionen verlangsamt sind, die Mimik vermindert und die Stimme oft monoton und leise ist, werden Parkinsonkranke häufig unterschätzt – was sie verletzen und demotivieren kann.

Schlaganfall

Für Schlaganfall-Patienten sind besondere Rollatoren im Handel!

Beim Schlaganfall kommt es aufgrund von begrenzten, meist plötzlich auftretenden Durchblutungsstörungen im Gehirn zu unterschiedlichen neurologischen Ausfällen, wobei Halbseitenlähmungen am häufigsten auftreten. Mit rechtsseitigen Lähmungen sind oft Sprachstörungen verbunden. Bei den linksseitigen ist eher das Körperschema gestört, z. T. verbunden mit einem mangelnden Bewusstsein von der linken Körperseite und dem linken Umfeld. Je nach Ausprägung, Ausdehnung und den betroffenen Funktionen kann sich das Krankheitsbild sehr verschieden äußern und lässt hier keine generellen Empfehlungen zu.

Da hilft der Rollator

Bei Halbseitenlähmungen kann der Rollator nur helfen, wenn die Lähmung nicht komplett ist und es den Betroffenen möglich ist, auf beiden Beinen zu stehen bzw. sich richtig festzuhalten. In der Phase der Rehabilitation und der anfänglichen Zeit möglicher Rückbildungen von Lähmungen ist der Rollator oft ein wichtiges Hilfsmittel, um das Gehen wieder zu erlernen.

So beugt der Rollator vor

Bewegungseingeschränkte, die sich mit einem Rollator mehr bewegen als ohne, leisten einen Beitrag zur Senkung der Risikofaktoren für einen Schlaganfall.

Das kann man am Rollator üben

Je nach Art der Symptome sind Gehübungen, Gleichgewichts- und Koordinationsaufgaben und Übungen zur Förderung des Körperschemas wichtig. Gezielte Kraftübungen helfen, beeinträchtigte Funktionen wiederzugewinnen.

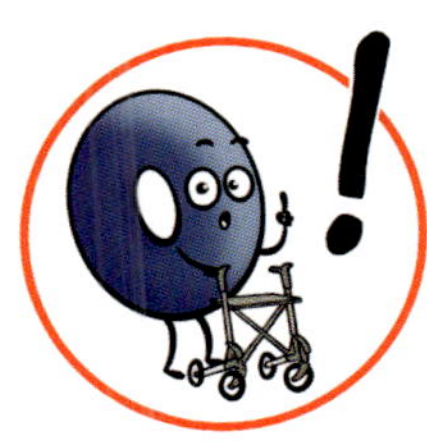

Achtung

Da häufig auch ein hoher Blutdruck besteht, sind Spitzenbelastungen und Pressatmung zu vermeiden.

Schwindel und Gangunsicherheit

Schwindel kann als allgemeine Unsicherheit („Gehen wie auf Watte", „Schwarz vor Augen werden", „Den Boden unter den Füßen verlieren") auftreten oder seltener als gerichteter Schwindel (Dreh-, Kipp-, Liftschwindel – evtl. mit Fallneigung zu einer Seite). Während der Allgemeinschwindel eher Ursachen im Herz-Kreislauf-System hat, ist der gerichtete Schwindel oft Folge von Krankheiten des Gleichgewichtsorgans oder seiner Verarbeitungsareale im Gehirn. Viele ältere Menschen leiden unter einer Gangunsicherheit, die außer dem Schwindel noch viele andere Ursachen haben kann –, aber meist zu einem Teufelskreis führt, weil es aus Angst vor einem Sturz zu Bewegungsmangel kommt, der seinerseits die Sturzgefahr erhöht. Wenn das Gleichgewichtsorgan nicht genutzt wird, der Kreislauf ohne Bewegung nicht angeregt wird, die Muskelkraft und -reaktion nicht trainiert wird, kommt es bei zunehmender Unsicherheit zu vermehrten Stürzen.

Da hilft der Rollator

Gangunsicherheiten und Schwindel sind klassische Gründe dafür, einen Rollator zu nutzen. Er gibt Sicherheit schon allein dadurch, dass der Nutzer ihn festhält. Außerdem ist der Rollator eine wirkliche Stütze und man kann eine kurze muskuläre Schwäche oder gar Stolpern besser abfangen.

So beugt der Rollator vor

Da durch Bewegungsmangel viele Fähigkeiten verkümmern, die wir zum sicheren Gehen brauchen, kann eine rechtzeitige Nutzung des Rollators das Auftreten und vor allem viele Folgen der Gangunsicherheit vermeiden.

Das kann man am Rollator üben

Übungen auf einem Bein mit Festhalten oder Loslassen eines Griffs oder beider Griffe, Kraftübungen besonders für die Beinmuskulatur auf festem oder flexiblem Grund und vor allem die vielen Koordinationsübungen verbessern die Sicherheit beim Gehen und Stehen. Manchmal kann der Rollator nach längeren Übungsphasen mit Rollatieren, Rollator-Walking und vor allem Rollator-Tanz wieder überflüssig werden.

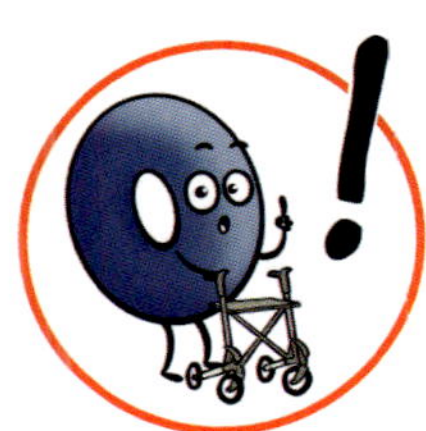

Achtung

Natürlich sollten die Griffe nur losgelassen oder die Augen geschlossen werden, wenn sich die Teilnehmer wirklich sicher fühlen.

10.3 ZUM UMGANG MIT DEM THEMA SCHMERZEN

Man unterscheidet zwei Arten von Schmerz, den **akuten** und den **chronischen Schmerz**. Der **akute Schmerz** ist häufig ein sinnvolles Warnsignal des Körpers. Der **chronische Schmerz** hat diesen Sinn verloren, sich verselbstständigt und die Ursache ist trotz eingehender Diagnostik nicht bekannt oder kann nicht ausreichend behoben werden.

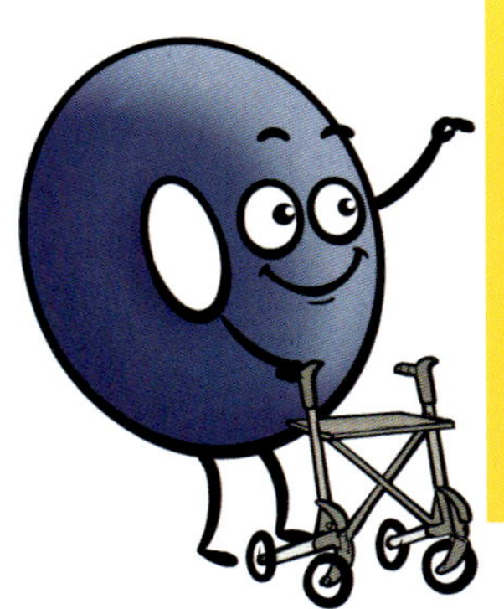

Schmerzen sind individuelle Empfindungen, es gibt keine objektiven Kriterien – und es ist wichtig, dass die Gruppenleiter die Schmerzangaben der Teilnehmer ernst nehmen und nicht bewerten!

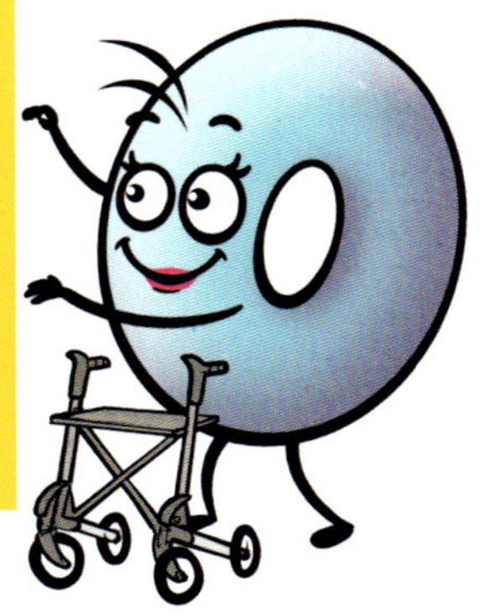

Ältere Menschen kennen **chronische Schmerzen** nur zu gut, ohne „Ziehen und Zwacken", ohne „Knurpsen und Knacken" in den Gelenken geht es kaum. Genauso wie „der morgendliche Schmerz die Gewissheit vermittelt, dass man noch lebt", kennt wohl fast jeder die Erfahrung, dass die Schmerzen meist nachlassen, wenn man erst in Gang gekommen ist. So ist es mit vielen chronischen Schmerzen. Wer rastet, rostet und wer sich nicht bewegt, steift ein und bekommt damit immer mehr Schmerzen. Es entsteht ein Teufelskreis aus Schmerz, Schmerzgedächtnis, Schonhaltungen und Verspannungen mit Beweglichkeitseinbußen und folglich immer mehr Schmerzen. Bei chronischen Schmerzen des Bewegungsapparats kann es durchaus sinnvoll sein, bis an die Schmerzgrenze und sogar auch einmal darüber hinauszugehen. Oft kann man die Schmerzgrenze dadurch hinausschieben, Bewegungen werden wieder leichter und wirken Gelenkversteifungen, Muskelabbau und Osteoporose entgegen und durchbrechen den oben beschriebenen Teufelskreis.

Anders ist es bei **akuten Schmerzen**, d. h. plötzlich einsetzenden, heftigen Schmerzen. Sie sind zunächst als Warnsignal für eine drohende oder bereits stattgefundene Gewebsschädigung zu werten und sollten zum Abbruch der Übungen führen. Halten die Schmerzen an und/oder wirken bedrohlich, sollte eine ärztliche Klärung der Schmerzursache erfolgen. Die Einnahme von Schmerzmedikamenten kann in diesem Fall gefährlich sein, weil sie die Symptome verschleiern kann.

Bei Unsicherheit ist es sicher richtig, lieber einmal zu viel als zu wenig den Rettungsdienst zu rufen.

10.4 WAS SPRICHT GEGEN DEN ROLLATOR? – DIE GEGNER KOMMEN ZU WORT

Die Gegner: Der Rollator macht bequem.

Unsere Meinung:

- Das stimmt nicht – wer bequem sein will, nutzt ihn nicht und bewegt sich kaum.
- Der Rollator ermöglicht Bewegung mit notwendigen Pausen.
- Der Rollator kann auch als Übungs- und Trainingsgerät von noch „fitten Senioren" genutzt werden und ihre Fitness erhalten.
- Durch frühzeitiges, intensives Training am Rollator kann das Ziel erreicht werden, auch ohne Rollator wieder mobil zu sein.

Die Gegner: Der Rollator verändert das Gangbild.

Unsere Meinung:

- Das stimmt, die physiologische Mitbewegung der Arme entfällt, damit kann das Gangbild an Flüssigkeit verlieren und die Rumpfmuskulatur wird weniger in die Bewegung einbezogen – dem kann man durch Übungen im Sitzen mit verschiedenen Armbewegungen und Körperdrehungen entgegenwirken.
- Am häufigsten verändert sich das Gangbild durch zu hohe Einstellung des Rollator – vor allem durch fehlerhafte Einstellung der Handgriffe und den dadurch vorgebeugten Oberkörper. Man sollte nicht auf den Rollator verzichten, sondern ihn richtig einstellen und den aufrechten Gang im Rollator üben.
- Häufig ist das falsche Gangbild auch Folge einer fehlerhaften Nutzung – man schiebt den Rollator vor sich her wie einen Einkaufswagen, statt „im Rollator zu gehen", zwischen Griffen und Rädern.
- Zwei Unterarmgehstützen können eine Alternative sein, die etwas Sicherheit geben und das Gangbild weniger verändern (allerdings nur, wenn sie richtig genutzt werden und auch das will geübt sein). Sie bieten aber weniger Stabilität und haben nicht die Vorteile des Transportkorbes und des Sitzes.

Die Gegner: Bei der Benutzung des Rollators treten häufig Schulter-, Arm- und Handprobleme auf.

Unsere Meinung:

- Das stimmt in Einzelfällen sicher und dieses Problem tritt aber auch bei der Nutzung von Unterarmgehstützen auf.
- Oft sind Probleme an den stützenden Handgelenken, Händen, Armen und Schultern aber auch Folge einer falschen Einstellung (Höhe, Breite der Griffe) oder einer fehlerhaften Handhabung – den Rollator vor sich herschieben und nicht „im Rollator" gehen.

- Im Gegensatz dazu kann der Rollator Sicherheit geben und vor angstbedingten Schulter- und Nackenverspannungen schützen.

Die Gegner: Der Rollator ist nicht überall nutzbar.

Unsere Meinung:

- Das stimmt – Treppen, Stufen, schmale Wege, Kieswege, Kopfsteinpflaster, sind problematisch. Der Bewegungsradius mit dem Rollator ist dennoch größer und einige dieser Gegebenheiten sind leichter für denjenigen zu meistern, der mit dem Rollator wieder beweglicher und fit ist.

Die Gegner: Der Rollator soll so spät wie möglich eingesetzt werden.

Unsere Meinung:

- Der von vielen als Stigma empfundene Rollator wird eher zu spät als zu früh eingesetzt, wenn die Kräfte schon nachgelassen haben, wenn die Menschen sich schon an die Einschränkungen gewöhnt haben, resigniert und damit unmotiviert sind.
- In der Praxis ist die Reaktion häufig: „Ach, hätte ich mir doch früher einen Rollator angeschafft, dann hätte ich das und das noch mitmachen können" . . . Also, lieber früh nutzen und sich damit noch größeren Anforderungen stellen können.
- Gerade anfangs kann die Empfehlung, den Rollator nur bei voraussehbaren Strapazen zu nutzen (z. B. längere Einkaufs- oder Wandertouren), durchaus sinnvoll sein.
- Durch ein Mehr an Bewegung mit und am Rollator bleiben Beweglichkeit, Fitness und Bewegungsgeschicklichkeit erhalten oder können sogar verbessert werden.

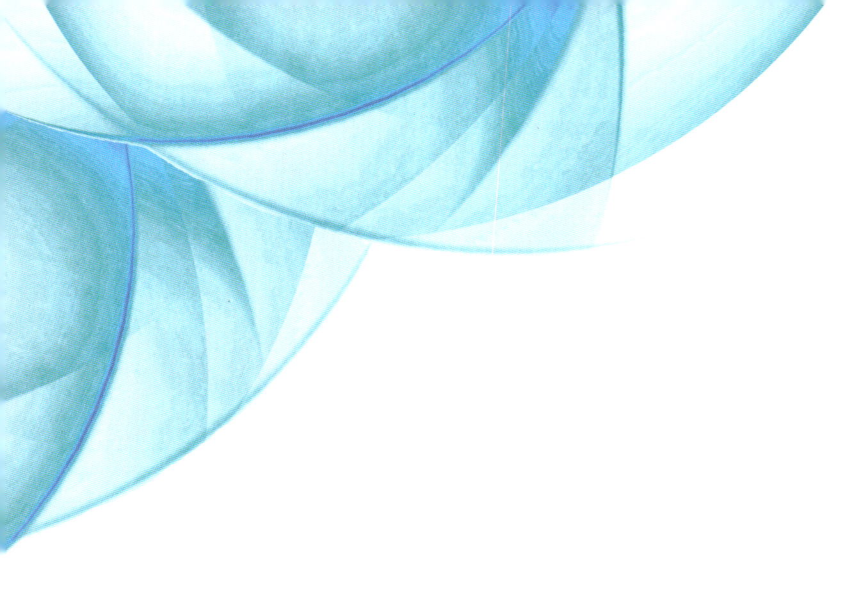

KAPITEL 11

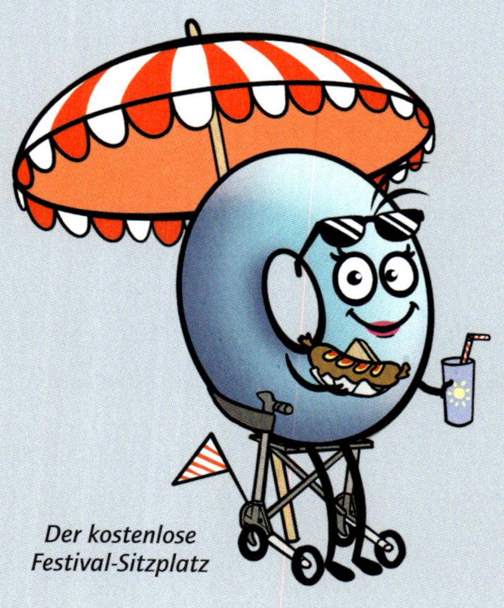

Der kostenlose Festival-Sitzplatz

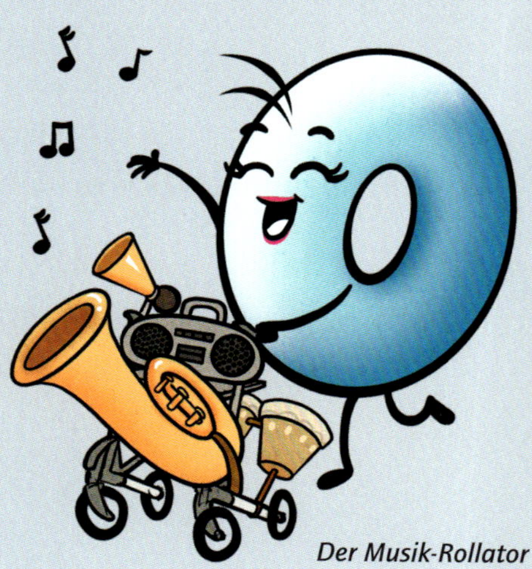

Der Musik-Rollator

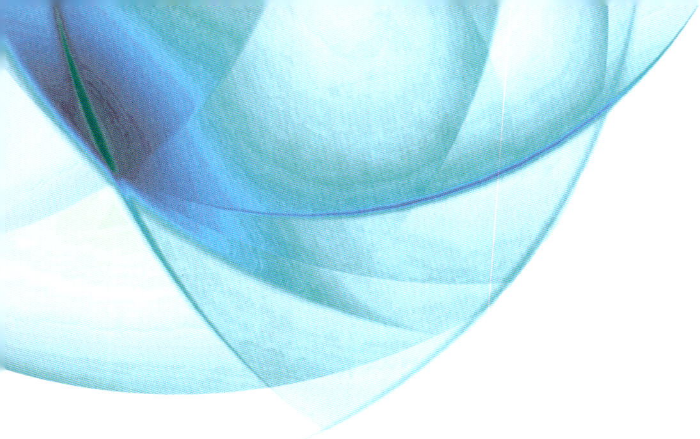

11 MUSIKSAMMLUNG

Die folgende Musiksammlung setzt sich aus Titeln zusammen, die uns Autoren in den letzten Jahren in unseren Gruppen und auf Seminaren mit positiver Resonanz begleitet haben. Sortiert haben wir nach:

- **Musik zum langsamen Gehen und Entspannen,**
- **Musik zum Schwingen,**
- **Musik zum Gehen/Rollatieren,**
- **Musik zum Federn und Hüpfen,**
- **Musik für Rollator-Tanz,**
- **Musik zum (Mit-)Singen,**
- **Volksliedern.**

Der Name des Titels, der Name des Interpreten und ein dazugehöriges Album erleichtert die Suche. Häufig findet man einen Titel auf mehreren Alben bzw. in unterschiedlichen Fassungen oder Coverversionen.

Die Musikspeicherung und -wiedergabe hat in den vergangenen Jahrzehnten einen rasanten Wandel vollzogen. Von der Schallplatte über die Musikkassette zur CD ging es weiter zur Speicherung auf Computern, MP3-USB-Sticks und Smartphones. Neueste Entwicklungen heißen Download, Cloud-Service und Streaming. Die zahlreichen vorgeschlagenen Musiktitel in der Sammlung dieses Buchs sind vielfältig verfügbar, allerdings findet man leider nicht alle an einem Ort. Das digitale Herunterladen der gewünschten Lieder bei Anbietern wie „apple-itunes", „amazon" oder „musicload" ist ein Weg. Die geladenen Titel kann man dann direkt vom Smartphone hörbar machen, eine CD brennen oder einen MP3-Stick bespielen (je nach vorhandenem Abspielgerät). Die komfortabelste Variante ist zur Zeit das „Streaming". Anbieter wie „Apple Music", „Spotify" oder „Deezer" bieten immens große Kataloge an, die bei gutem Datenfluss (am besten über WLAN) überall von einem Computer oder Smartphone gespielt werden können. Man kann sich bei diesen Anbietern auch eigene „Playlists" mit den bevorzugten Titeln anlegen, um möglichst schnell die gewünschte Musik zur Hand zu haben. Um diesen Service zu nutzen, muss man sich als Nutzer eintragen. „Apple Music", „Spotify" und „Deezer" bieten Monatsabonnements, damit hat man werbefreien Zugriff auf Millionen von Titeln mit allen Geräten, die man einsetzen möchte. Ein ebenfalls möglicher kostenloser Zugang dieser Anbieter hat beschränkte Nutzungsmöglichkeiten (z. B. nicht auf allen Geräten), ist aber zum Ausprobieren empfehlenswert.

Jeder Interessierte kann bei einem der Streaminganbieter eine „ROLLATOR-FIT®-Playlist" erstellen, die dann von allen genutzt und weiterentwickelt werden kann.

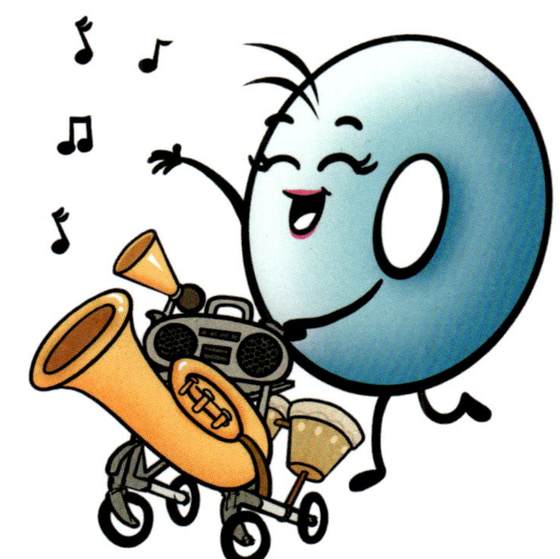

Musik zum langsamen Gehen und Entspannen

TITEL	ALBUM	INTERPRET
A Whiter Shade of Pale	Music for Making Love	Anthony Ventura
Ballade Pour Adeline	Die schönsten Melodien der Welt	Anthony Ventura
Charlotte's Memphis Blues	Rocking the Boogie	The Jackys and Marc Anderegg
Lady in Red	Zeit für Zärtlichkeit	The Anthony Ventura Orchestra
Let It Be	Greates Gospel Ever (Disc 1)	Holy Groove
Moon River	New York New York	Frank Sinatra
One More Night	Zeit für Zärtlichkeit	The Anthony Ventura Orchestra
Programme musical sans claquettes: Tea for Two	La danse par le disque, vol. 8	Daniel Hiribarrondo
Sumertime (Blues)	Dancing Evergreens	Günter Noris & His Dance-Orchestra
True Love Ways	100 Love Songs: Best Romantic Classics & Valentine Hits (Greatest Lovesongs)	Buddy Holly
What's a Woman	Night Owls	Vaya Con Dios
When a Man Loves a Woman	Music for Making Love	Anthony Ventura

Musik zum Schwingen

TITEL	ALBUM	INTERPRET	ART? GENRE? EINSETZBAR FÜR?
An der schönen blauen Donau	Wiener Walzer It Takes Two To Dance		Wiener Walzer
Friesenlied (Wo die Nordseewellen)	The Gentleman Of Music – The Best Of James Last	James Last Orchestra	Schwingen und Schunkeln
Ich tanze mit dir in den Himmel	Schöne Augenblicke	André Rieu	Langsamer Walzer
Kufsteinlied	Das Wandern ist des Müllers Lust – Die 35 schönsten Fahrten-, Marsch- und Wanderlieder	Thomas Eickem and Band	Schwingen und Schunkeln
Schneewalzer	Die ewigen Juwelen der Volksmusik	Die Wildecker Herzbuben	Schwingen und Schunkeln
Zwei Herzen In Dreivierteltakt	Wiener Walzer It Takes Two To Dance		Wiener Walzer
Lippen schweigen	Die lustige Witwe	Peter Alexander	Wiener Walzer
Kaiserwalzer	Johann Strauss		Wiener Walzer
Delilah	Greatest Hits Rediscovered	Tom Jones	Walzer
All Kinds Of Everything	Grand Prix Party – Best of Eurovision	Dana	Langsamer Walzer
Man müsste noch mal 20 sein	Best of Willy Schneider	Willy Schneider	Langsamer Walzer

Musik zum Gehen

TITEL	ALBUM	INTERPRET	ART? GENRE? EINSETZBAR FÜR?
ADYA Medley	Classic 2	ADYA	Rollatieren
Herz-Schmerz-Polka	The Best of Polka Party	James Last and his Orchestra	Rollatieren
Hooray Hooray, It's a Holi-Holiday/ Body Talk/Farewell, Jamaica, Farewell	Dance-Medley – Potpourries zum Tanzen	Horst Wende	Rollatieren
Im Wagen vor mir	Die goldene Schlagerbox: Die schönsten Kultschlager	Henry Valentino mit Uschi	Rollatieren
Leben ist mehr	Mein Lebensliederbuch	Rolf Zuckowski	Rollatieren mit Bewegungsanimation
My Grandfather's Clock	100 American Country Classics	Johnny Cash	
Probier's mal mit Gemütlichkeit	Das Dschungelbuch (Original Soundtrack) [Neue Deutsche Version] {Bonus Track Version}	Chorus	Rollatieren mit Bewegungsanimation
Strauss-Medley	Schöne Augenblicke	André Rieu	Rollatieren im Walzerschritt
Veronika, der Lenz Ist da	Schlager-Evergreens Zum Träumen (Disc 1)	Kuno Alexander	Rollatieren
These Boots Are Made For Walking	Country & Proud	Nancy Sinatra	Rollatieren
Auf der Mauer, auf der Lauer	Rolfs Liederbüchermaus	Rolf Zuckowski und seine Freunde	Rollatieren mit Stopps
Walking in a Winter Wonderland	Christmas Gonzo Style	Jerry Jeff Walker	Rollatieren
Lieder, die wie Brücken sind	Lieder, die wie Brücken sind	Rolf Zuckowski und seine Freunde	Rollatieren
Irish Washerwoman/ Gary Owen/Paddy Whach	James Last Western Party (P) 1977	James Last	Rollatieren mit Bewegungsanimation

Musik zum Federn und Hüpfen

TITEL	ALBUM	INTERPRET
Black Velvet	Alannah Myles	Alannah Myles
Guantanamera	Lemon Tree (P) 2001	Trini Lopez
Hands Up	Senior Party	Ottawan
Mambo Nr. 5	Let's Dance	Lou Bega
Oh Happy Day	Mexico	Les Humphries Singers
Red, Red Wine	Labour of Love	UB 40
Three Steps To Heaven	Showaddywaddy (20 Greatest Hits)	Showaddywaddy
Mein kleiner grüner Kaktus	Mein kleiner grüner Kaktus	Comedian Harmonists
Atemlos durch die Nacht	Farbenspiel	Helene Fischer

Musik für Rollator-Tanz

TITEL	ALBUM	INTERPRET	ART? GENRE? EINSETZBAR FÜR?
And I Love You So	Latin Collection	Klaus Hallen	Rumba
Badewannentango	Meine schönsten Lieder für Dich	Peter Alexander	Tango
Blue Tango. Tango	Standardtänze – Vol. 2 – [Disc 1]	Leory Anderson	Tango
Blues By the Way	Rocking the Boogie	The Jackys and Marc Anderegg	Blues
Cha, Cha Nr. 2	Big Band Highlights 2 for Daning	Günter Noris	Cha-Cha-Cha
Eine Reise ins Glück Sail Along Silvery Moo	Meodien, die unsere Welt verzaubern	Billy Vaughn	Blues
Hard Rock C	Latein Collection	Klaus Hallen	Cha-Cha-Cha
He'll Have to Go	Standard Collection	Klaus Hallen	Langsamer Walzer
Hey You	Standard Collection	Klaus Hallen	Langsamer Walzer
Island in the Sun	Tanz Orchester plays Harry Belafonte	Klaus Hallen	Rumba
It's Now Or Never (O Sole Mio)	Elvis „Love Ballads"	Elvis Presley	Rumba
Kriminal Tango	50 Hits der 50er-Jahre	Hazy Osterwald	Tango
La Cumparsita	Tanzalbum des Jahrhunderts	Hugo Strasser	Tango
Layla	TV-Werbemeoldien	Klaus Halle	Cha-Cha-Cha
Moonlight Serenade	Greats Instrumentals	James Last	Langsamer Walzer
Sag beim Abschied leise Servus	Schlager-Evergreens zum Träumen (Disc 3)	Hugo Strasser	Langsamer Walzer

TITEL	ALBUM	INTERPRET	ART? GENRE? EINSETZBAR FÜR?
Sentimental Journey	Tanzalbum des Jahrhunderts	Hugo Strasser	Blues
Tango D'amour	Schlager Giganten	Vicky Leandros	Tango
Tango Max	Das ist ja prima	Friedel Hensch und die Cypris	Tango
Tea For Two	Tanzalbum des Jahrhunderts	Hugo Strasser	Cha-Cha-Cha
The Joker	Deutsche Tanzorchester	Max Greger	Blues
Wo meine Sonne scheint	50 Hits der 50er-Jahre	Catarina Valente	Rumba

Musik zum (Mit-)Singen

Ältere Menschen durch Singen zur Bewegung zu motivieren, ist eine mit Erfolg erprobte Möglichkeit und macht den meisten Senioren gleich viel mehr Spaß, sich zu bewegen. Hier kann der Einsatz von CDs mit Liedern zum Mitsingen und Volksliedern hilfreich und unterstützend sein.

TITEL	ALBUM	INTERPRET	ART? GENRE? EINSETZBAR FÜR?
Aber bitte mit Sahne	Aber bitte mit Sahne	Udo Jürgens	Rollatieren
Auf der Reeperbahn nachts um halb eins	FETENHITS – DIE DEUTSCHE 1 CD 2	Hans Albers	Mit Bewegungs-animation
Das ist die Liebe der Matrosen	Schlager-Evergreens zum Träumen	James Last	Rollatieren
Horch, was kommt von draußen rein	Wanderlieder	Harry Pleva	Rollatieren
Hut ab!	Freunde wie wir	Rolf Zuckowski	Mit Bewegungs-animation
Ich zähle täglich meine Sorgen	Schlager Kult radio B2	Peter Alexander	Rollatieren
Leben ist schön	Die ganze Wahrheit	Axel Pätz	Rollatieren
Muss i denn zum Städtele hinaus	16 beliebte Fahrten- und Wanderlieder	Kinderchor Mindelheim	Rollatieren
Schneewalzer	Die ewigen Juwelen der Volksmusik	Die Wildecker Herzbuben	Rollatieren im Walzerschritt
So ein schöner Tag (Fliegerlied)	So ein schöner Tag (Fliegerlied) – Single	Tim Toupet	Mit Bewegungs-animation
Waldeslust	Das Wandern ist des Müllers Lust	Horst Meier und Gudrun Fischers Party Combo	Rollatieren
Jetzt fahr'n wir über'n See	Rolfs Liederbüchermaus	Rolf Zuckowski und seine Freunde	Rollatieren mit Stopp

Volkslieder

TITEL	ALBUM	INTERPRET	ART? GENRE? EINSETZBAR FÜR?
„Wanderlieder-Medley: 1. Im Frühtau zu Berge 2. Auf, du junger Wandersmann 3. Das Wandern ist des Müllers Lust 4. Horch, was kommt von draußen rein 5. Wem Gott will rechte Gunst erweisen 6. Muss i denn zum Städtele hinaus“	Das große Wunschkonzert der Evergreens	Uschi Bauer & die SWR-Bigband	Rollatieren

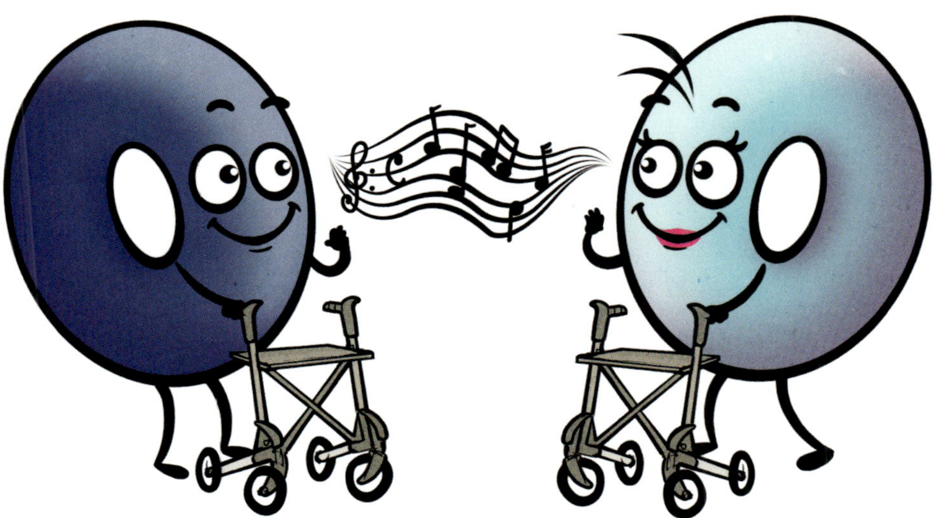

TITEL	ALBUM	INTERPRET	ART? GENRE? EINSETZBAR FÜR?
Alle Vögel sind schon da	Best of „Der Frieden fängt im Herzen an"	Mara Kayser	Rollatieren
Auf der Lüneburger Heide	Das Wandern ist des Müllers Lust – Die 35 schönsten Fahrten-, Marsch- und Wanderlieder	Die Korntaler	Rollatieren
Auf der schwäbischen Eisenbahn	Die schönsten deutschen Kinderlieder **Label:** CHV Music Factory	Peter Zucker und seine Kuscheltierbande	Rollatieren
Gah von me	18 Tänze leicht vermittelt – schnell gelernt (Art. 10211 D. Balsies Tanzversand)		Tanz mit dem Rollator
Lustig ist das Zigeunerleben	Best of „Der Frieden fängt im Herzen an"	Mara Kayser	Rollatieren mit Bewegungsanimation
Mit den Füßen geht es trapp trapp trapp	Kinder- und Jugendtänze 2 (Art. 10534 D. Balsies Tanzversand)		Kreistanz mit Rollator
Winde weh'n, Schiffe gehen	Rolfs Liederbüchermaus	Rolf Zuckowski	Rollatieren mit Bewegungsanimation
Oh Susanna	18 Tänze leicht vermittelt – schnell gelernt (Art. 10211 D. Balsies Tanzversand)		Kreistanz mit Rollator

Wer als Gruppenleiter in seinen Übungsstunden Musik einsetzt, sollte sich auch mit der Frage zur GEMA befassen. Grundsätzlich gilt in Deutschland Folgendes:

Wer in der Öffentlichkeit Musik abspielen oder aufführen möchte, muss vorab eine Lizenz bei der GEMA einholen. Was in dem Zusammenhang als „öffentlich" gilt, klärt das Urheberrechtsgesetz (UrhG § 15, Absatz 3):

„Die Wiedergabe ist öffentlich, wenn sie für eine Mehrzahl von Mitgliedern der Öffentlichkeit bestimmt ist. Zur Öffentlichkeit gehört jeder, der nicht mit demjenigen, der das Werk verwertet oder mit den anderen Personen, denen das Werk in unkörperlicher Form wahrnehmbar oder zugänglich gemacht wird, durch persönliche Beziehung verbunden ist."

Eine Party im engen Freundeskreis und der Familie ist demnach nicht öffentlich, ein Betriebsfest oder eine Vereinsfeier dagegen schon.

Besondere Vereinbarung für den Sport

Der DOSB (Deutsche Olympische Sportbund) hat für seine Sportvereine eine (Pauschal-) Vereinbarung mit der GEMA getroffen, sodass die Übungsleiter in ihrer Sportstunde Musik einsetzen dürfen, da über den DOSB die Lizenz bezahlt wird.

Nutzung in Senioreneinrichtungen

Hier gibt es keinen Pauschalvertrag – wie für die Sportvereine –, da die Träger von Senioreneinrichtungen sehr unterschiedlich sind. Auch bei internen Gruppenübungen besteht eine GEMA-Vergütungspflicht. Die Gruppenleiter sollten sich für die betreffende Einrichtung diesbezüglich bei der zuständigen GEMA-Bezirksdirektion informieren.

Die zuständige GEMA-Bezirksdirektion findet man im Internet unter www.gema.de/kontakt/bezirksdirektionen/.

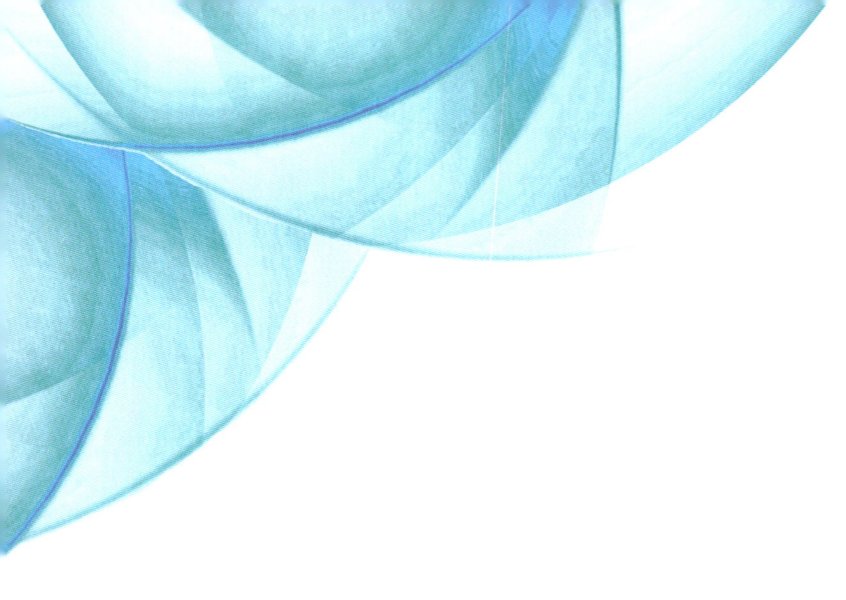

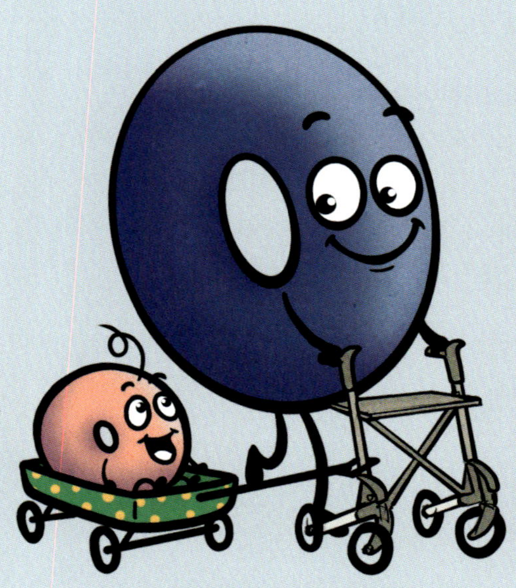

Der Omi-Opi-Beiwagen

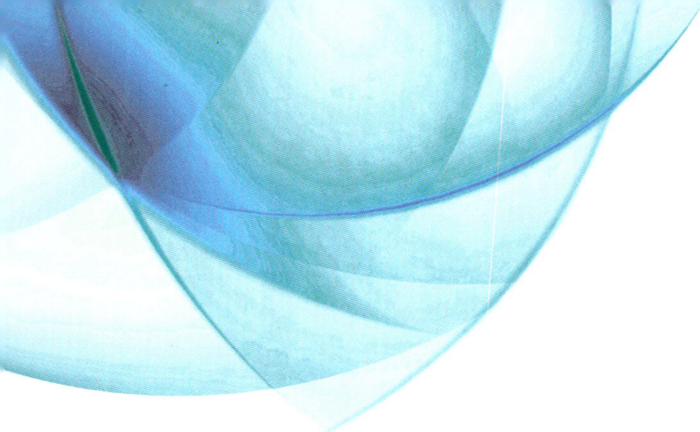

ANHANG

1 LITERATURLISTE

Buchbauer, J. & Kling, M. (2007). *Fit ab 50 +: Fitness ist keine Frage des Alters.* Schorndorf: Hoffmann.

Eisenburger, M. (2008). *Aktivieren und Bewegen von älteren Menschen.* Aachen: Meyer & Meyer.

Friedrich, W. (2011). *Optimales Sportwissen, Grundlagen der Sporttheorie und Sportpraxis.* 2. Auflage, Balingen: Spitta.

Geiger, U. & Schmid, C. (2009). *Muskeltraining mit dem Thera-®-Band.* 5. Auflage, München: BLV Buchverlag.

Gießing, J. (2014). *Muskeltraining für Senioren.* Wiebelsheim: Limpert-Verlag.

Jasper, B. (2014). *Körper und Geist trainieren – Kompetenzen erhalten* (2014), Hannover: Vincentz Network.

Kortmann, H. (2000). *Rückhalt – Die Wirbelsäule trainieren, den Rücken stärken.* vhs-Handbuch. Stuttgart: Klett.

Markworth, P. (2010). *Sport Medizin – Physiologische Grundlagen.* 24. Auflage, Reinbek: Rowohlt.

Meinel, K. & Schnabel, G. (2007). *Bewegungslehre Sportmotorik – Abriss einer Theorie der sportlichen Motorik unter pädagogischen Aspekten.* Aachen: Meyer & Meyer.

Regelin, P., Winkler, J., Nieder, F. & Brach, M. (2007). *Fit bis ins hohe Alter – Eine Kurskonzeption zur Erhaltung von Selbstständigkeit und Verhütung von Stürzen im Alter* – Kursmanual. Aachen: Meyer & Meyer.

Schirmer, B. (2013). *Rollator-Anleitung, Grundregeln zur Benutzung im Alltag.* Schulze-Kirchner Verlag.

Tittlbach, S., Binder, M. & Bös,K. (2012). *Bewegt im hohen Alter – Ein Programm zur psychomotorischen Aktivierung in Altenpflegeeinrichtungen*, Kursmanual. Aachen: Meyer & Meyer.

Vogt, L. & Töpper , A. (2011). *Sport in der Prävention.* Köln: Deutscher Ärzte-Verlag.

Tschirner, Th. (2014). *Fit mit dem Thera®-Band.* München: Gräfe und Unzer.

Will, H. (Hrsg.). (2009). *Handbuch Rehabilitations-Sport.* 4. Auflage. Hannover: Neuer Start Verlag.

Wollring, U. (2005). *Gymnastik im Herz- und Alterssport – Fit ein Leben lang.* Aachen: Meyer & Meyer.

2 BROSCHÜREN

Becker, C., Lindemann, U. & Reglin, P. et al. (2011). *Sturzprophylaxe – Training im Turn- und Sportverein, Arbeitshilfen für Übungsleiterinnen und Übungsleiter.* 2. Auflage. Frankfurt/Main: Hrsg. Deutscher Turner-Bund.

in form – *MITMACHBOX – BEWEGEN*. Bonn: Bundesarbeitsgemeinschaft der Senioren-Organisationen (BAGSO) e.V.

Hammes, A., Rühl, J., Laubach, V. & Sutor, V. (2011). *Core & Stability Grundlagenbuch sensomotorischers Training, Arbeitshilfe für Ubungsleiter/innen und Trainer/innen.* DTB GYMWELT. Frankfurt/Main: Deutscher Turner-Bund.

Landessportverband Schl.-Holst. (2014). *Dokumentationen Modellprojekt „Alter in Bewegung" und Fachtag „Pflege in Bewegung – Alter in Bewegung" (2011).* Kiel: www.lsv-sh.de

Regelin, P. (2011). *Aktiv bis 100, Ein Projekt des Deutschen Turnerbundes DTB GYMWELT.* Frankfurt/Main: Deutscher Turner-Bund.

Regelin, P. (2009). *Fit im Alltag, Aktiv gegen Stürze, DTB/BAGSO Broschüre*. Frankfurt/Main: Deutscher Turner-Bund, Bonn: Bundesarbeitsgemeinschaft der Senioren-Organisationen (BAGSO) e.V.

Voelcker-Rehage, C., Tittlbach, S., Jasper, C. & Staudinger, P. (2010). *Gehirntraining durch Bewegung – Arbeitshilfen für Übungsleiter/innen.* DTB GYMWELT. Frankfurt/Main: Deutscher Turner-Bund.

Wollesen, Dr. B. & Argubi-Wollesen, A., (2012) *Mobil & Vital im Alter und bei Demenz.* Alzheimer Gesellschaft Schl.-Holst. e.V./Landesverband

3 ARBEITSMATERIALIEN FÜR BEWEGUNG MIT ÄLTEREN

Bundesarbeitsgemeinschaft der Senioren-Organisationen (BAGSO)

Bonngasse 10, 53111 Bonn

www.bagso.de

INFORM

https://www.bundesgesundheitsministerium.de/themen/praevention/frueherkennung-vorsorge/in-form.html

Bundeszentrale für gesundheitliche Aufklärung (BZgA)

Maarweg 149-161, 50825 Köln

www.bzga.de

Deutsche Seniorenliga e.V.

Heilsbachstr. 32, 53123 Bonn

www.deutsche-seniorenliga.de

Deutscher Olympischer Sportbund (DOSB)

Otto-Fleck-Schneise 12, 60528 Frankfurt a. Main

www.dosb.de

Deutscher Turner-Bund (DTB)

Otto-Fleck-Schneise 8, 60528 Frankfurt a. Main

www.dtb-online.de

4 MATERIALIEN UND ZUBEHÖR

Balsies, D. – Tanzversand, Verlag

www.tanzversand-shop.de

Bundesverband Seniorentanz e.V. (Musik, Tanzbeschreibungen, Fortbildungen)

www.seniorentanz.de

Pipo-Lernwerkstatt, Soft-Frisbeescheiben

info@pipo-lernwerkstatt.de

www.pipo-lernwerkstatt.de

Sport-Thieme GmbH

Helmstedter Straße 40

38368 Grasleben

www.sport-thieme.de

TOPRO GmbH

– Rollatoren –

www.topro.de

TOPRO

5 MÖGLICHKEITEN DER AUS- UND WEITERBILDUNG ZUM THEMA „BEWEGUNG FÜR ÄLTERE"

Deutscher Olympischer Sportbund (DOSB) in den Landes- und Kreissportverbänden

Deutscher Turner-Bund (DTB) in den Landes- und Kreisturnverbänden

Deutsches Rotes Kreuz (DRK) in den Landesverbänden

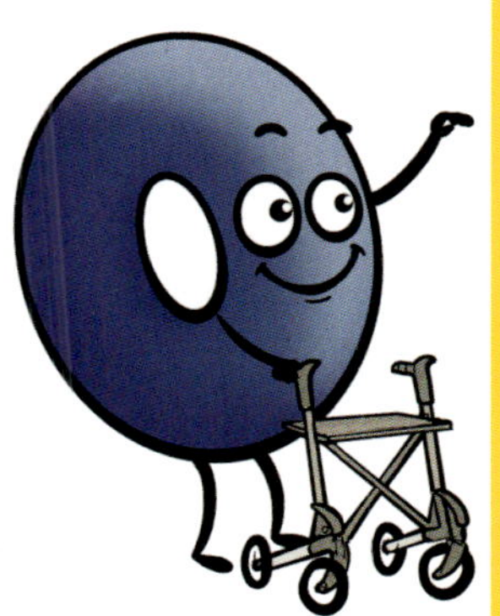

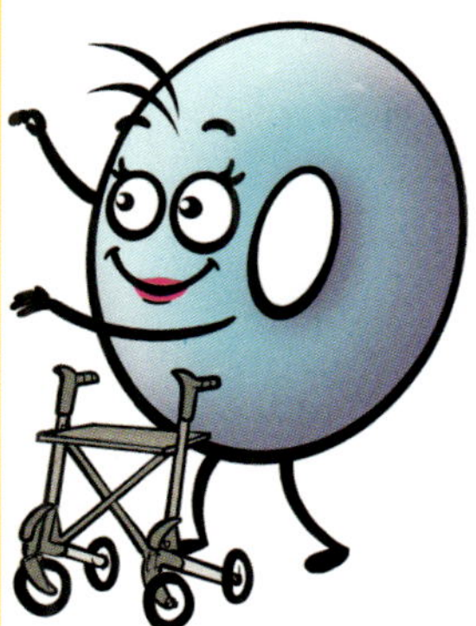

6 DIE AUTOREN

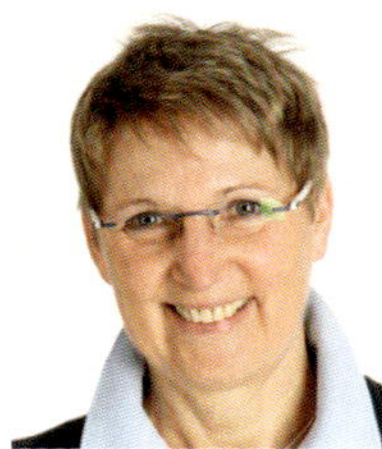

Heidi Lindner ist seit vielen Jahren Referentin für Eltern-Kind-Turnen und Kinderturnen. Sie entwickelt Ausbildungskonzeptionen und ist Herausgeberin/Autorin von „Murmels Geräte-Welt" und „Murmels Eltern-Kind-Turnstunde" mit praktischen Bewegungsideen für Erzieher*innen, Übungsleiter*innen und Grundschullehrer*innen. In Workshops und Seminaren vermittelt sie derzeit der immer größer werdenden Zahl von Gruppenleitern in der Seniorenarbeit Ideen zum Thema „Der Rollator als Übungs- und Trainingsgerät".

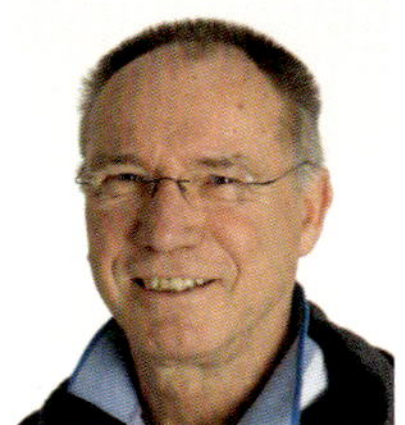

Michael Lindner ist Seniorensportbeauftragter des Kreissportverbandes Neumünster. Aktuell bietet er bundesweit Workshops und Seminare zum Thema: „ROLLATOR-FIT® – ein Bewegungsprogramm im Gesundheitsbereich zur Erhaltung der Mobilität" an.

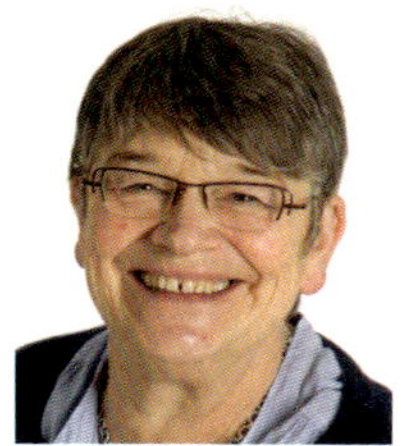

Dr. Renate Richter ist Ärztin für Allgemeinmedizin im Ruhestand mit jahrelanger Erfahrung als Dozentin in der Erwachsenenbildung (u. a. Motopädagogik, Ergotherapie, Altenpflege) und mit Seniorengruppen. Ihr Engagement dabei gilt vor allem Menschen mit Demenz.

7 UNSERE FOTOMODELLE

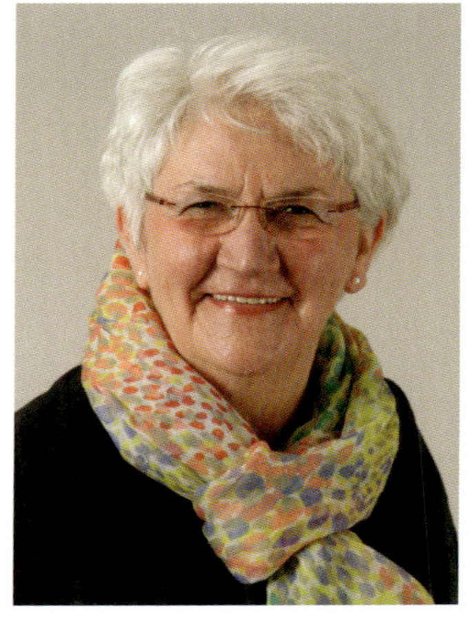

Gisela Rummey

66 Jahre, lacht gern, singt gern und ist aufgeschlossen für Neues. Sie liebt ihre Familie und hält sich bisher mit Aquajogging frisch und beweglich.

„Eure Übungen machen süchtig", war ihr Kommentar am Ende des Fotoshootings zu diesem Buch.

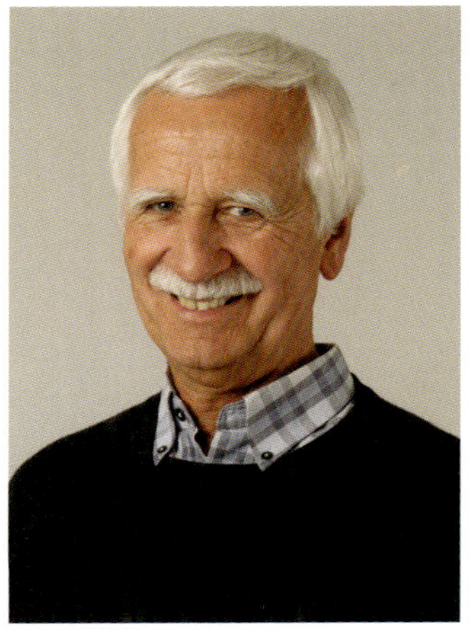

Dr. med. Heinrich Duckwitz

68 Jahre, hat spontan „ja" zum Fotoshooting gesagt. Er hält sich mit seiner Frau beim Nordic-Walking fit und spielt gern mit Kindern und Enkelkindern. Seine Worte: „Es hat mich überrascht, wie vielseitig die sportlichen Möglichkeiten mit dem Rollator sind, trotz körperlicher Einschränkungen."

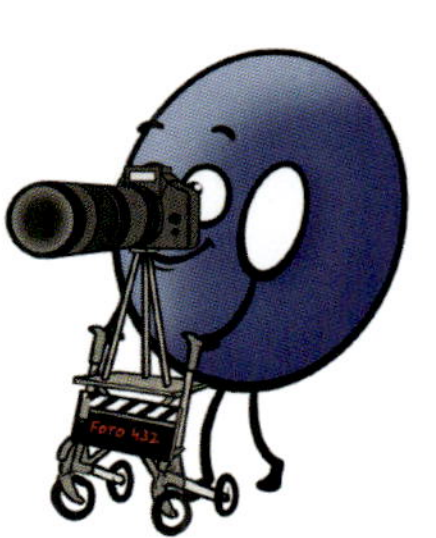
Der Foto- und Film-Rollator

FOTO UND BILDNACHWEIS

Covergestaltung: Andreas Reuel

Coverfoto: Michael Lindner, Neumünster

Innenlayout: Andreas Reuel

Fotos Umschlag: © WerkRaum Fotografie, Neumünster, www.fotojoerg.de

Grafik Umschlag: © Thinkstockphotos/ProVectors

Fotos: (Innenteil) Michael Lindner, Neumünster

Fotos/Grafiken: s. S. 37, 38, 41, Fa. TOPRO

Fotostudio: © WerkRaum Fotografie, Neumünster, www.fotojoerg.de

Illustrationen: © Ellena Kohrt, Hamburg, www.ellustrations.de

Satz: www.satzstudio-hilger.de

Lektorat: Dr. Irmgard Jaeger

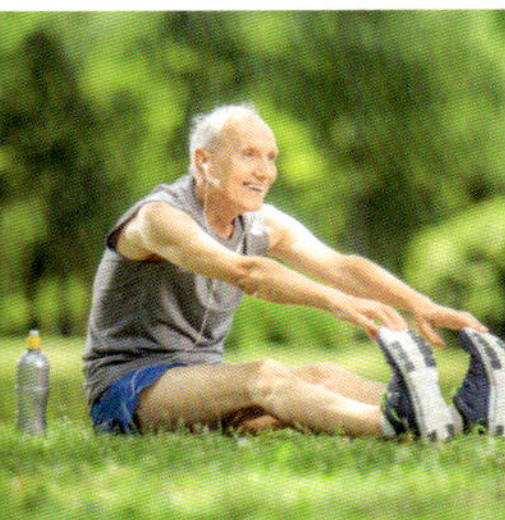

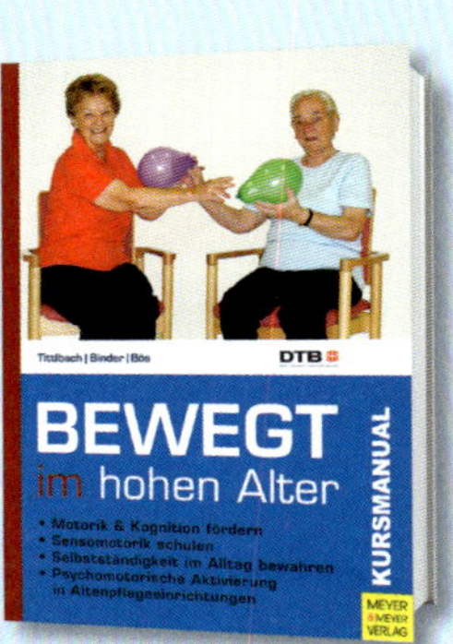

ISBN 978-3-89899-721-8

€ [D] 19,95/€ [A] 20,60

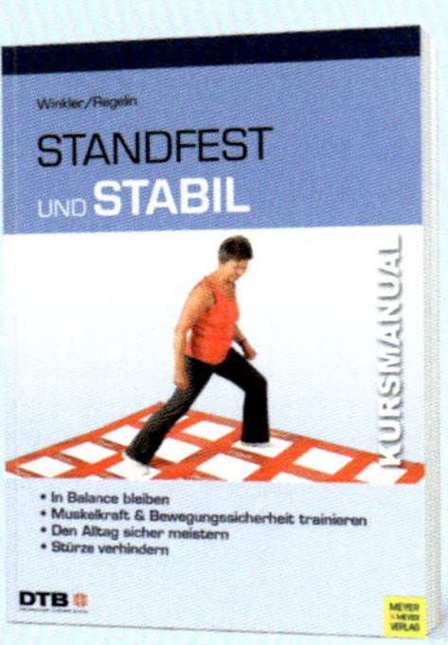

ISBN 978-3-8403-7667-2

€ [D] 24,95/€ [A] 25,70

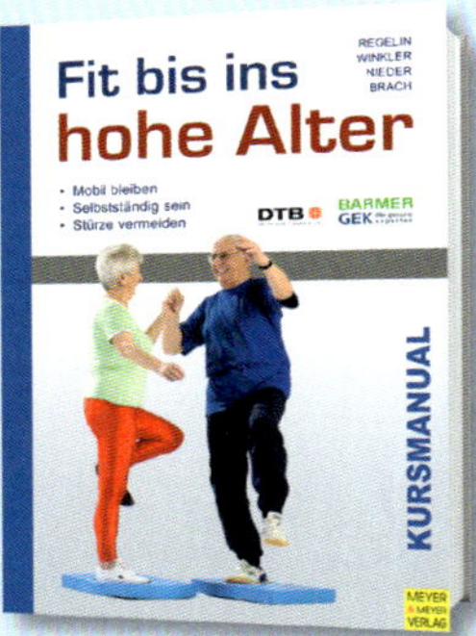

ISBN 978-3-89899-725-6

€ [D] 22,95/€ [A] 23,60

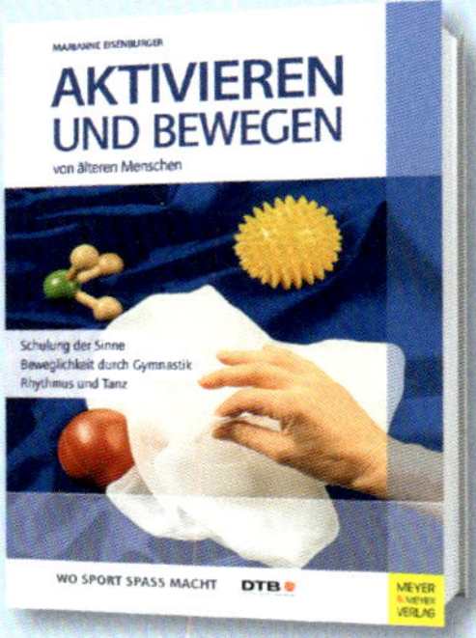

ISBN 978-3-89899-545-0

€ [D] 16,95/€ [A] 17,50

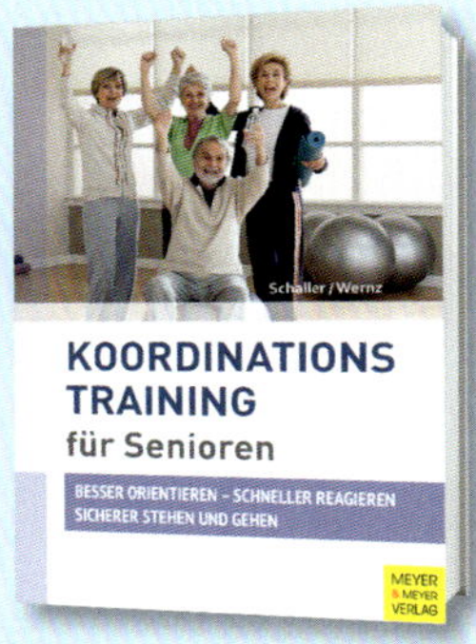

ISBN 978-3-89899-564-1

€ [D] 19,95/€ [A] 20,60

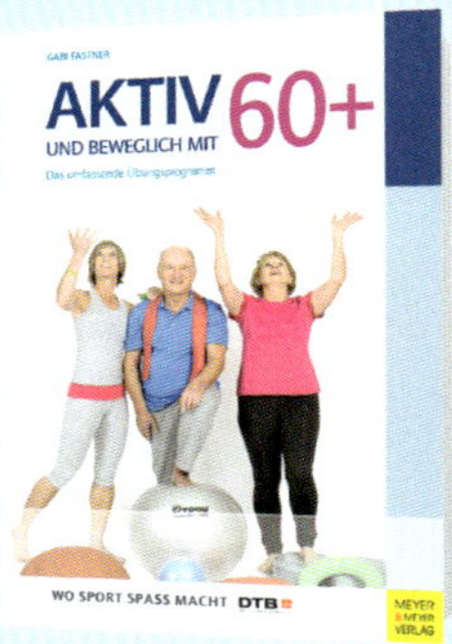

ISBN 978-3-89899-997-7

€ [D] 22,00/€ [A] 22,70